E. Fischer-Schönhart, S. Becker

TCM in der Kinderheilkunde

Eva Fischer-Schönhart Simon Becker

TCM in der Kinderheilkunde

1. Auflage

Mit einem Geleitwort von Rebecca Avern, Oxford/Großbritannien

ELSEVIER

Elsevier GmbH, Bernhard-Wicki-Str. 5, 80636 München, Deutschland
Wir freuen uns über Ihr Feedback und Ihre Anregungen an kundendienst@elsevier.com

ISBN 978-3-437-25217-4 eISBN 978-3-437-06403-6

Aus Gründen der Barrierefreiheit sind die Bilder in elektronischen Ausgaben dieses Buches mit Alt-Text-Beschreibungen (Alternativ-Text) versehen, die von Elsevier bereitgestellt werden. Mehr Informationen erhalten Sie unter https://www.elsevier.com/about/accessibility.

Elsevier nimmt eine neutrale Position in Bezug auf territoriale Meinungsverschiedenheiten oder Zuständigkeitsansprüche in seinen veröffentlichten Inhalten ein, einschließlich Landkarten und institutionellen Zugehörigkeiten.

Wichtiger Hinweis: Die medizinischen Wissenschaften unterliegen einem sehr schnellen Wissenszuwachs. Der stetige Wandel von Methoden, Wirkstoffen und Erkenntnissen ist allen an diesem Werk Beteiligten bewusst. Sowohl der Verlag als auch die Autorin und der Autor und alle, die an der Entstehung dieses Werkes beteiligt waren, haben große Sorgfalt darauf verwandt, dass die Angaben zu Methoden, Anweisungen, Produkten, Anwendungen oder Konzepten dem aktuellen Wissensstand zum Zeitpunkt der Fertigstellung des Werkes entsprechen.
Der Verlag kann jedoch keine Gewähr für Angaben zu Dosierung und Applikationsformen übernehmen. Es sollte stets eine unabhängige und sorgfältige Überprüfung von Diagnosen und Arzneimitteldosierungen sowie möglicher Kontraindikationen erfolgen. Jede Dosierung oder Applikation liegt in der Verantwortung der Anwenderin oder des Anwenders. Die Elsevier GmbH, die Autorin und der Autor und alle, die an der Entstehung des Werkes mitgewirkt haben, können keinerlei Haftung in Bezug auf jegliche Verletzung und/oder Schäden an Personen oder Eigentum, im Rahmen von Produkthaftung, Fahrlässigkeit oder anderweitig übernehmen.

Für die Vollständigkeit und Auswahl der aufgeführten Medikamente übernimmt der Verlag keine Gewähr.
Geschützte Warennamen (Warenzeichen) werden in der Regel besonders kenntlich gemacht (®). Aus dem Fehlen eines solchen Hinweises kann jedoch nicht automatisch geschlossen werden, dass es sich um einen freien Warennamen handelt.

Bibliografische Information der Deutschen Nationalbibliothek
Die Deutsche Nationalbibliothek verzeichnet diese Publikation in der Deutschen Nationalbibliografie; detaillierte bibliografische Daten sind im Internet über https://www.dnb.de abrufbar.

25 26 27 28 29 5 4 3 2 1

Für Copyright in Bezug auf das verwendete Bildmaterial siehe Abbildungsnachweis

In ihren Veröffentlichungen verfolgt die Elsevier GmbH das Ziel, genderneutrale Formulierungen für Personengruppen zu verwenden. Um jedoch den Textfluss nicht zu stören sowie die gestalterische Freiheit nicht einzuschränken, wurden bisweilen Kompromisse eingegangen. Selbstverständlich sind **immer alle Geschlechter** gemeint.

Planung: Laura Eichhorn, München; Projektmanagement: Ines Mergenhagen, München
Redaktion: Astrid Wieland, Schlüchtern
Bildredaktion und Rechteklärung: Katja Sieger-Schauer, München
Herstellung: Hildegard Graf, Germering
Satz: STRAIVE, Puducherry/Indien
Druck und Bindung: Drukarnia Dimograf Sp. z o. o., Bielsko-Biała/Polen
Umschlaggestaltung: SpieszDesign, Neu-Ulm
Titelfotografie: Sylvia Schönhart, Oberriet/Schweiz; Grafik gelber Kasten: Martha Kosthorst, Borken, und Heike Hübner, Berlin; Grafik blauer Kasten: Heike Hübner, Berlin

Aktuelle Informationen finden Sie im Internet unter **www.elsevier.de**

Geleitwort

Die Kinderheilkunde ist seit über tausend Jahren ein Spezialgebiet der Traditionellen Chinesischen Medizin (TCM). Chinesische Ärzte haben erkannt, dass Kinder einen anderen Behandlungsansatz brauchen als Erwachsene. Ihre Physiologie weist eher einen Überschuss an Yang auf, ihr Zangfu ist weniger entwickelt und ihr Yin relativ unbedeutend. Daher muss unser Behandlungsansatz bei Kindern dies widerspiegeln. In den vergangenen 50 Jahren hat sich die Anwendung der TCM bei Kindern außerhalb Chinas langsam aber sicher durchgesetzt, was wir vor allem der Pionierarbeit westlicher Akupunkteure wie Julian Scott verdanken. Angesichts der alarmierenden Zunahme chronischer körperlicher und psychisch-emotionaler Störungen suchen immer mehr Eltern nach Wegen, ihre Kinder ohne Einsatz von Medikamenten wieder gesunden zu lassen.

Das vorliegende Buch ergänzt die Literatur zur TCM in der Kinderheilkunde ganz wunderbar. Eva Fischer-Schönhart und Simon Becker ist es gelungen, ein übersichtlich gegliedertes und verständliches Handbuch zur Behandlung häufig auftretender Kinderkrankheiten zu verfassen. Ihr Werk glänzt durch eine Kombination aus Akupunkturpunktprotokollen und Kräuterrezepturen. Es ist das erste Buch, das diese beiden Hauptpfeiler der Behandlung miteinander verbindet, weshalb es für die klinische Praxis äußerst nützlich ist. Es ist ein Buch, das einen festen Platz in jeder Praxis haben und von Therapeutinnen und Therapeuten immer wieder zum Nachschlagen genutzt werden wird. Es wird sie durch die Behandlungsprinzipien, Akupunkturpunkte und Kräuterrezepturen für die am häufigsten auftretenden Beschwerden leiten.

Das vorliegende Buch besticht auch wegen seiner zahlreichen Abbildungen, und zwar sowohl zur Lage der unterschiedlichen Akupunkturpunkte als auch hinsichtlich der unterschiedlichen Behandlungsmethoden wie Laserakupunktur und elektrische Moxibustion. Die Entwicklung solcher modernen Behandlungsmethoden ist in der Tat ein weiterer Grund dafür, weshalb die TCM für Kinder zugänglicher wurde. Viele Kinder in westlichen Ländern tolerieren den Gebrauch von Nadeln nicht. Dieses Buch zeigt, dass es auch Alternativen gibt.

Die TCM kann Kindern so viel bieten, und da viele Gesundheitswesen in Europa zunehmend unter Druck stehen, kommt der TCM eine wichtige Rolle zu, wenn es darum geht, Familien eine wirksame und für jedermann zugängliche Behandlungsmethode anzubieten. Schon der große Meister Sun Simiao unterstrich immer wieder, dass wir, wenn wir Kinder behandeln, nicht nur die Kinder, sondern auch die Erwachsenen therapieren, die sie einmal sein werden. Das vorliegende Buch trägt sicherlich dazu bei, dass Therapeutinnen und Therapeuten mehr Kindern helfen können.

Oxford, Großbritannien, im Frühjahr 2025
Rebecca Avern

Vorwort

Die Schulmedizin ist heute sehr weit fortgeschritten. Wozu brauchen wir also eine jahrtausendealte ergänzende Heilmethode?

Grundsätzlich stellt sich die Frage: Ist gesund immer gesund? Ist es normal, wenn ein Kleinkind unter perennialem Schnupfen leidet – ohne eine zugrunde liegende Allergie oder sonstige erkennbare Ursachen? Die Schulmedizin nimmt gerade dieses Beispiel oft als gegeben hin. In der Chinesischen Medizin findet sich hier allerdings eine Dysbalance, die es auszugleichen gilt.

Moderne Forschungen zeigen, dass auch die Chinesische Medizin wissenschaftlich fundiert ist und ihre Berechtigung hat. Warum also ein „entweder oder"? Geht es doch darum, unseren kleinen Patientinnen und Patienten die bestmögliche Behandlung zukommen zu lassen. Ein integrativer Behandlungsansatz ist daher erstrebenswert.

Als Therapeutinnen und Therapeuten können wir aus beiden Welten das herauspicken, was für unsere Patientinnen und Patienten das beste Ergebnis bringt.

Schon Sun Simiao, ein berühmter chinesischer Kinderarzt, schrieb: „Venerate the Roots" – „Achte die Wurzeln"! Kinder sind unsere Zukunft. Wir müssen sie stärken und pflegen wie eine zarte Pflanze. Nur so können sie zu gesunden und starken Erwachsenen heranreifen.

Zum Gebrauch dieses Buches:

Dieses Buch richtet sich an Akupunkturärztinnen und -ärzte, Heilpraktikerinnen und Heilpraktiker, Hebammen und andere Professionen, die bereits eine Grundausbildung in Akupunktur/Chinesischer Medizin absolviert haben. Die Grundlagen der Chinesischen Medizin werden vorausgesetzt, und anhand der speziellen Bedürfnisse und Krankheitsbilder von Kindern soll das Wissen vertieft werden.

Das Buch ist so aufgebaut, dass es als Nachschlagewerk in der Praxis genutzt werden kann. Die einzelnen Kapitel beinhalten zusammengehörige Krankheitsbilder und sind seitlich am Buch mit einer Farbmarke versehen. Eine kurze Einleitung zu Beginn jedes Krankheitsbildes soll die jeweiligen Grundlagen nach westlicher und östlicher Sicht erläutern. Im Anschluss werden die chinesischen Muster detailliert vorgestellt. Danach folgt ein Überblick über die wichtigsten Akupunkturpunkte, der beim raschen Nachschlagen behilflich sein soll. Die jeweils relevantesten Akupunkturpunkte werden zum leichteren Auffinden in einer anschaulichen Körperskizze dargestellt. Dabei sind die Basispunkte in violett dargestellt, die Zusatzpunkte in grün. Für Therapeutinnen und Therapeuten mit einer Ausbildung in Chinesischer Arzneitherapie folgt ein Überblick über geeignete Rezepturen und deren Variationen – angepasst an das jeweils vorliegende Muster. Weitere Behandlungsmethoden und Tipps für die Eltern runden die einzelnen Kapitel ab.

Zum Nachschlagen findet sich im Anhang des Buches eine alphabetisch sortierte Übersicht über die exakte Lokalisation der Akupunkturpunkte.

Das Buch wurde von Eva Fischer-Schönhart initiiert und koordiniert und durch die Mitarbeit von Simon Becker erweitert. Die Autorenschaft ist bei den einzelnen Kapiteln bzw. Krankheitsbildern jeweils angegeben, nicht jedoch bei einzelnen Abschnitten. So hat Simon Becker für *alle* Krankheitsbilder die Abschnitte zur Arzneitherapie verfasst und zudem die Krankheitsbilder im Kapitel Haut sowie ADHS und Ängste angefertigt. Alle anderen Krankheitsbilder wurden von Eva Fischer-Schönhart verfasst. Bei vielen Kapiteln haben wir uns ausgetauscht, um den Inhalt möglichst zielgerichtet und verständlich zu formulieren.

Graz/Österreich und Horgen/Schweiz,
im Frühjahr 2025
Dr. med. univ. Eva Fischer-Schönhart und
Simon Becker, MSc

Danksagungen

Hinter jedem Buch stehen nicht nur Gedanken und Worte, sondern auch Menschen, die mit ihrer Geduld, ihrem Wissen und ihrer Ermutigung ein solches Projekt tragen. Ihnen möchte ich hier danken.

Einer dieser Menschen ist mein Kollege Simon Becker, dem ich sehr herzlich danken möchte: Er hat dieses Buch nicht nur durch seine Expertise in der Chinesischen Arzneitherapie, sondern auch durch sein Fachwissen und seine langjährige klinische Erfahrung in diversen Kapiteln sehr bereichert. Die Zusammenarbeit war für mich äußerst angenehm und inspirierend.

Mein Dank gilt ebenso dem Team des Elsevier Verlags für die stets freundliche, kompetente und strukturierte Begleitung dieses Buchprojekts.

Besonders danken möchte ich meinen Eltern, die mich bereits in meiner Kindheit an die Naturheilkunde herangeführt haben und auf deren Erfahrungen meine Neugier und Offenheit für komplementäre Therapiemethoden gründen.

Ich bin all meinen Lehrern zutiefst dankbar, die meine Begeisterung für diese wundervolle Fachdisziplin geweckt und mir wertvolles, umfassendes Wissen vermittelt haben. Die Traditionelle Chinesische Medizin hat meinen Horizont in vielerlei Hinsicht erweitert.

Nicht zuletzt danke ich meinem Mann und meinen beiden Kindern, die es immer mit viel Geduld ertragen, wenn mich die Chinesische Medizin in Beschlag nimmt.

Graz/Österreich, im Frühjahr 2025
Dr. med. univ. Eva Fischer-Schönhart

Vor rund 30 Jahren habe ich bei Bob Flaws meinen ersten spezialisierten Kurs in Kinderheilkunde besucht. Kurz darauf verbrachte ich mehrere Monate in der Kinderabteilung des TCM-Spitals in Harbin, VR China. Dort wurde ich vom empathischen und großzügigen Kinderarzt Dr. Fan unterstützt und geprägt. Sein Engagement hat mein Interesse an der Kinderheilkunde nachhaltig gefördert.

Seitdem lerne ich täglich von meinen kleinen Patientinnen und Patienten sowie von deren Eltern. Ich profitiere vom Austausch mit Kolleginnen und Kollegen und erhalte immer wieder wertvolle Impulse durch die Fragen meiner Studierenden, die mich regelmäßig aufs Neue herausfordern. Für all diese bereichernden Lernerfahrungen bin ich zutiefst dankbar!

Mein besonderer Dank gilt Eva Fischer-Schönhart. Sie hat dieses Projekt initiiert, koordiniert und vorangetrieben. Ich fühle mich geehrt, dass sie mich eingeladen hat, ein Teil davon zu sein.

Ein herzliches Dankeschön richte ich auch an den Verlag für die äußerst professionelle und unkomplizierte Zusammenarbeit. Noch nie habe ich ein Buchprojekt so effizient realisieren können.

Mein letzter, aber nicht minder wichtiger Dank gilt meiner Frau. Wir haben uns in der oben erwähnten Zeit in Harbin kennengelernt, und seither steht sie mir unterstützend zur Seite. Mit ihren vielen wertvollen Tipps begleitet sie mich durch all meine zahlreichen Projekte.

Horgen/Schweiz, im Frühjahr 2025
Simon Becker, MSc

Über die Autoren

Dr. med. univ. Eva Fischer-Schönhart ist Fachärztin für Allgemein- und Familienmedizin sowie TCM-Ärztin. In ihrer Praxis in Graz verbindet sie die westliche Schulmedizin mit Traditioneller Chinesischer Medizin, um ihren Patientinnen und Patienten eine ganzheitliche und optimale Gesundheitsversorgung zu bieten.

Sie ist Vorstandsmitglied und Ausbildungsverantwortliche für Körperakupunktur der Österreichischen Gesellschaft für kontrollierte Akupunktur (OGKA). Ihre Schwerpunkte in der Chinesischen Medizin umfassen Kinderheilkunde und Gynäkologie. Mit ihrer fundierten Ausbildung und Erfahrung verfolgt Eva Fischer-Schönhart einen nachhaltigen, individuellen Ansatz in der medizinischen Betreuung.

Dr. med. univ. Eva Fischer-Schönhart
Praxis für Akupunktur und TCM
Graz
Österreich

Simon Becker, MSc, studierte Chinesische Medizin in den USA. Im Anschluss absolvierte er ein längeres Praktikum in Harbin (China) und erwarb den Master of Science an der Westminster University in London.

Simon Becker ist stellvertretender Leiter der Policlinic für Chinesische Medizin am See-Spital in Horgen und Gesamtleiter der Chiway Akademie in Winterthur. Seine Spezialgebiete sind Chinesische Medizin in der Kinderheilkunde sowie zur Unterstützung von Krebspatienten. Er ist Autor verschiedener Bücher zur Chinesischen Medizin.

Simon Becker, MSc
Chiway Akademie
Winterthur
Schweiz

Abkürzungen

ADS	Aufmerksamkeitsdefizitsyndrom
ADHS	Aufmerksamkeitsdefizit-Hyperaktivitätssyndrom
evtl.	eventuell
HNO	Hals-Nasen-Ohren-Heilkunde
Lj	Lebensjahr
MEN	monosymptomatische Enuresis nocturna
mW	Milliwatt
NMEN	nicht-monosymptomatische Enuresis nocturna
RDS	respiratory distress syndrome, Atemnotsyndrom
s.l.	sublingual
TCM	Traditionelle Chinesische Medizin
TENS	transkutane elektrische Nervenstimulation
tgl.	täglich
vgl.	vergleiche
z.B.	zum Beispiel

Erläuterung zu den Körperskizzen

Die Körperskizzen in diesem Buch zeigen die relevantesten Akupunkturpunkte. Dabei sind die Basispunkte in violett dargestellt, die Zusatzpunkte in grün.

Abbildungsnachweis

Der Verweis auf die jeweilige Abbildungsquelle befindet sich bei allen Abbildungen im Werk am Ende des Legendentextes in eckigen Klammern.

E816	Schachner LA, Hansen RC. Pediatric Dermatology, 4. Aufl., Elsevier/Mosby, 2011
E1410	Maciocia G. Maciocia's The Practice of Chinese Medicine, 3. Aufl., Elsevier, 2022
G194	Black MM. Obstetric and Gynecologic Dermatology. 3. Aufl., Elsevier/Mosby, 2008
J748-233	AdobeStock/Martina
J787	Colourbox.com
J787-043	Colourbox.com/Sergey Novikov
J787-197	Colourbox.com/Angel Cortijo Nieto
J787-238	Colourbox.com/Panachai Cherdchucheep
J787-239	Colourbox.com/#230226
J787-240	Colourbox.com/Nophamon Yanyapong
J787-241	Colourbox.com/Kyrylo Ryzhov
J787-242	Colourbox.com/Robert
J787-243	Colourbox.com/#2418
J787-244	Colourbox.com/#227149
J787-245	Colourbox.com/Milena Ugrinova
J787-246	Colourbox.com/#304186
J787-247	Colourbox.com/Elena Stepanova
J787-248	Colourbox.com/#246329
J803	Biederbick & Rumpf
K324	Michaela Mejta, Wien
K382	A. Mössinger, Talheim
L106	Henriette Rintelen, Velbert
L138	Martha Kosthorst, Borken (Säuglingsbilder und Detailansichten)
L143	Heike Hübner, Berlin (Kinderbilder; sowie Akupunkturpunkte in allen Grafiken)
M123	Prof. Dr. med. Thomas Dirschka, Wuppertal
M1561	Dr. med. univ. Eva Fischer-Schönhart, Graz (A)
M1584	Simon Becker, Horgen (CH)
O1131	Nina Dändliker, Zürich (CH)
R232	Mayatepek E. Pädiatrie, 1. Aufl., Urban & Fischer/Elsevier, 2007
X333-06	Wikimedia Commons/Michael Bladon

Fehler gefunden?

An unsere Inhalte haben wir sehr hohe Ansprüche. Trotz aller Sorgfalt kann es jedoch passieren, dass sich ein Fehler einschleicht oder fachlich-inhaltliche Aktualisierungen notwendig geworden sind.
Sobald ein relevanter Fehler entdeckt wird, stellen wir eine Korrektur zur Verfügung. Mit diesem QR-Code gelingt der schnelle Zugriff.
https://else4.de/978-3-437-25217-4

Wir sind dankbar für jeden Hinweis, der uns hilft, dieses Werk zu verbessern. Bitte richten Sie Ihre Anregungen, Lob und Kritik an folgende E-Mail-Adresse: kundendienst@elsevier.com

Inhaltsverzeichnis

1 Grundlagen
Eva Fischer-Schönhart ... 1
1.1 Kindliche Entwicklung ... 1
1.2 Diagnostik ... 7
1.3 Therapie in der Kinderheilkunde ... 14

2 Respirationstrakt
Eva Fischer-Schönhart ... 21
2.1 Rhinitis ... 21
2.2 Pharyngitis und Angina tonsillaris ... 26
2.3 Tubenkatarrh und Otitis media ... 32
2.4 Bronchitis und Husten ... 38
2.5 Asthma bronchiale ... 46
2.6 Unreife Lungenfunktion bei Frühgeborenen ... 52

3 Magen-Darm-Trakt
Eva Fischer-Schönhart ... 57
3.1 Zahnen ... 57
3.2 Säuglingskoliken ... 60
3.3 Obstipation ... 66
3.4 Diarrhö ... 72
3.5 Blähungen ... 78
3.6 Würmer ... 84
3.7 Gastritis und gastroösophagealer Reflux ... 90

4 Urogenitaltrakt
Eva Fischer-Schönhart ... 97
4.1 Enuresis nocturna ... 97
4.2 Zystitis und Reizblase ... 103

5 Haut
Eva Fischer-Schönhart, Simon Becker ... 109
5.1 Milchschorf ... 109
5.2 Windeldermatitis ... 113
5.3 Neurodermitis ... 116
5.4 Warzen ... 122
5.5 Urtikaria ... 127

6 **Nervensystem und Psyche**
Eva Fischer-Schönhart, Simon Becker 131
6.1 Kopfschmerz 131
6.2 ADS und ADHS 139
6.3 Schlafstörungen 147
6.4 Ängste 155

7 **Weitere Behandlungsfelder**
Eva Fischer-Schönhart 161
7.1 Impfungen 161
7.2 Allergien 165
7.3 Trotzphase 169

Anhang:
Lokalisation der Akupunkturpunkte – Übersicht 173

Register 177

KAPITEL

1 Grundlagen

Eva Fischer-Schönhart

1.1 Kindliche Entwicklung

Westliche Betrachtungsweise

Die kindliche Entwicklung ist ein dynamischer Prozess, der über Jahre hinweg eine Vielzahl von Veränderungen in körperlicher, geistiger, sozialer und emotionaler Hinsicht mit sich bringt. Vom ersten Atemzug bis zum Eintritt in die Pubertät durchläuft jedes Kind wichtige Meilensteine, die es auf seinem Weg zu einem selbstbewussten und unabhängigen Erwachsenen unterstützen. Diese Entwicklung verläuft in bestimmten Phasen, die miteinander verbunden sind und in der Regel eine ähnliche Reihenfolge aufweisen, auch wenn jedes Kind in seinem eigenen Tempo wächst. In den folgenden Abschnitten werden die wesentlichen Etappen der kindlichen Entwicklung skizziert, um einen Überblick über die typischen Fortschritte und Herausforderungen der verschiedenen Altersphasen zu geben. Sie beziehen sich auf allgemein anerkannte entwicklungspsychologische Theorien:

- **Säuglingsalter (0–12 Monate)**
  Im ersten Lebensjahr zeigt das Kind schnelle Fortschritte in der körperlichen und geistigen Entwicklung (➤ Abb. 1.1). Es lernt, den Kopf zu heben, sich umzudrehen und zu sitzen. Viele Kinder machen gegen Ende des ersten Jahres ihre ersten Schritte. Kognitiv entwickeln sie ein erstes Verständnis für Objektpermanenz, die Erkenntnis, dass Dinge auch dann existieren, wenn sie nicht sichtbar sind. Sie formen die ersten Worte wie „Mama“ oder „Papa“.

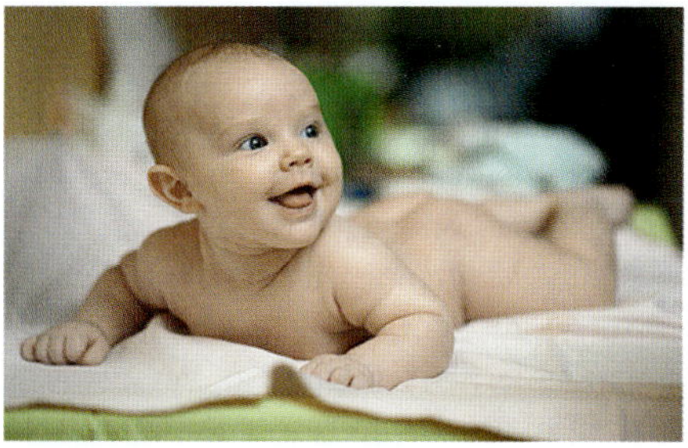

Abb. 1.1 Gesunder Säugling [J787]

- **Kleinkindalter (1–3 Jahre)**
  Im Kleinkindalter wird die Selbstständigkeit zunehmend wichtiger. Kinder laufen sicherer, beginnen, sich selbst anzuziehen und erlernen grundlegende Alltagsfähigkeiten. Sie entwickeln ein wachsendes Verständnis für Ursache und Wirkung und beginnen mit Symbolspielen. Ihr Wortschatz wächst schnell, und sie bilden erste Zwei-Wort-Sätze. Gleichzeitig lernen sie, ihre Emotionen stärker zu regulieren und treten in erste soziale Interaktionen mit anderen Kindern.
- **Vorschulalter (3–6 Jahre)**
  Im Vorschulalter wird das Kind noch selbstständiger und flexibler in seinen Fähigkeiten. Es verbessert die Koordination und erlernt komplexere körperliche Aktivitäten wie Fahrradfahren oder Ballspielen. Kognitiv beginnt das Kind, abstrakter zu denken und ein besseres Verständnis für Zeit, Raum und Zahlen

zu entwickeln. Der Wortschatz erweitert sich weiter, die Grammatik wird zunehmend komplexer. Kinder sind in der Lage, sich in andere Menschen hineinzuversetzen und beginnen, intensivere Freundschaften zu schließen.

- **Schulalter (6–12 Jahre)**
  Im Schulalter reift das Kind in kognitiver und sozialer Hinsicht weiter. Es lernt Lesen, Schreiben und Rechnen und entwickelt die Fähigkeit zu logischem Denken. Das Denken wird zunehmend abstrakter, komplexere Probleme können gelöst werden. Freundschaften vertiefen sich und das Verständnis für soziale Normen wächst. Kinder lernen zunehmend, Verantwortung zu übernehmen und Konflikte auf sozialverträgliche Weise zu lösen.
- **Adoleszenz (12–18 Jahre)**
  Die Pubertät markiert den Übergang in die Adoleszenz, eine Zeit intensiver körperlicher und hormoneller Veränderungen. Jugendliche entwickeln zunehmend die Fähigkeit zu abstraktem Denken und reflektieren über ihre Zukunft und über ethische Fragen. Soziale Beziehungen, insbesondere zu Gleichaltrigen, gewinnen an Bedeutung und das Bedürfnis nach Selbstständigkeit wächst. In dieser Phase arbeiten Jugendliche an ihrer Identität und beginnen, ihre Werte und Lebensziele zu definieren.

Östliche Betrachtungsweise

In der Traditionellen Chinesischen Medizin (TCM) versteht man die Entwicklung des Menschen als einen Prozess, der von der Balance zwischen den verschiedenen energetischen Aspekten des Körpers abhängt. Auch die kindliche Entwicklung wird aus einer ganzheitlichen Perspektive heraus betrachtet, bei der sowohl körperliche und geistige als auch spirituelle Aspekte berücksichtigt werden müssen. Zwei zentrale Konzepte, die das Wachstum und die Reifung des Kindes im Rahmen der TCM erklären, sind das Verständnis der Lebensenergie Qi sowie die Lehren zu den Meridianen und deren Entwicklung. Diese Perspektiven beruhen auf jahrtausendealten Weisheiten, die unter anderem im Werk von **Sun Simiao** [3], einem der bedeutendsten Ärzte der TCM, sowie in modernen Interpretationen wie der Theorie der Meridianentwicklung von **Hamid Montakab** [2] **und Giovanni Maciocia** [1] oder auch den Lehren von **Thomas Wernicke** [4] verankert sind, um nur ein paar Beispiele zu nennen.

In der TCM werden Kinder von Anfang an als Träger einer einzigartigen Lebensenergie (Qi) betrachtet. Diese Energie wird bereits im Mutterleib über die Nieren und die „Wurzeln" des Lebens, das sogenannte **Jing** (Essenz), vermittelt. **Sun Simiao,** ein berühmter Arzt der Tang-Dynastie, betont in seinem Werk *Venerating the Root* [3] die Bedeutung dieser „Wurzeln" für das gesamte Leben eines Menschen. Laut ihm ist Jing die Grundlage der körperlichen und geistigen Gesundheit, die von den Eltern vererbt und im Kindesalter weiter gepflegt und genährt werden muss. Für die TCM ist Jing nicht nur die Essenz des Lebens, sondern auch die Grundlage für das Wachstum, die Fortpflanzung und die Entwicklung.

Im frühen Kindesalter entfaltet sich das Jing noch, und es wird in den ersten Jahren besonders durch gute Pflege und Ernährung gestärkt. Wenn das Jing gut genährt wird, entwickelt das Kind sich in seinem vollen Potential, sowohl körperlich als auch geistig. Eine gesunde Entwicklung des Jing ermöglicht ein starkes Immunsystem und eine harmonische energetische Balance. Ein Ungleichgewicht in dieser Essenz kann jedoch zu Wachstumsverzögerungen, Entwicklungsstörungen und gesundheitlichen Problemen führen.

Hamid Montakab, ein moderner TCM-Experte, bietet in seinem Werk *Die Essenz der Akupunktur* [2] eine tiefgehende und umfassende Betrachtung der Entwicklung der Meridiane sowie der energetischen Prozesse, die das Leben von der Empfängnis bis ins Erwachsenenalter durchziehen. Er stellt die „Acht außerordentlichen Gefäße" (qi jing ba mai) als entscheidende Energiekanäle vor, die nicht nur die physiologische Entwicklung eines Menschen steuern, sondern auch die grundlegenden energetischen Muster definieren, die das gesamte Leben begleiten. Ein zentrales Element in Montakabs Theorie ist die Wechselwirkung zwischen Jing, Qi und den verschiedenen Meridianen, insbesondere die Rolle des Chong Mai und des Dai Mai in den frühen Lebensphasen. Sie sind bereits ab der Befruchtung der Eizelle und bei den ersten Zellteilungsvorgängen aktiv.

Der Embryo kann zu Beginn als „leeres Gefäß" betrachtet werden, welches das Jing und Qi der Eltern aufnimmt. Die Entwicklung des Embryos ist dabei eng an die Aktivierung und den Fluss von Qi und Jing gebunden, wobei die „außerordentlichen Gefäße" die energetischen Kanäle darstellen, die während der Schwangerschaft die Grundlage für die Entwicklung und das Wachstum des Kindes bilden.

Das Jing wird von den Eltern vererbt und bildet das energetische Fundament, auf dem die Gesundheit und das Wohlbefinden des Kindes aufbauen. Ein starkes Jing fördert eine gesunde körperliche und geistige Entwicklung, während ein Mangel an Jing Entwicklungsstörungen und ein schwaches Immunsystem begünstigen kann. In den frühen Jahren sind die Meridiane noch nicht vollständig entwickelt, aber sie beginnen, sich mit der Zeit auszubilden.

- In den ersten Monaten spielt insbesondere das Milz-Qi eine zentrale Rolle, da die Milz für die Verdauung und die Umwandlung von Nahrung in Energie verantwortlich ist. Gleichzeitig unterstützt das Lungen-Qi die Atmung und stärkt das Immunsystem. Besondere Bedeutung hat der Lebermeridian, da die Leber das Blut speichert und für das Wachstum des Körpers eine wesentliche Rolle spielt.
- Ab etwa dem dritten Lebensjahr nehmen die Yang-Meridiane eine größere Rolle ein, was mit der zunehmenden körperlichen Aktivität und dem Wachstum des Kindes korreliert. In dieser Phase wird die energetische Grundlage des Kindes stärker stabilisiert und das Wachstum intensiviert sich.
- Zwischen dem 7. und 14. Lebensjahr, einer entscheidenden Phase der körperlichen Entwicklung, nimmt das Qi zu und stabilisiert sich. Die Meridiane beginnen, ihre volle Funktionalität zu entfalten und das Kind wird körperlich stärker und aktiver.
- Mit der Pubertät und den damit verbundenen hormonellen Veränderungen tritt eine weitere wichtige Phase ein. In dieser Zeit reift das Jing weiter und die Acht außerordentlichen Gefäße, insbesondere der Chong Mai und der Ren Mai, werden aktiv, was die sexuelle Reifung und die körperliche Transformation fördert. Auch die Nieren, die das Jing speichern, spielen eine wesentliche Rolle in dieser Phase, da sie für die Fortpflanzung und das allgemeine Wachstum verantwortlich sind [1]

In der TCM ist die Entwicklung der Meridiane also eng mit der körperlichen Reifung verbunden. Dieser Prozess der Meridianentwicklung und -reifung kann in etwa mit der westlichen Vorstellung der neuronalen Vernetzung und der körperlichen Reifung des Nervensystems verglichen werden. Die Meridiane sind aber nicht nur für die körperliche Entwicklung von Bedeutung, sondern auch für die emotionale und geistige Reifung. Ein harmonischer Fluss des Qi durch die Meridiane fördert die innere Balance, während Blockaden oder

Stagnationen zu emotionalen oder physischen Problemen führen können [4].

Die fünf Wandlungsphasen und die kindliche Entwicklung

Eine andere Betrachtungsweise der Entwicklung stellt das Modell der **fünf Wandlungsphasen** (Holz, Feuer, Erde, Metall und Wasser) dar, das die zyklische Entwicklung und Transformation aller Dinge im Universum beschreibt. Im Hinblick auf die kindliche Entwicklung lässt sich dieses Modell auf die verschiedenen Phasen des Wachstums anwenden.

Holz (frühkindliche Phase – Geburt bis ca. 6 Jahre)

In den ersten Jahren des Lebens dominieren die Eigenschaften des Holz-Elements. Es steht für Wachstum, Flexibilität und Neuanfang. Kinder in dieser Phase entwickeln ihre körperlichen Fähigkeiten und ihre Fähigkeit zur Selbstwahrnehmung.

Eigenschaften von Holz:

- Assoziationen: Wachstum, Entfaltung, Flexibilität, neue Anfänge
- Organe: Leber und Gallenblase
- Emotionale Bedeutung: Holz ist das Element der Kreativität, des Wachstums und der Anpassungsfähigkeit. Es wird mit der Fähigkeit zur Expansion und zur Entfaltung des Potenzials in Verbindung gebracht.

Entwicklung im Kindesalter:

- Körperliche Entwicklung: In dieser Phase wächst das Kind schnell. Es lernt zu krabbeln, zu laufen und seine motorischen Fähigkeiten zu koordinieren. Der Körper wächst besonders schnell, was den Holz-Charakter widerspiegelt.
- Emotionale Entwicklung: Die Kinder entwickeln eine starke Neugier und Entdeckungsfreude. Sie sind sehr anpassungsfähig, wobei ihre emotionalen Reaktionen oft impulsiv und direkt sind.
- Psychische Entwicklung: Holz fördert die Entfaltung der individuellen Persönlichkeit. Kinder beginnen, ihre Umgebung zu ergründen und ihren Platz in der Welt zu finden.
- Mögliche Blockaden: Blockaden im Holz-Element können sich in Form von Wachstumsstörungen, Frustration oder sogar Wutausbrüchen äußern. Schwierigkeiten beim Setzen und Erreichen von Zielen sind ebenfalls typisch.

Feuer (Kindheit – ca. 6 bis 12 Jahre)

In der späteren Kindheit und im frühen Jugendalter übernimmt das Feuer-Element, das für Wärme, Leidenschaft und Kommunikation steht. Kinder beginnen, ihre sozialen Fähigkeiten zu entwickeln, Freundschaften zu schließen und ihre Sprache zu verfeinern. In dieser Phase sind es vor allem emotionale Bindungen und die Fähigkeit zur Kommunikation, die im Vordergrund stehen.

Eigenschaften von Feuer:

- Assoziationen: Energie, Kommunikation, Emotionen, Beziehungen
- Organe: Herz, Dünndarm
- Emotionale Bedeutung: Feuer steht für das Ausdrücken von Gefühlen und für die Fähigkeit, emotionale Bindungen aufzubauen. Es symbolisiert Leidenschaft und Kommunikation.

Entwicklung im Kindesalter:

- Körperliche Entwicklung: In dieser Phase stabilisiert sich das Wachstum. Kinder entwickeln zunehmend koordinierte Bewegungen.
- Emotionale Entwicklung: Kinder in diesem Alter sind sehr emotional und beginnen, tiefere soziale Bindungen aufzubauen. Freundschaften werden zunehmend wichtig. Sie lernen, ihre Gefühle zu äußern und mit anderen zu kommunizieren.
- Psychische Entwicklung: Feuer fördert die Entwicklung von Kommunikationsfähigkeit und sozialen Kompetenzen. Kinder in dieser Phase entwickeln zunehmend die Fähigkeit, sich in

soziale Gruppen zu integrieren und emotionale Erfahrungen zu teilen.
- Mögliche Blockaden: Blockaden im Feuer-Element können zu emotionalen Störungen führen, etwa zu Angst, Wut oder Unsicherheit. Eine unzureichende Entwicklung in dieser Phase kann zu Schwierigkeiten in der sozialen Interaktion führen.

Erde (spätes Kindesalter – ca. 12 bis 18 Jahre)
Während der Pubertät und frühen Adoleszenz wird das Element Erde wichtiger, das für Stabilität und das Gefühl von Heimat steht. Jugendliche beginnen, ihre eigene Identität zu finden und eine Balance zwischen Unabhängigkeit und familiären Bindungen zu entwickeln. Körperlich entwickeln sich auch die Geschlechtsmerkmale.
Eigenschaften von Erde:
- Assoziationen: das Nährende, Stabilität, Fürsorge, Harmonie
- Organe: Milz, Magen
- Emotionale Bedeutung: Erde steht für das Bedürfnis nach Geborgenheit und emotionaler Sicherheit. Erde ist das Element der Fürsorge und des Ausgleichs.

Entwicklung im Kindesalter:
- Körperliche Entwicklung: In dieser Phase beginnt das Kind, eine größere körperliche Unabhängigkeit zu entwickeln. Es wird stabiler und die Fähigkeit zur Selbstwahrnehmung nimmt zu.
- Emotionale Entwicklung: Das Bedürfnis nach Stabilität und Fürsorge wächst. Kinder lernen, Verantwortung zu übernehmen und beginnen, ihre emotionalen Bedürfnisse klarer zu erkennen und zu kommunizieren.
- Psychische Entwicklung: In dieser Phase entwickeln Kinder ein stärkeres Gefühl von Selbstwert und Zugehörigkeit. Sie sind bestrebt, eine Balance zwischen der Unterstützung von außen und ihrer eigenen inneren Stärke zu finden.
- Mögliche Blockaden: Blockaden im Erde-Element können zu emotionaler Instabilität oder einem Mangel an Selbstvertrauen führen. Ein Kind in dieser Phase könnte Schwierigkeiten haben, sich emotional auszudrücken oder das Gefühl der Geborgenheit zu entwickeln.

Metall (Adoleszenz – ca. 18 bis 25 Jahre)
In der TCM wird das junge Erwachsenenalter durch das Metall-Element dominiert, das für Klarheit, Struktur und Selbstdisziplin steht.
Eigenschaften von Metall:
- Assoziationen: Klarheit, Struktur, Loslassen, Ordnung
- Organe: Lunge, Dickdarm
- Emotionale Bedeutung: Metall ist das Element der Reinigung und der Abgrenzung. Es hilft, sich von altem Ballast zu befreien und fördert das Wachstum durch den Prozess des Loslassens.

Entwicklung im Kindesalter:
- Körperliche Entwicklung: In dieser Phase erfolgt der Übergang vom Kind zum Erwachsenenalter. Das Wachstum verlangsamt sich, dafür steht die Entwicklung von Selbstständigkeit und Autonomie im Vordergrund.
- Emotionale Entwicklung: Jugendliche in dieser Phase entwickeln zunehmend ein eigenes Weltbild. Die Fähigkeit, sich von den Eltern abzugrenzen und die eigene Identität zu definieren, wird besonders wichtig.
- Psychische Entwicklung: Metall fördert die Entwicklung von Klarheit und geistiger Struktur. Jugendliche lernen, sich von externen Einflüssen zu befreien und ihre eigenen Werte und Überzeugungen zu etablieren.
- Mögliche Blockaden: Blockaden im Metall-Element können zu Schwierigkeiten beim Loslassen von alten Mustern oder zur Unfähigkeit, sich

zu differenzieren, führen. Jugendliche könnten auch Schwierigkeiten haben, klare Entscheidungen zu treffen oder Grenzen zu setzen.

Wasser (Erwachsenenalter – ca. 25 Jahre und älter)

Das Wasser-Element ist mit Weisheit, Ruhe und Rückzug verbunden. Diese Phase ist für die Integration des Lebens und die Vorbereitung auf die Reife und das fortgeschrittene Alter von entscheidender Bedeutung.

Eigenschaften von Wasser:

- Assoziationen: Ruhe, Reflexion, Anpassung, Weisheit
- Organe: Nieren, Blase
- Emotionale Bedeutung: Wasser steht für die tiefere Weisheit, den Lebensfluss und die Fähigkeit, sich zu verändern und anzupassen. Es repräsentiert sowohl die Ressource als auch die Anpassungsfähigkeit im Leben.

Entwicklung im Kindesalter:

- Körperliche Entwicklung: In der Phase des frühen Erwachsenenalters stabilisiert sich der Körper weiter. Es geht weniger um Wachstum, sondern um die Pflege der Gesundheit und die Aufrechterhaltung der Vitalität.
- Emotionale Entwicklung: Junge Erwachsene entwickeln ein stärkeres Bedürfnis nach innerer Ruhe und Weisheit. Sie suchen nach einem tieferen Verständnis des Lebens und ihrer Rolle darin.
- Psychische Entwicklung: In dieser Phase beginnt der Übergang zu einer Lebensweise, die auf einem tieferen Verständnis von Verantwortung, Selbstfürsorge und langfristiger Planung basiert. Es geht um die Entwicklung von Weisheit und die Fähigkeit, den Veränderungen des Lebens gelassen zu begegnen.
- Mögliche Blockaden: Blockaden im Wasser-Element können zu Ängsten, Unsicherheit oder mangelnder Anpassungsfähigkeit führen. Ein junger Erwachsener, der in dieser Phase keine ausreichende emotionale Unterstützung erfahren hat, kann später Schwierigkeiten mit der Selbstfindung oder der Anpassung an das Erwachsenenleben haben.

QUELLEN

[1] Maciocia, Giovanni. The Foundations of Chinese Medicine: A Comprehensive Text for Acupuncturists and Herbalists. 3rd ed., Edinburgh: Churchill Livingstone, 2015.
[2] Montakab, Hamid. Die Essenz der Akupunktur: Energetik der Akupunkturpunkte und Leitbahnen. Savièse, Homaya, 2003
[3] Wilms, Sabine. Venerating the Root, Part I: Sun Simiao's Bei Ji Qian Jin Yao Fang, Volume 5 – Pediatrics. Corbett OR, Happy Goat Productions, 2013.
[4] Wernicke, Thomas. Die Meridianentwicklung im Kindesalter: Ein Konzept für die energetische Reifung. München: Müller & Steinicke, 2006

1.2 Diagnostik

In der Traditionellen Chinesischen Medizin (TCM) erfordert die Diagnostik eine ganzheitliche Betrachtung des Menschen, die über die schulmedizinische Diagnostik hinausgeht. Sie umfasst nicht nur die körperliche Untersuchung, sondern auch eine gründliche Anamnese, bei der verschiedene diagnostische Methoden wie die Zungendiagnose, Pulsdiagnose und die Palpation eine zentrale Rolle spielen. Der ganzheitliche Ansatz der TCM berücksichtigt nicht nur die Symptome des Patienten, sondern auch seine emotionale, geistige und energetische Verfassung, um die Ursachen einer Erkrankung zu identifizieren und eine individuelle Behandlung zu entwickeln.

In der TCM wird der Körper als ein in die Umwelt integriertes System verstanden, das in ständiger Wechselwirkung mit dieser steht. Diese Sichtweise erfordert eine detaillierte Analyse des gesamten Systems und seiner Dysbalancen. Vor allem in der Kinderheilkunde, die in der TCM einen besonderen Stellenwert hat, ist eine fundierte Diagnostik von höchster Bedeutung, da Kinder sich in einem kontinuierlichen und dynamischen Wachstumsprozess befinden. Ihr Körper und ihre energetische Konstitution verändern sich laufend, was eine flexiblere, aber auch differenziertere Herangehensweise an die Diagnostik notwendig macht.

In diesem Kontext ist es von Bedeutung, die individuelle Entwicklungsphase des Kindes sowie etwaige Umweltfaktoren zu berücksichtigen. Kinder sind im Vergleich zu Erwachsenen hinsichtlich ihrer körperlichen und energetischen Konstitution noch nicht vollständig stabil, weshalb ihre Anfälligkeit für Disharmonien und Krankheiten oftmals schneller und intensiver zum Vorschein kommt. Gleichwohl lassen sich Krankheiten und Dysbalancen bei Kindern aber auch sehr häufig rasch wieder ausgleichen – Kinder erkranken schnell, werden aber auch schnell wieder gesund. Die Diagnostik in der Kinderheilkunde der TCM fokussiert sich nicht nur auf die Symptome, sondern auch auf die Konstitution und die Lebensgewohnheiten des Kindes, die allesamt Einfluss auf die Gesundheit und das Wohlbefinden haben. Diese differenzierte Herangehensweise ermöglicht es, die zugrunde liegenden Ungleichgewichte zu erkennen und therapeutische Maßnahmen zu ergreifen, die auf die spezifischen Bedürfnisse des Kindes abgestimmt sind.

Nachfolgend werden Methoden der TCM vorgestellt, die zur Diagnostik bei Kindern herangezogen werden.

Shi und Xu – Ersteinschätzung des Kindes

Shi (Fülle) und **Xu (Mangel)** sind keine Krankheitsbilder, sondern eher energetische Typisierungen oder Zustandsbeschreibungen, die eine erste Einschätzung des Kindes ermöglichen. Sie dienen nicht dazu, eine endgültige Diagnose zu stellen, sondern helfen zu erkennen, ob das Kind eher zu einem Überschuss oder zu einem Mangel tendiert. Man kann sich diese Ersteinschätzung zunutze machen, um die Grundkonstitution von Kindern zu erkennen. Daraus ergibt sich, zu welchen Krankheitsbildern Kinder neigen. Shi-Kinder leiden eher an Fülle-Erkrankungen, Xu Kinder eher an Mangelpathologien. Diese Einschätzung dient somit als Grundlage für die Festlegung einer therapeutischen Richtung.

- **Xu (Mangel):** Ein Kind, das als Xu-Typ bezeichnet wird, zeigt eine generelle Tendenz zu Schwäche und einem Mangel an Qi, Blut oder Yin. Xu-Kinder sind insgesamt eher zart und empfindlich, neigen eher zu Müdigkeit, haben tendenziell weniger Appetit oder weisen eine langsame Entwicklung

auf. Xu-Kinder haben generell eine geringere Widerstandskraft gegen äußere Einflüsse und tendieren eher zu chronischen Schwächen oder Entwicklungsverzögerungen als zu akuten Krankheitszuständen.
- **Shi (Fülle):** Shi-Kinder hingegen neigen zu Fülle-Zuständen, bei denen es zu einer Pathologie von Qi, Blut oder Feuchtigkeit kommen kann. Diese Kinder zeigen eher akute Symptome wie Fieber, Entzündungen, Hautausschläge oder Symptome, die auf eine übermäßige innere Hitze oder eine Blockade des Energieflusses hindeuten. Ein Shi-Typ kann stärker auf äußere pathogene Faktoren reagieren und neigt zu Fülle-Krankheiten.

Unterscheidung zwischen Xu- oder Shi-Kind

Die erste Einschätzung eines Kindes in Bezug auf Xu oder Shi erfolgt oft durch Beobachtung physiologischer Merkmale und Symptome, die auf einen Überschuss oder Mangel hinweisen.

Xu-Kinder wirken oft blass, müde und schwach. Sie haben möglicherweise wenig Energie zum Spielen und wirken nach kurzer Anstrengung erschöpft. Sie können Schwierigkeiten haben, nach einer Erkrankung zu genesen und sind anfälliger für chronische oder wiederkehrende Erkrankungen. Die Hautfarbe kann blass oder fahl sein. Xu-Kinder haben oft Schlafprobleme oder wachen leicht auf. Kinder mit Mangelzuständen haben möglicherweise auch nächtliche Ängste oder Albträume und benötigen viel Ruhe, um sich zu regenerieren. Xu-Typen sind oft ängstlicher, ruhiger oder schüchterner als Shi-Kinder. Sie fühlen sich manchmal unsicher und können auch emotionale Schwächen wie Weinerlichkeit oder Überempfindlichkeit aufweisen.

Shi-Kinder hingegen sind häufig aktiv und aufgeregt. Diese Kinder haben eine starke, unermüdliche Energie und neigen dazu, sich schnell zu überanstrengen oder zu überdrehen. Sie können unruhig wirken, besonders nachts, und sind möglicherweise anfälliger für akute Erkrankungen oder plötzliche Entzündungen. Ihr Gesicht kann eine rötliche Farbe aufweisen, besonders wenn sie Fieber haben oder sich körperlich anstrengen. Shi-Kinder neigen eher zu einem unruhigen Schlaf, drehen sich viel im Bett oder wachen öfter auf, weil sie zu viel Energie haben. Shi-Kinder sind insgesamt eher aufgeregt und neigen zu gesteigerter Aktivität.

CAVE

Shi und *Xu* sind keine Krankheitsmuster!
Sie dienen lediglich der groben Einteilung von Kindern hinsichtlich ihrer Konstitution und sollen die Diagnosestellung erleichtern!
Xu-Kinder sind nicht automatisch schwach und kränklich, ebenso wie Shi-Kinder nicht grundsätzlich hyperaktiv sind.

Neben dieser groben Ersteinschätzung, die oft schon wegweisend für die sich anschließende Therapie sein kann, wird das zu behandelnde Kind nach folgenden Gesichtspunkten beurteilt:
- **Körperliche Inspektion:** Hierbei betrachtet man das äußere Erscheinungsbild des Kindes, um Hinweise auf energetische Ungleichgewichte zu erhalten. Zu den relevanten Aspekten zählen Hautfarbe, Haltung, Körperbau, Beweglichkeit und der Zustand der Muskulatur. Auffälligkeiten wie Blässe, Rötungen, ein geschwollener Bauch oder eine ungewöhnliche Körperhaltung können auf bestimmte Disharmonien im Körper hinweisen.
- **Pulsdiagnose:** In der TCM wird der Puls als „Spiegel der inneren Gesundheit" des Körpers betrachtet. Bei Kindern wird der Puls sobald sie groß genug sind an der Innenseite des Handgelenks geprüft. Meist kann dies ab dem dritten Lebensjahr erfolgen. Im

Rahmen der Pulsuntersuchung erhält der Therapeut Informationen über das Vorhandensein von Überschüssen oder Mängeln im Körper sowie über den Zustand von Blut und Qi.
- **Zungendiagnose:** Die Zunge gilt in der TCM als „Fenster des Körpers". Ihre Farbe, Form, Belag und Feuchtigkeit können viel über den Zustand der inneren Organe und die energetischen Bedingungen des Kindes aussagen. Ein weißer Belag signalisiert oft Kälte oder Feuchtigkeit, während ein roter Zungenkörper auf Hitze im Körper hindeuten kann. Auch das Fehlen von Belag oder das Vorhandensein von Rissen kann spezifische Informationen liefern.
- **Palpation und Tasten:** Durch Abtasten des Körpers, der Akupunkturpunkte und bestimmter Zonen kann der Therapeut Unregelmäßigkeiten oder Blockaden im Fluss von Qi und Blut sowie Temperaturunterschiede erkennen. Besonders bei Kindern werden oft sanfte Techniken angewendet, um empfindliche Stellen oder schmerzhafte Bereiche zu identifizieren, die auf energetische Ungleichgewichte hinweisen.
- **Gespräch und Anamnese:** Ein ausführliches Gespräch mit den Eltern über die medizinische Vorgeschichte, aktuelle Beschwerden, Ernährung, Schlafgewohnheiten und Verhalten des Kindes liefert wertvolle Informationen. In der TCM ist der emotionale Zustand genauso wichtig wie der körperliche Zustand, da Emotionen die energetische Balance beeinflussen können. Auch die Lebensumstände, wie z. B. familiäre oder schulische Belastungen, werden berücksichtigt.

Diese diagnostischen Schritte ermöglichen eine differenzierte Einschätzung des Gesundheitszustands des Kindes und bilden die Grundlage für die Entwicklung eines maßgeschneiderten Behandlungsplans.

Im Folgenden wird detailliert auf die einzelnen Diagnostikmethoden eingegangen:

Körperliche Inspektion

Gesichtsfarbe:
- *Blässe:* Kann auf einen Qi- oder Blut-Mangel hinweisen (z. B. bei Eisenmangel oder schwachem Immunsystem).
- *Rötung:* Eine auffällige Rötung des Gesichts kann auf einen Zustand von Hitze hinweisen. Die Rötung kann das ganze Gesicht betreffen oder auch nur einzelne Bereiche – z. B. rote Wangen beim Zahnen (Hitze im Magenmeridian).
- *Gelbliche Gesichtsfarbe:* Ein gelbliches Hautkolorit kann aus TCM-Sicht auf eine Leber-Qi-Stagnation oder einen Blut-Mangel hinweisen. Besonders eine periorale gelb-grünliche Färbung deutet auf eine Stagnation im Verdauungstrakt hin.

PRAXISTIPP

Im Bereich des Akupunkturpunktes Yin Tang zeigt sich häufig eine kleine Vene (➤ Abb. 1.2) oder Verfärbung. Je grünlicher diese schimmert, desto schwächer ist die Verdauung (Milz) des Kindes.

Augen:

Farbe und Glanz der Augen können Hinweise auf den Zustand von Qi und Blut sowie auf das Yin und Yang eines Kindes geben.
- *Rote oder entzündete Augen:* Dies kann auf eine innere Hitze oder eine akute Entzündung im Körper hinweisen. Rote Skleren sind ein Hinweis auf Wind-Hitze, gelbe Skleren deuten auf feuchte Hitze hin.
- *Trübe oder blasse Augen:* Eine blasse, glänzende oder weniger klare Augenfarbe kann auf einen Mangel an Blut oder Qi hindeuten. Besonders bei Kindern,

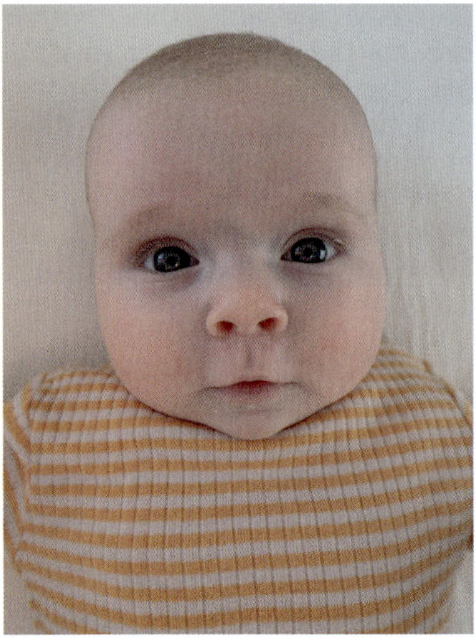

Abb. 1.2 Yin Tang-Vene im Bereich der Glabella als Zeichen einer Milz-Qi-Schwäche [J787–246]

die eine langsame Entwicklung oder häufige Müdigkeit zeigen, ist dies ein Hinweis auf einen Qi- oder Blut-Mangel.

- *Augenringe:* Dunkle Augenringe sind häufig ein Zeichen für eine Schwäche des Nieren-Yang, was sich besonders in der kindlichen Entwicklung auswirken kann. Sie deuten auch auf eine verminderte Energie im Körper hin, oft im Zusammenhang mit einer schlechten Ernährung oder schlechten Schlafgewohnheiten.

Nase:

Das Nasensekret ist ein weiteres wichtiges diagnostisches Merkmal in der TCM. Eine Betrachtung des Nasenschleims gibt Aufschluss über den Zustand von Feuchtigkeit, Kälte und Hitze im Körper.

- *Klares, dünnes Sekret:* Ein klarer Nasenausfluss ohne Farbe oder Geruch deutet auf eine Kälte-Affektion hin und zeigt, dass der Körper in einem „kälteren" Zustand ist, was durch eine Schwäche des Yang oder das Eindringen von Kälte von außen verursacht werden kann.
- *Dickes, weißes Sekret:* Deutet auf eine Schleimpathologie ohne Hitze hin. Häufig liegt hier bei Kindern eine Mitteschwäche zugrunde.
- *Dicker, gelber Schleim:* Dies deutet auf eine Überhitzung im Körper oder auf eine Feuchtigkeitsstagnation hin, was zu einer Blockade im Nasenraum führen kann.

Mund:

Aphten, Ulzera oder Karies sind Zeichen für energetische Ungleichgewichte und können unterschiedliche zugrunde liegende Ursachen haben.

- *Aphten und Ulzera:* Diese schmerzhaften Stellen im Mund weisen häufig auf eine innere Hitze, insbesondere auf eine Überhitzung des Magen-Qi hin. Bei Kindern, die unter Stress oder Unruhe leiden, können solche Mundläsionen verstärkt auf der Zungenspitze auftreten. Sie weisen auf Hitze im Herzen hin.
- *Karies:* Karies ist in der TCM oft mit einer Schwäche des Milz-Qi und aufsteigender Magen-Hitze verbunden. Geschürt wird diese Magen-Hitze beispielsweise durch viele gezuckerte Getränke oder Süßigkeiten.

Ohren:

In der traditionellen chinesischen Medizin wird das Ohr als „Tor zu den Nieren" betrachtet. Seine Gesundheit kann wichtige Hinweise auf den Zustand der Nierenenergie geben.

- *Hörminderung:* Sofern die Hörminderung nicht auf eine Schleimansammlung im Mittelohr – ergo Schleimpathologie – zurückzuführen ist, geht man bei schlechter Entwicklung des Hörvermögens von einer Nierenschwäche aus.
- *Rezidivierende Otitiden:* Diese weisen auf einen Milz-Qi-Mangel mit Feuchtigkeits- und Schleimbildung oder auf Schleim-Hitze im Gallenblasenmeridian hin.
- *Blasse, abgeflachte Ohren:* Eine schwache oder unterentwickelte Ohrform

kann auf eine Mangelerscheinung, insbesondere einen Mangel an Nieren-Yin, hindeuten. Dies ist häufig bei Kindern mit verlangsamter körperlicher Entwicklung zu beobachten.

Körperform:
Auch die Körperhaltung und der Zustand des Rückens fließen in die Diagnostik eines Kindes ein. Ein starker, gerader Rücken zeigt ein gutes Gleichgewicht von Qi und Yang. Eine gebeugte Haltung hingegen kann auf eine Schwäche des Nieren-Yang oder Nieren-Qi hinweisen.

- *Rundrücken:* Ein „runder" Rücken, der nach vorne überhängt, kann auf einen Mangel an Nieren-Qi hinweisen, was häufig mit einer generellen Schwäche der körperlichen Verfassung des Kindes zusammenhängt.
- *Hohlkreuz oder Skoliose:* Diese weisen ebenfalls auf eine Schwäche im Nierenelement, vor allem des Nieren-Yang, hin (➤ Abb. 1.3).

Pulsdiagnose:
Die Pulsdiagnostik bei Kindern wird erst etwa ab dem dritten Lebensjahr durchgeführt, da diese Technik früher äußerst schwierig durchzuführen ist. Die Finger des Therapeuten sind deutlich zu groß für die kleinen Kinderhände und auch die Kinder sind noch nicht in der Lage zu verstehen, warum sie länger stillhalten sollen. Im Allgemeinen ist der Puls bei Kindern schneller als bei Erwachsenen, was auf den höheren Energiebedarf und die schnellere metabolische Aktivität des wachsenden Körpers hinweist.

Bei kleineren Kindern legt der Therapeut für die Diagnostik den Daumen auf die Pulstaststelle und rollt ihn von links nach rechts, um alle Plustaststellen zu erfassen. Erst bei größeren Kindern können – wie bei Erwachsenen – mehrere Finger zur Pulsdiagnose verwendet werden.

- *Pulsfrequenz und -qualität:* Im Vergleich zu Erwachsenen ist der Puls von Kindern schneller, da ihr Körper sich durch den kontinuierlichen Wachstums- und Entwicklungsprozess in einem Yang-Zustand befindet. Ein schneller Puls bei einem Kind kann jedoch auch auf eine Hitzepathologie hindeuten, während ein langsamerer Puls in der Regel auf einen Mangel von Qi oder Blut hinweisen kann.
- *Oberflächlicher oder tiefer Puls:* Der Puls eines Kindes kann sich – je nach Zustand des Kindes – in seiner Tiefe verändern. Ein oberflächlicher Puls kann auf ein äußeres Ungleichgewicht hinweisen, z. B. auf eine Erkältung oder eine äußere Pathogenbelastung. Ein tiefer Puls könnte auf eine Mangelerscheinung oder eine Störung im Inneren des Körpers hinweisen, beispielsweise auf einen Qi-Mangel.
- *Stärke und Qualität des Pulses:* Ein kräftiger Puls bei einem Kind kann auf eine starke Konstitution und einen ausreichenden Qi-Fluss hinweisen. Ein schwacher Puls könnte hingegen auf einen Energiemangel oder eine geschwächte Abwehrkraft hindeuten.

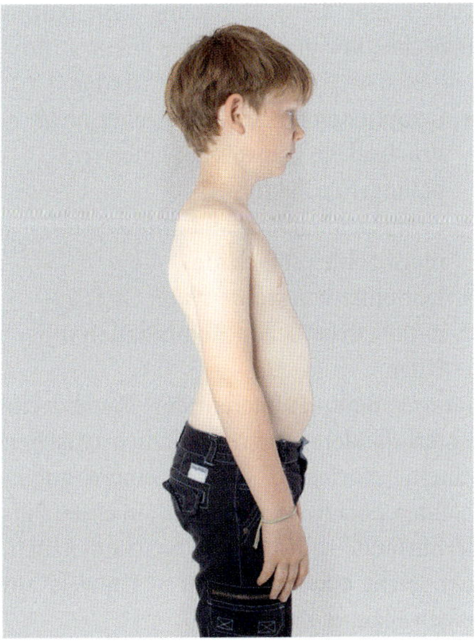

Abb. 1.3 Hohlkreuz als Zeichen einer Schwäche im Nierenelement [K324]

In der TCM wird auch die „Textur" des Pulses beachtet: Ein unregelmäßiger oder „holpriger" Puls kann auf Blockaden oder Stagnationen im Qi-Fluss hinweisen.

Die Pulsdiagnose bei Kindern ist eine sehr feine und anspruchsvolle Technik, die eine geschulte Hand und Erfahrung des Praktikers erfordert.

Zungendiagnose:

- *Zungenfarbe:* Eine blasse Zunge kann auf einen Qi- oder Blut-Mangel hindeuten, während eine rote Zunge auf Hitze im Körper oder in einem bestimmten Organ wie dem Herzen oder der Lunge hinweist. Rot verfärbte Bereiche deuten auf Hitze in bestimmten Organen hin.
- *Zungenbelag:* Ein dicker, weißer Belag deutet häufig auf Kälte und/oder Feuchtigkeit hin, während ein gelber Belag auf Hitze oder eine Verdauungsstörung (z. B. durch Feuchtigkeit) hinweist. Bei Kindern ist ein Belag oft ein Indikator für das Vorhandensein pathogener Faktoren. Bei gestillten Kindern darf der durch die Muttermilch entstandene weiße Belag nicht fälschlich als Kälte oder Feuchtigkeit interpretiert werden.
- *Zungenform:* Eine geschwollene, dicke Zunge kann auf Feuchtigkeit oder Schleim hinweisen, während eine dünne Zunge häufig mit einem Yin-Mangel oder einer allgemeinen Schwäche verbunden ist. Eine Delle, beispielsweise im Lungenareal, kann ein Hinweis auf einen respiratorischen Infekt bzw. einen Lungen-Qi-Mangel sein. Ein Riss im Bereich der Milz spiegelt oftmals eine Verdauungsschwäche wider usw. (➤ Abb. 1.4).

Palpation und Tasten:

Bei Kindern soll die Palpation im Vergleich zu Erwachsenen sanfter und behutsamer erfolgen, da Kinderkörper empfindsamer sind als die von Erwachsenen. Das Tasten an bestimmten Stellen des Körpers ermöglicht dem Therapeuten, Fehlfunktionen in den Organen oder Stagnationen im Qi zu identifizieren.

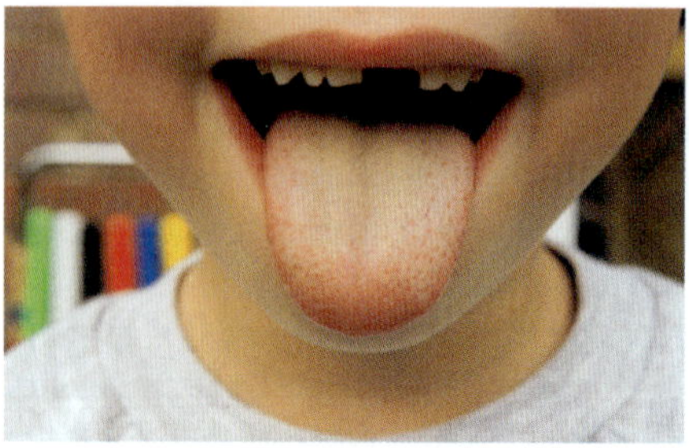

Abb. 1.4 Zungenbelag eines sechsjährigen Jungen mit Wind-Hitze-Befall [E1410]

Kälte oder Hitze: Durch Palpieren kann der Therapeut einen Hinweis auf eine Kälte- oder Hitzepathologie im Körper erhalten. Ein kühler Bereich könnte auf eine stagnierende Kälte im Körper hinweisen, während ein erhitzter, warmer Bereich auf eine Hitzepathologie oder einen Entzündungszustand hindeuten kann.

Halslymphknoten: Sie sollten bei Infekten, aber auch dann, wenn keine Infekte vorliegen, abgetastet werden. Bei persistierenden geschwollenen Lymphknoten sollte eine schulmedizinische Abklärung erfolgen. Ergibt diese Abklärung kein pathologisches Korrelat, kann der Fokus auf die chinesische Sichtweise gelegt werden:

- Lymphknoten *geschwollen,* aber *nicht druckdolent:* Hinweis auf einen restpathogenen Faktor
- Lymphknoten *hart und unbeweglich:* meist Schleimblockade
- Lymphknoten *schmerzhaft:* Qi-Stagnation, eventuell in Kombination mit Hitze

Bauch: Beim Palpieren der Bauchdecke unterscheidet man grundsätzlich zwischen einem „normalen" Bauch, einem aufgeblähten Bauch – ein Hinweis auf einen Fülle-Zustand – und einem weichen Bauch, der leicht eindrückbar ist – Hinweis auf einen Mangel-Zustand.

Einzelne veränderte Areale an der Bauchdecke lassen durch Palpation direkt

Rückschlüsse auf die zugehörigen Organe zu und geben ebenfalls darüber Auskunft, ob im jeweiligen Organ ein Fülle- oder Mangel-Zustand vorliegt.

Extremitäten: Eine Schwäche in den Gelenken oder der Muskulatur kann auf eine Schwäche in Blut- oder (Milz)-Qi hinweisen, was häufig bei Kindern mit Entwicklungsverzögerungen oder chronischen Erschöpfungszuständen vorkommen kann.

Gespräch und Anamnese:

Die Anamnese ist in der TCM-Diagnostik von entscheidender Bedeutung, da sie nicht nur die aktuellen Symptome, sondern auch die Konstitution und die Lebensgewohnheiten des Kindes berücksichtigt.

Die folgenden Punkte sind in der Kinderanamnese nach TCM besonders wichtig:

- Wie verliefen *Schwangerschaft und Geburt?* Gab es Schwierigkeiten während der Schwangerschaft oder bei der Geburt (z. B. Frühgeburt, schwierige Geburt)? Diese Faktoren können einen langfristigen Einfluss auf die energetische Entwicklung des Kindes haben.
- Wie entwickelt sich das Kind in Bezug auf *Wachstum, Motorik* und *geistige Fähigkeiten?* Ein langsames Wachstum oder eine verzögerte Entwicklung kann auf einen Nieren-Mangel hinweisen.
- *Ernährungsgewohnheiten:* Welche Art von Nahrung wird dem Kind zugeführt? Eine unausgewogene oder falsche Ernährung kann zu einer Störung im Milz-Element mit Folgepathologien in anderen Funktionskreisen führen. Kinder sind in der TCM besonders empfindlich gegenüber Kälte (kalte Getränke, zu viel Rohkost) oder Feuchtigkeit (fettige und zu süße Nahrungsmittel).
- Wie ist der *Appetit* des Kindes? Ein Mangel an Appetit kann auf einen Qi-Mangel im Milzbereich hinweisen, während ständiger übermäßiger Appetit auf Feuchtigkeit oder Hitze im Magen hindeuten kann.
- *Soziale und psychische Aspekte:* Wie verhält sich das Kind in sozialen Situationen? Weinerlichkeit, Überempfindlichkeit oder Angst können auf einen Mangel an Herz-Qi oder einen Mangel an Nieren-Yang hinweisen. Häufige Stimmungsschwankungen, Wutausbrüche oder unkontrolliertes Verhalten können auf eine Blockade des Leber-Qi oder auf ein Ungleichgewicht im Feuer-Element hindeuten.
- *Schlafmuster*: Einschlafstörungen deuten auf eine Disharmonie im Herzelement hin. Häufiges Aufwachen oder unruhiger Schlaf können auf einen Mangel an Yin oder auf innere Hitze hinweisen, die den Shen (Geist) stören. Nächtliches Aufwachen immer zur selben Zeit gibt einen Hinweis auf das betroffene Organ, welches zu dieser Uhrzeit seine Maximalzeit hat.
- *Rezidivierende Erkrankungen:* Welche Krankheiten hatte das Kind in der Vergangenheit und wie hat es darauf reagiert? Kinder, die oft an Erkältungen oder Atemwegserkrankungen leiden, können eine Schwäche in der Lunge bzw. im Wei-Qi haben. Häufige Hauterkrankungen wie Ekzeme oder Ausschläge können auf eine Hitzepathologie oder eine Feuchtigkeitsstagnation im Körper hinweisen.

Bei jüngeren Kindern erfolgt die Anamnese zusammen mit den Eltern. Der Fokus liegt hier auf der Beobachtung der Kinder. Je älter die Kinder, desto mehr werden sie ins Anamnesegespräch einbezogen. Kinder können oft erstaunlich gut beschreiben, wie sich ihr Körper bzw. bestimmte Beschwerden anfühlen. Das kindliche „in den Körper hineinhören“ und dieses Gefühl in einfachen Worten auszudrücken, hilft oftmals sehr bei der Diagnosefindung.

1

1.3 Therapie in der Kinderheilkunde

Im Gegensatz zu Erwachsenen ist das Qi von Kindern noch sehr leicht beeinflussbar. Das ist auch der Grund, warum Kinder so gut auf die Stimulation von Akupunkturpunkten bzw. Meridianen und auf andere chinesische Heilanwendungen ansprechen. Die chinesische Medizin kann dabei auf unterschiedlichste Weise zum Einsatz kommen.

Da jedes Kind sehr individuell ist, ist es sinnvoll, die Behandlungsmethode jeweils anzupassen. Es gibt Vierjährige, die von Natur aus neugierig sind und eine Akupunkturnadel ausprobieren wollen. Es gibt aber auch Zehnjährige, die davor zurückschrecken und eine andere Art der Behandlung vorziehen. Ebenso spielt natürlich der Wunsch der Eltern, die das Kind zur Behandlung begleiten, eine Rolle.

Ausschlaggebend für die Behandlungsmethode ist jedoch das vorliegende Krankheitsbild. Es gibt chinesische Muster, bei denen man primär mit Akupunktur arbeitet, bei anderen wiederum macht eine Kräuterbehandlung mehr Sinn. Die Methode der Wahl sollte daher für jedes Kind und jede Behandlungssitzung eigens ausgesucht werden.

Nicht jeder Therapeut wird jede Behandlungsmethode bzw. das Werkzeug dafür zur Verfügung haben oder beherrschen. Auch hat jeder Behandler unterschiedliche Vorlieben, wie und womit er gerne arbeitet. All dies fügt sich mit dem Krankheitsbild, dem Kind als Individuum und den Therapiemöglichkeiten am Ende zu einer Behandlung zusammen.

Behandlungstechniken

In diesem Kapitel soll eine Auswahl möglicher Therapieverfahren bei Kindern erläutert werden.

Nadelakupunktur

Sind Kinder bereit, sich nadeln zu lassen, ist es wichtig, auf die richtige *Nadelauswahl* zu achten. Die Nadeln sollten dabei möglichst dünn sein. Nadeldurchmesser zwischen 0,16 mm und 0,2 mm bieten sich hier an. Je jünger das Kind, desto dünner und auch kürzer sollten die Nadeln sein. Mit höherem Alter und zunehmender Körpergröße kann auch die Nadelstärke und -länge gesteigert werden. Jedoch empfiehlt es sich, bei Kindern und Jugendlichen keinen größeren Nadeldurchmesser als 0,2 mm zu verwenden.

Ob ein *Führungsröhrchen* zum Einsatz kommt oder nicht, ist dem jeweiligen Therapeuten überlassen. Durch den Druck, den das Plastikröhrchen auf die Haut ausübt, werden manche Kinder vom Nadelstich abgelenkt, was förderlich sein kann. Allerdings muss das Kind mitunter etwas länger stillhalten, um das Führungsröhrchen gut zu positionieren, die Nadel vom Führungsröhrchen zu lockern und den Nadelstich durchzuführen.

Die *Nadelverweildauer* ist stark vom Alter des Kindes abhängig. Grundsätzlich gilt: Je kleiner das Kind, desto kürzer verbleibt die Nadel in der Haut. Bei Babys und Kleinkindern wird sie sofort wieder entfernt, bei Grundschulkindern können die Nadeln für drei bis vier Minuten an Ort und Stelle verbleiben. Bei größeren Kindern bzw. Teenagern sollten die Nadeln zwischen zehn und fünfzehn Minuten verbleiben. Etwa ab dem 20. Lebensjahr entspricht die Nadelverweildauer der von Erwachsenen.

Die Nadelverweildauer ist variabel, denn je kleiner ein Kind ist, desto leichter lässt sich das Qi beeinflussen. Mit zunehmendem Wachstum muss der „Reiz" stärker sein, um eine Veränderung zu bewirken. Darum wird die Nadel auch länger am Akupunkturpunkt belassen.

Auch die *Anzahl* der verwendeten Nadeln variiert je nach Alter des Kindes und der zu behandelnden Erkrankung.

Sobald eine adäquate Kommunikation möglich ist, sollte das *Kind* vor der Behandlung in altersentsprechender Weise über die Vorgehensweise informiert und *in die Behandlung einbezogen* werden. Das erhöht die Compliance enorm und gibt den Kindern das Gefühl, dem Behandler nicht völlig ausgeliefert zu sein. Außerdem sollten Kinder ermutigt werden, zu sagen, wenn eine Behandlung schmerzhaft oder sehr unangenehm für sie ist. Dann sollte die schmerzende Akupunkturnadel sofort entfernt werden. Natürlich muss man den Kindern vorab erklären, dass sich die Stimulation eines Akupunkturpunktes ungewohnt anfühlen kann, jedoch nicht während der gesamten Nadelliegedauer schmerzhaft sein darf. Zudem kann man Kinder ermutigen, dieses ungewohnte Gefühl zu beschreiben. Das nimmt den Kindern oftmals die Angst vor weiteren Nadeln.

Ebenso wichtig ist es, die *Eltern* vor einer Behandlung darüber *aufzuklären,* was genau mit ihrem Kind passieren wird und welche Empfindungen und Reaktionen die Nadelung eines Akupunkturpunktes auslösen kann. Eltern bilden – gerade mit sehr kleinen Kindern – eine enge Symbiose. Sind die Eltern ruhig und entspannt, sind es auch die Kinder (➤ Abb. 1.5).

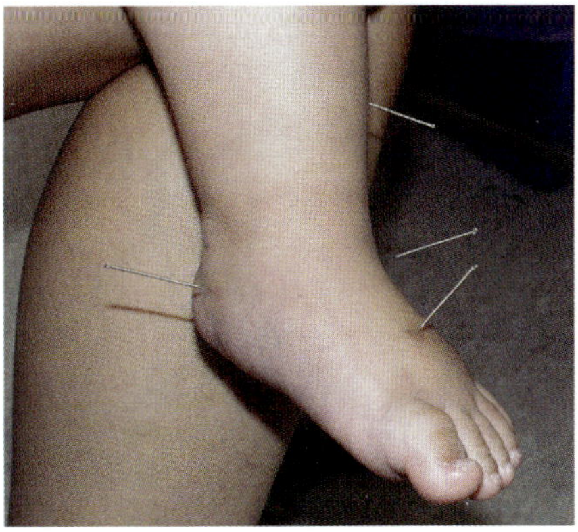

Abb. 1.5 Nadelakupunktur bei einem Kleinkind [J803}

Laserakupunktur

Eine sehr gute und häufig verwendete Alternative zur Nadelakupunktur ist die Stimulation von Akupunkturpunkten mittels Laserlicht (➤ Abb. 1.6).

Man unterscheidet zwischen *Handlasern* und sogenannten *„Laser Needle-Geräten"*. Der Unterschied besteht darin, dass es beim Handlaser nur eine Licht- bzw. Laserquelle gibt und beim Laser Needle-Gerät mit mehreren Laserdioden gearbeitet wird. Der Handlaser muss permanent vom Therapeuten bedient und auf die Akupunkturpunkte gehalten werden, wohingegen die Laserdioden beim Laser Needle-Gerät mit Pflastern direkt auf die Haut (auf Akupunkturpunkte) geklebt werden. Beim Akupunkturstift werden die einzelnen Punkte nacheinander stimuliert, beim Laser Needle-Gerät können mehrere Punkte gleichzeitig bestrahlt werden. In beiden Fällen ist die Akupunktur völlig schmerzfrei, da die Stimulation durch das Laserlicht von den Kindern nicht wahrgenommen wird. Erkennbar ist die Behandlung nur an der Sichtbarkeit des Laserlichtes. Je nach Wellenlänge kann das verwendete

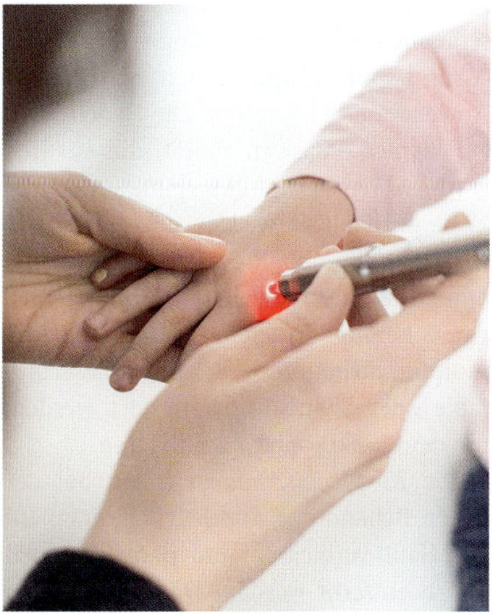

Abb. 1.6 Laserakupunktur [M1561]

Laserlicht von Violett über Blau bis hin zu Rot variieren. Im Wesentlichen unterscheiden sich die Farben hinsichtlich ihrer Eindringtiefe ins Gewebe. Die Laser-Geräte unterscheiden sich zudem durch unterschiedliche Stärken, die in mW (Milliwatt) angegeben werden. mW und Bestrahlungsdauer eines Punktes ergeben gemeinsam die verabreichte Dosis (Joule). Diese muss je nach Alter des Kindes berechnet werden. Da jedes Lasergerät anders funktioniert, sind die jeweiligen Herstellerinformationen genau zu beachten.

Das Laserlicht kann Schäden am Auge verursachen, weshalb die Kinder die mitgelieferte Laserschutzbrille tragen müssen. Um eine sichere Anwendung zu gewährleisten, sollte weder in die noch offene Fontanelle noch an den Hoden gelasert werden. Ebenso sollte die Laserung im Bereich von Wachstumsfugen vermieden werden, da es derzeit noch keine ausreichende Studienlage über die Langzeitwirkung von Laserbestrahlung in diesen sensiblen Bereichen gibt.

Körperdauernadeln, Magnetkügelchen und Vaccaria-Samen

Körperdauernadeln gibt es in unterschiedlichen Längen. Längen zwischen 0,6 mm und 1,2 mm eignen sich für die Anwendung bei Kindern. Die Nadeln sind auf kleinen Pflastern fixiert, die auf den gewünschten Akupunkturpunkten aufgeklebt werden. Sie werden entweder ohne vorherige Stimulation der Akupunkturpunkte auf diese geklebt oder können nach einer bereits erfolgten Stimulation der Akupunkturpunkte (z. B. mittels Lasertherapie oder Shonishin) appliziert werden, um den Punkt weiter zu aktivieren.

Die *Körperdauernadeln* sollen bei der ersten Behandlung nur 1–2 Tage lang auf der Haut verbleiben und dann von den Eltern entfernt werden. Dadurch können unerwünschte Hautreaktionen auf das Pflaster rasch erkannt werden. Bei guter Verträglichkeit kann das Pflaster dann nach den Behandlungen für 5–6 Tage auf der Haut belassen werden.

Die Pflaster dürfen nur an Stellen appliziert werden, an denen Säuglinge sie nicht erreichen und ablösen bzw. verschlucken können.

Für *magnetische Ohrkugeln*, die ebenfalls auf kleinen Pflastern angebracht sind, gilt dieselbe Vorgehensweise. Sie sind im Vergleich zu Körperdauernadeln die etwas sanftere Methode und haben meist einen kleineren Pflasterdurchmesser, weshalb sie auch in kleinen Kinderohren gut appliziert werden können (➤ Abb. 1.7).

Vaccaria-Samen – asiatisches Kuhkraut – sind kleine Kügelchen, die auf Akupunkturpunkte am Ohr oder Körper aufgebracht werden können. Sie haben jedoch den Nachteil, dass sie im Gegensatz zu den magnetischen Akupunkturkugeln keine glatte Oberfläche haben und somit auf der empfindlichen Kinderhaut leicht Druckstellen hinterlassen können. Deshalb sollten die magnetischen Kügelchen den Vaccaria-Samen bei der Behandlung von Kindern vorgezogen werden.

Chinesische Arzneitherapie

Chinesische Rezepturen können hinsichtlich ihrer Zusammensetzung und auch ihrer Darreichungsform sehr individuell gestaltet werden.

Werden Rezepturen für Kinder erstellt, so sollten nur Kräuter angewandt werden,

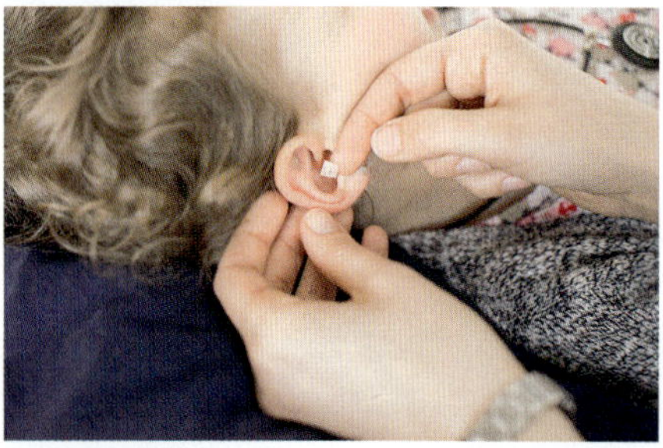

Abb. 1.7 Applikation von Magnetkügelchen [M1561]

die für die Behandlung von Kindern auch sicher sind. In diesem Buch finden sich ausschließlich adäquate Arzneien. Es ist in jedem Fall eine genaue Diagnostik erforderlich, damit die richtigen Arzneien ausgewählt werden können.

Die Darreichungsform hängt vom Alter und der Compliance des zu behandelnden Kindes ab. Sehr gerne arbeitet man mit sogenannten *hydrophilen Konzentraten* (➤ Abb. 1.8). Das sind Pflanzenextrakte, die mit Glyzerin haltbar gemacht werden und daher einen süßlichen Geschmack haben. Sie werden von den meisten Kindern sehr gerne eingenommen. Eine andere Variante sind die klassischen chinesischen *Dekokte* oder *Granulatmischungen. Dekokte* sind Abkochungen aus getrockneten Kräutern und repräsentieren die ursprüngliche Galenik der chinesischen Arzneitherapie. Der Vorteil dieser Dekokte liegt in ihrer Wirkstärke und in der Tatsache, dass es sich um ein Produkt ohne zusätzliche Stoffe für Haltbarkeit handelt. Der Nachteil von Dekokten ist, dass diese oft sehr bitter und ungewohnt im Geschmack sind und eine relativ große Menge eingenommen werden muss. *Granulate* sind Trockenextrakte, die in heißem Wasser aufgelöst werden. Der Geschmack kann zwar ebenfalls bitter und ungewohnt sein, aber es muss nur eine sehr geringe Menge an Flüssigkeit eingenommen werden. Ebenfalls können Granulate in Tabletten gepresst oder in Kapseln abgepackt werden.

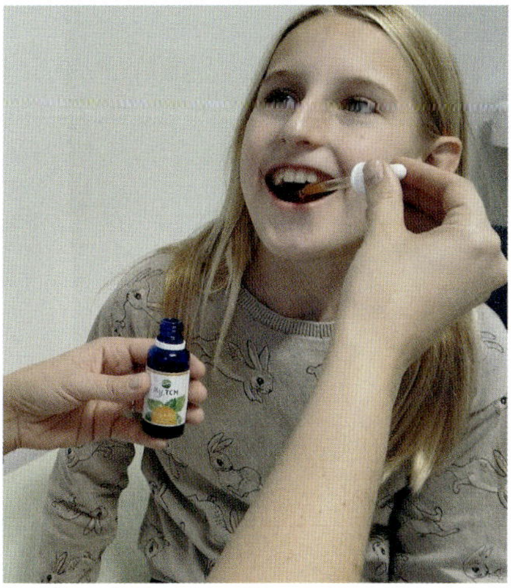

Abb. 1.8 Hydrophiles Konzentrat [M1561]

Unabhängig von der Darreichung muss die Dosis immer gewichtsadaptiert verabreicht werden. Die Mengenangabe der Kräuter in diesem Buch erfolgt jeweils in Gramm Rohdrogen als Tagesdosis. Wichtig sind dabei vor allem die Mengenverhältnisse der Einzelkräuter zueinander, da die effektive Tagesdosis über die Einnahmemenge reguliert wird. Je nach Manifestation einer Erkrankung sind im Buch immer Variationen angegeben, die beim Erstellen einer Rezeptur berücksichtigt werden sollten.

Shonishin

Shonishin ist eine wunderbare und sehr sanfte Art, um Kinder zu therapieren. Der Name „Shonishin" bedeutet „nadellose Kinderakupunktur". Durch Bestreichen der Hautoberfläche entlang der Meridiane mit Shonishin-Instrumenten (➤ Abb. 1.9) werden unterschiedliche Nervenfasern und Tastkörperchen stimuliert und erzielen somit einen therapeutischen Effekt. Die Behandlungsmethode wird von Kindern als sehr angenehm und entspannend empfunden. Aufgrund der Komplexität der Therapiemethode werden in diesem Buch nur einzelne kurze Behandlungssequenzen

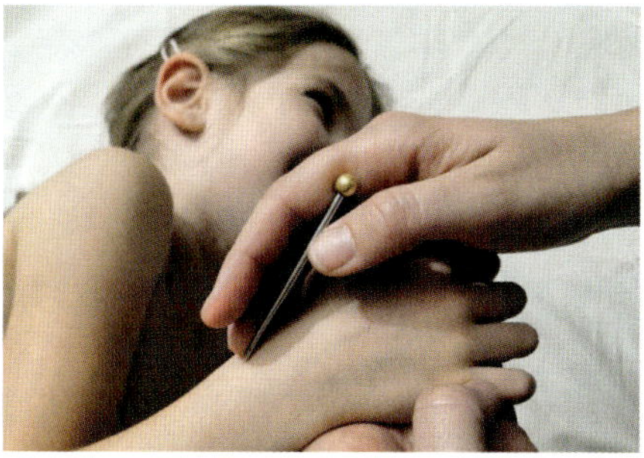

Abb. 1.9 Shonishin-Instrument [M1561]

von Shonishin aufgegriffen. Hinsichtlich der Shonishin-Ausbildung sei an dieser Stelle auf diverse Kursangebote hingewiesen. Die Methode benötigt „live"-Unterricht und kann über ein Literaturstudium nicht hinreichend erlernt werden.

Moxibustion

Die Moxibustion wird in erster Linie zur Tonisierung verwendet (➤ Abb. 1.10). Auch Kinder mit einer „Kälte-Pathologie" profitieren enorm davon. Wird Moxa bei Kindern angewandt, muss strikt darauf geachtet werden, dass die Moxibustion nicht zu heiß durchgeführt wird. Der Therapeut sollte zwischen Moxastift und Kinderhaut immer auch die eigenen Finger aufsetzen, damit die Wärme auch vom Behandler direkt gespürt wird. Es sollen dabei jeweils zwei Finger um den Akupunkturpunkt platziert werden, der gemoxt wird.

CAVE

Kinderhaut ist wesentlich empfindlicher ist als die von Erwachsenen!

Die Urform der Moxibustion wurde im alten China mit Beifußkraut durchgeführt. Dieses zeigt bei der Entflammung jedoch eine starke Geruchs- und Rauchentwicklung. Außerdem ist das Kraut ein potenzielles Allergen. Aus diesem Grund empfiehlt sich bei Kindern die Anwendung der elektrischen Moxibustion. Mit modernem Elektromoxa können Wellenlänge und Intensität von echtem Beifußkraut nahezu vollständig nachempfunden werden. Die elektrische Moxibustion ist somit eine sehr wirkungsvolle und in der Praxis gut anwendbare Behandlungsmethode für Kinder.

Schröpfen

Schröpfköpfe (➤ Abb. 1.11) werden auf die Haut aufgesetzt und erzeugen dort einen Unterdruck. Dieser Unterdruck führt zu einer lokalen Hyperämie. Man kann damit Stasen lösen oder auch Fülle ausleiten. Ebenso können pathogene Faktoren durch das Aufsetzen von Schröpfköpfen auf Akupunkturpunkte ausgeleitet werden.

Es gibt unterschiedliche Schröpfköpfe und Anwendungsmethoden. Schröpfköpfe gibt es aus Glas, Silikon oder Plastik. Die Arten des Schröpfens reichen vom trockenen Schröpfen, wozu auch das Feuerschröpfen zählt, bis hin zum blutigen Schröpfen. Außerdem unterscheidet man zwischen statischem und dynamischem Schröpfen. Beim statischen Schröpfen wird der Schröpfkopf direkt über einem Akupunkturpunkt platziert, beim dynamischen Schröpfen wird er über ein bestimmtes Körperareal bewegt, ohne diesen von der Haut zu lösen.

Bei Kindern wendet man am besten Schröpfköpfe an, die mit einer Pumpe

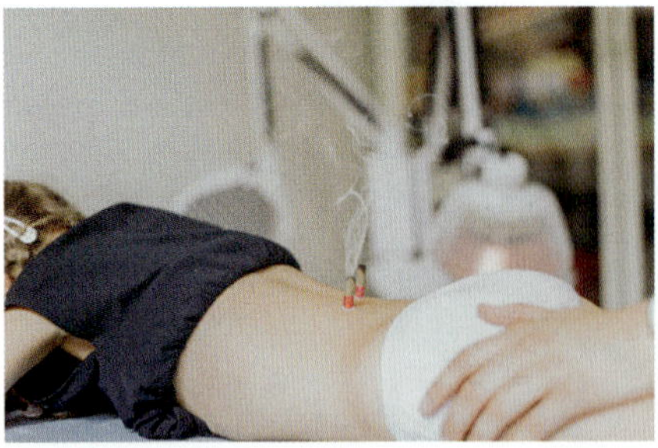

Abb. 1.10 Moxbustion [M1561]

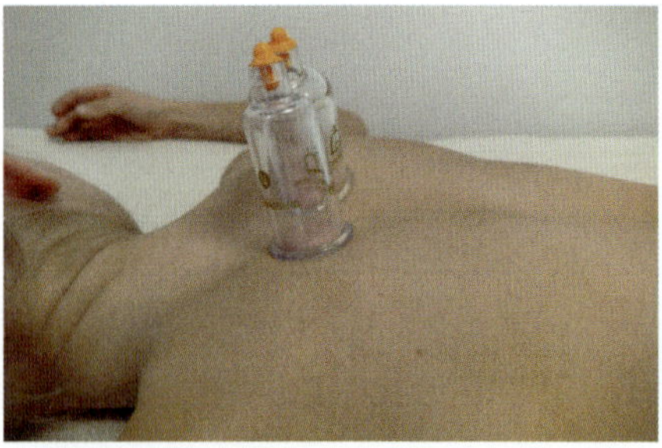

Abb. 1.11 Schröpfen Blase 13 [M1561]

zu bedienen sind. Dadurch lässt sich das Vakuum regulieren und es besteht nicht die Gefahr, dass der Sog zu stark ist.

Vor Anwendung des Schröpfens müssen Kinder und Eltern über die Vorgehensweise aufgeklärt und auch darüber informiert werden, dass durch das Schröpfen kleine Petechien entstehen können, die möglicherweise mehrere Tage lang sichtbar sind.

Kindertuina

Kindertuina ist eine sanfte, therapeutische Massageform aus der TCM, die speziell für Kinder entwickelt wurde. Sie kombiniert Akupressur, sanfte Dehnungen und Mobilisationstechniken, um das Qi (die Lebensenergie) zu fördern, Blockaden zu lösen und das körperliche sowie emotionale Gleichgewicht zu unterstützen. Der Name „Tuina" bedeutet „Schieben und Greifen" und beschreibt die grundlegenden Techniken, die bei dieser Behandlung zum Einsatz kommen.

Die Anwendung von Kindertuina erfolgt mithilfe von sanften, rhythmischen Bewegungen am Körper des Kindes. Dabei werden bestimmte Akupressurpunkte entlang der Meridiane stimuliert, um den Fluss des Qi zu harmonisieren. Der Therapeut verwendet dabei verschiedene Handtechniken wie sanftes Drücken, Reiben und Klopfen, aber auch sanfte Dehnungen und Mobilisationen der Gelenke, um die Muskulatur zu lockern und Blockaden zu lösen. Für sehr kleine Kinder oder Babys kommen noch feinere, behutsamere Techniken zum Einsatz, die beruhigend und entspannend wirken. Die Behandlung wird in der Regel ohne Öl oder Cremes durchgeführt. Das Kind kann also bekleidet (allerdings muss die Kleidung bequem sein) behandelt werden. Die Behandlung erfolgt in kurzen Sitzungen, die in der Regel 10 bis 20 Minuten dauern – je nach Alter und Zustand des Kindes.

Kindertuina ist bei einer Vielzahl von Beschwerden hilfreich. Die Technik kann eingesetzt werden, um Verdauungsprobleme zu lindern, z. B. Blähungen oder Verstopfung, die bei Kleinkindern häufig auftreten. Auch bei Schlafstörungen oder nächtlicher Unruhe kann sie beruhigend wirken und das allgemeine Wohlbefinden fördern. Weitere Anwendungsgebiete sind Atemwegserkrankungen wie Erkältungen, Husten oder Asthma sowie emotionale Probleme wie Hyperaktivität, Angst oder Stress.

Insgesamt bietet Kindertuina eine sehr effektive und stressfreie Behandlungsmöglichkeit für Kinder, die ohne Nebenwirkungen auskommt und das Wohlbefinden auf physischer und emotionaler Ebene fördert. Die Technik stellt eine wertvolle Ergänzung zu anderen TCM-Methoden wie Akupunktur oder Kräuterbehandlung dar und ist ideal für Kinder, die eine sanfte und liebevolle Therapieform benötigen.

Qigong

Qigong ist eine der ältesten Praktiken der TCM und beinhaltet eine Kombination aus Atemübungen, langsamen Bewegungen und Meditation, die darauf abzielen, das Qi (die Lebensenergie) zu harmonisieren und den Körper zu stärken. Die Technik wird in der TCM als besonders wirksam angesehen, um Blockaden im Qi-Fluss zu lösen und das Gleichgewicht zwischen Körper und Geist zu fördern.

Für Kinder ist Qigong besonders geeignet, da die Übungen auf sanfte und spielerische Weise durchgeführt werden können. Kinder haben noch eine sehr hohe Sensibilität für energetische Wahrnehmungen und reagieren oft schnell auf die positiven Effekte von Qigong. Daher eignet sich das Verfahren hervorragend, um das innere Gleichgewicht und das Wohlbefinden zu fördern.

Qigong hilft insbesondere bei Hyperaktivität oder Konzentrationsstörungen, indem es den Geist beruhigt und die Selbstwahrnehmung stärkt. Durch einfache, spielerische Übungen wie das Nachahmen von Tieren oder langsamen Wellenbewegungen können Kinder ihre Körperwahrnehmung verbessern, Flexibilität und Koordination fördern und ihre emotionale Balance stärken. Zudem unterstützt Qigong bei Schlafproblemen und innerer Unruhe, indem es eine tiefere Entspannung und Beruhigung fördert.

Gua Sha

Beim Gua Sha werden spezielle Werkzeuge, häufig aus Jade oder Horn, verwendet, um die Haut zu streichen und dadurch die Blutzirkulation zu fördern und das Wohlbefinden zu steigern. Die Behandlung sollte immer sehr sanft durchgeführt werden, da die Haut von Kindern empfindlicher ist als die von Erwachsenen. Die Anwendung darf niemals schmerzhaft und der Druck sollte so leicht wie möglich sein. Bei Kindern wird Gua Sha meist auf bestimmten Akupunkturpunkten oder Bereichen des Körpers angewendet, z. B. an Rücken, Bauch oder Füßen. Es ist wichtig, nicht den gesamten Körper zu behandeln, sondern sich auf die relevanten Stellen zu konzentrieren. Gua Sha kann bei Kindern beispielsweise zur Unterstützung des Immunsystems, zum Ausleiten von Fülle, zur Schmerzlinderung oder Verdauungsförderung angewandt werden.

KAPITEL

2 Respirationstrakt

Eva Fischer-Schönhart

2.1 Rhinitis

Westliche Betrachtungsweise

Im Rahmen eines umgangssprachlich als „Schnupfen" bezeichneten Zustands kommt es zu einer Entzündung und Hypersekretion der Nasenschleimhäute.

Die Ursache einer akuten Rhinitis ist primär meist ein viraler Infekt. Dabei ist die Rhinitis unter Umständen nur eines der Symptome eines solchen Infektes.

Ist der Infekt viral, ist das Nasensekret klar. Kommt eine bakterielle Komponente hinzu, wird das Nasensekret gelb-grünlich.

Eine Vielzahl an Kindern leidet unabhängig von einem Infekt an einer chronischen Rhinitis.

Die Rhinitis kann sich als Kongestion (verstopfte Nase) oder als Rhinorrhö (laufende Nase) äußern (➤ Abb. 2.1).

Östliche Betrachtungsweise und Muster

Man unterscheidet zwei Ursachen einer Rhinitis:

Eindringen eines pathogenen Faktors

Tritt die Rhinitis **akut** auf, geht die TCM davon aus, dass ein *pathogener Faktor* von außen eingedrungen ist. Dieser pathogene Faktor kann Kälte oder Hitze sein. Wind ist dabei immer das Vehikel, das Kälte oder Hitze über unsere Poren in den Körper bringt.

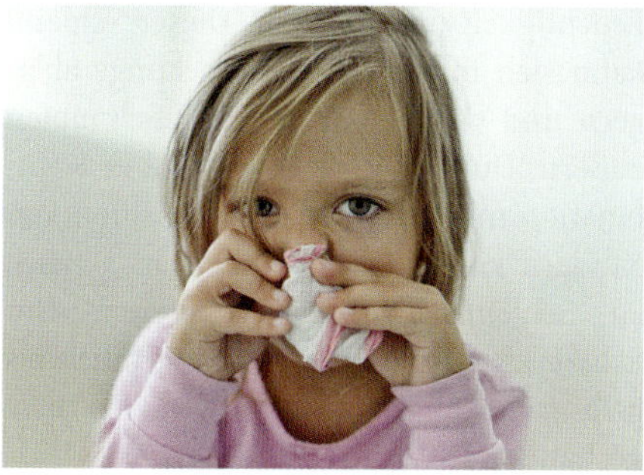

Abb. 2.1 Kind mit Rhinitis [J787–247]

Da bei Kindern die Körperoberfläche noch nicht stabil ist, dringt Wind gerne ein und setzt sich in der Nase fest. Die typischen Zeichen einer oberflächlichen Erkrankung (wie Fieber und Frösteln) zeigen sich daher oft gar nicht oder nur sehr kurz. Je älter das Kind und je ausgereifter die Oberfläche, desto häufiger zeigen sich die typischen Oberflächen-Zeichen.

Wind-Kälte

Wind-Kälte äußert sich als klarer Fließschnupfen, häufig begleitet von Niesattacken (als Ausdruck für die Windkomponente). Möglicherweise frösteln die Patienten und haben eine Abneigung gegen Kälte.

Wind-Hitze

Liegt als pathogener Faktor Wind-Hitze vor, ist die Nase eher verstopft. Das Sekret ist gelb-grünlich. Die Nasenostien sind häufig gelblich verkrustet. Das Sekret ist zäh und löst sich nicht gut.

Schwäche im Funktionskreis Milz

Es ist physiologisch, dass die Verdauung der Kinder bis zum Schulalter noch unreif ist. Bei einigen Kindern ist diese Unreife stärker ausgeprägt als bei anderen. Sie wird z. B. durch ungünstige Ernährungsgewohnheiten noch verstärkt.

Wenn der *Funktionskreis Milz* nicht gut arbeitet, kommt es zur Ansammlung von Feuchtigkeit und Schleim. Dieser Schleim kann sich im Funktionskreis Lunge ablagern und sich als chronischer Schnupfen äußern. Durch die Blockade und in Kombination mit der Hitze-Prädisposition von Kindern kann dieser Schleim auch rasch zu Schleim-Hitze transformieren. Der Schleim zeigt sich von flüssig-weißlich bis gelb-grünlich, je nachdem wie viel Hitze vorhanden ist.

Betroffene Kinder haben eine **chronische** Rhinitis, oft kombiniert mit anderen „Schleimpathologien" wie rezidivierenden Otitiden oder rezidivierender Bronchitis.

Je nach Muster ist therapeutisch eine unterschiedliche Vorgehensweise erforderlich.

Akupunktur

➢ Abb. 2.2

Basisprogramm

- **Di 4:** vertreibt pathogene Faktoren aus dem Gesicht
- **Di 20:** Meisterpunkt für die Nase, befreit die Nase
- **Ex HN 8 Bitong:** befreit die Nase
- **Ex HN 3 Yintang:** befreit die Nase
- **Lu 7:** befreit die Oberfläche, leitet Wind aus
- **Gb 20:** eliminiert Wind, klärt die Nase
- **Ma 40:** leitet Schleim aus

Individuelle Punktkombinationen

Wind-Hitze

- Ma 40: leitet Schleim aus
- Du 14: beseitigt Wind, klärt Hitze
- SJ 5: leitet pathogene Faktoren aus, die sich noch in der Oberfläche befinden

Wind-Kälte

- Di 4: Wärmen mit Moxa leitet Kälte aus dem Meridian
- Lu 7: eliminiert pathogene Faktoren, vor allem Wind; verteilt das Lungen-Qi
- MP 9: leitet Feuchtigkeit aus

Schwäche Funktionskreis Milz

- Ma 36: tonisiert die Milz und behebt Qi Mangel
- MP 6: tonisiert die Milz
- Ren 6: tonisiert die Milz
- Lu 9: Tonisierungspunkt der Lunge, stärkt bei chronischen Infekten
- Bl 13: Zustimmungspunkt der Lunge, tonisiert die Lunge
- Bl 20: Zustimmungspunkt der Milz, tonisiert die Milz

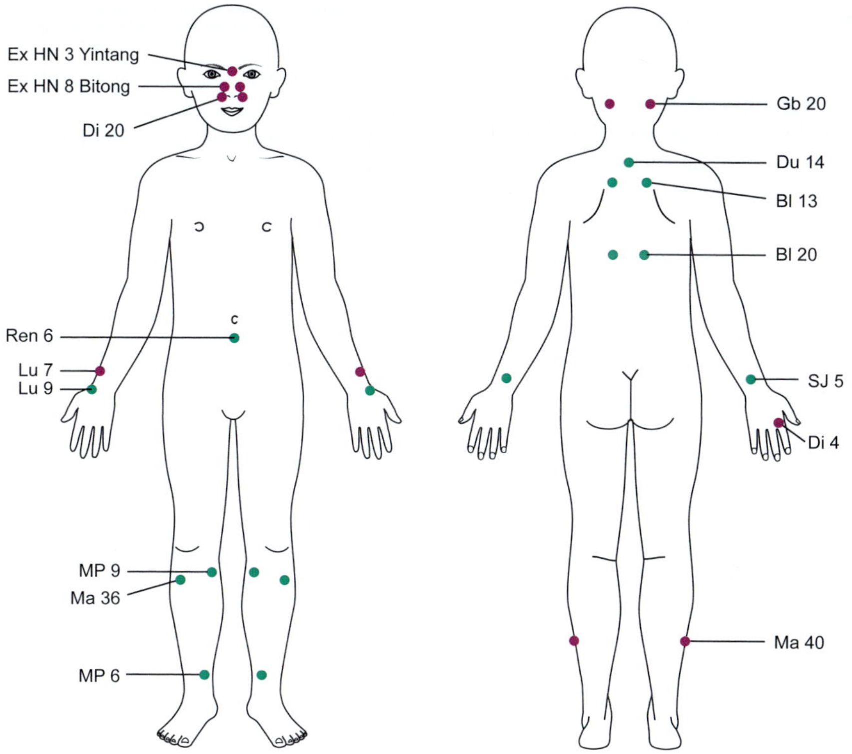

Abb. 2.2 Akupunkturpunkte: Rhinitis [L143, M1561]

2

Arzneitherapie

Die Grundrezeptur für dieses Beschwerdebild ist **Cang er zi san.** Allerdings ist wichtig zu beachten, dass diese Mischung warm ist und in den allermeisten Fällen mit Hitze-klärenden Mitteln modifiziert werden sollte. Um den Schleim anzugehen, eignet sich **Er chen tang** mit Modifikationen. Ist Wind ein Teil der Präsentation, sind auch Wind-Mittel angezeigt.

Cang er zi san

- Cang er zi (Xanthii Fr) 9 g (erst ab 2 Jahren und nur für kurze Zeit anwenden; bei Kindern unter 2 Jahren ersatzlos streichen)
- Xin yi hua (Magnoliae Fl) 6 g
- Bai zhi (Angelicae dahuricae Rx) 9 g
- Bo he (Menthae Hb) 6 g

Bei **Wind-Hitze** folgende Mittel beifügen:

- Jing jie (Schizonepetae Hb) 9 g
- Ju hua (Chrysanthemi Fl) 9 g
- Sang ye (Mori Fo) 9 g
- Lian qiao (Forsythiae Fr) 6 g

Bei **Wind-Kälte** folgenden Mittel beifügen:

- Jing jie (Schizonepetae Hb) 9 g
- Fang feng (Saposhnikoviae Rx) 12 g

Bei intensiver und möglicherweise sogar **toxischer Hitze mit grün-gelbem Sekret** folgende Mittel beifügen:

- Yu xing cao (Houttuyniae Hb) 9 g (erst ab 12 Jahren und nur für kurze Zeit anwenden; bei Kindern unter 12 Jahren mit Chuan xin lian (Andrographis Hb) 7 g ersetzen)
- Huang qin (Scutellariae Rx) 12 g
- Lian qiao (Forsythiae Fr) 6 g

Bei **feuchtem Schleim** mit laufender Nase und dünnem Sekret folgende Mittel beifügen:

- Ban xia (Pinelliae Rh prep) 6 g
- Chen pi (Citri reticulatae Pc) 9 g
- Fu ling (Poria) 9 g
- Lai fu zi (Raphani Sm) 12 g

Bei **hartnäckiger Schleim-Hitze** zusätzlich zu zwei bis drei der obigen Schleim-Mittel noch folgende Schleim-Hitze-Arzneien beifügen:

- Dan nan xing (Arisaema cum bile) 9 g
- Huang qin (Scutellariae Rx) 9 g
- Gua lou (Trichosanthis Fr) 12 g

Um **chronisch aufgeschwollene Nasenschleimhäute** abschwellen zu lassen, eignen sich folgenden Schleimknoten lösende Mittel:

- Zhe bei mu (Fritillariae thunbergii Bulb) 12 g
- Lian qiao (Forsythiae Fr) 12 g
- Xuan shen (Scrophulariae Rx) 9 g
- Chi shao (Paeoniae Rx rubra) 9 g

Bei **wiederkehrenden Sinusitiden** mit Hitzezeichen restpathogene Hitze ausleiten mit:

- Lian qiao (Forsythiae Fr) 9 g
- Ban lan gen (Isatidis Rx) 9 g
- Chi shao (Paeoniae Rx rubra) 9 g bei dunkelroten, aufgeschwollenen Muscheln

Chronische Rhinitis-Mischung

- Huang qin (Scutellariae Rx) 6 g
- Chai hu (Bupleuri Rx) 6 g
- Cang er zi (Xanthii Fr) 9 g (erst ab 2 Jahren und nur für kurze Zeit anwenden; bei Kindern unter 2 Jahren mit Xin yi hua (Magnoliae Fl) 9 g ersetzen)
- Bai zhi (Angelicae dahuricae Rx) 9 g
- Ban xia (Pinelliae Rh prep) 9 g
- Chen pi (Citri reticulatae Pc) 9 g
- Bai zhu (Atractylodis macrocephalae Rh) 9 g
- Lai fu zi (Raphani Sm) 9 g
- Fu ling (Poria) 12 g
- Gan cao (Glycyrrhizae Rx) 3 g

Bei deutlichen Zeichen eines **Lungen-Mangels** folgende Mittel beifügen:

- Wu wei zi (Schizandrae Fr) 6 g
- Shan yao (Dioscoreae Rh) 12 g
- Tai zi shen (Pseudostellariae Rx) 12 g

Bei deutlichen Zeichen eines **Milz-Mangels** folgende Mittel beifügen:

- Tai zi shen (Pseudostellariae Rx) 12 g
- Bai zhu (Atractylodis macrocephalae Rh) 9 g
- Huo xiang (Agastaches Rx) 6 g

Unterstützende Behandlungstechniken

Lokaltherapie

MyTCM Snuffle Nose – chinesischer Engelwurzbalsam

Anwendung: lokal auf beide Nasenflügel auftragen. Aufgrund der Milde der verwendeten ätherischen Öle kann dieser Balsam bereits bei Babys verwendet werden.

Dosierung: mehrmals täglich möglich

Moxibustion

Bei einer Wind-Kälte-Affektion vertreibt Moxa von Dickdarm 4 erfolgreich Kälte aus der Nase.

Bei Vorliegen einer Milz-Qi-Schwäche wendet man Moxa auf den oben genannten Akupunkturpunkten an, um die Tonisierung des Qi zu unterstützen und zu beschleunigen (➤ Abb. 2.3).

TIPP FÜR DIE ELTERN

Neben dem bei Babys meist unbeliebten **Nasensauger** kann man den Eltern empfehlen, eine aufgeschnittene **Zwiebel** in der Nähe des Säuglingskopfes zu platzieren. Die in der Zwiebel enthaltenen ätherischen Öle lassen die Schleimhäute der Nase abschwellen und wirken zudem antiviral und antibakteriell.

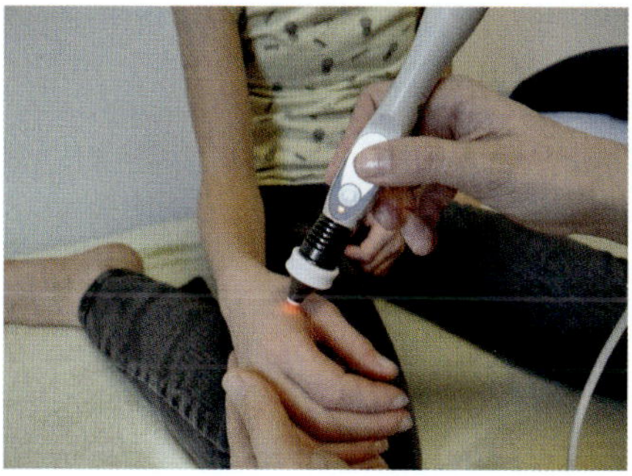

Abb. 2.3 Moxibustion von Di 4 [M1561]

2.2 Pharyngitis und Angina tonsillaris

Westliche Betrachtungsweise

Entzündungen des Rachens mit oder ohne Beteiligung der Rachenmandeln sind eine häufige Erkrankung im Kindesalter. Die Symptome reichen von Halskratzen oder Kitzeln im Rachen bis hin zu Schmerzen und Schluckbeschwerden. Dabei sind die submandibulären und nuchalen Lymphknoten meist druckschmerzhaft und vergrößert.

Je nach Ausprägung der Entzündung schwellen auch die Rachenmandeln an und können eitrige Beläge/Stippchen aufweisen. Häufig findet man auch sogenannte „Kissing tonsils", wenn die Rachenmandeln so groß und geschwollen sind, dass sie sich berühren.

Ursache sind aus westlicher Sicht eine virale oder bakterielle Infektion, die entweder symptomatisch oder – je nach Ätiologie – auch antibiotisch therapiert werden muss.

Eine Angina tonsillaris kann als Einzelereignis oder auch chronisch rezidivierend auftreten (➤ Abb. 2.4).

Östliche Betrachtungsweise und Muster

Wind-Hitze

Aus chinesischer Sicht dringt Wind als pathogener Faktor ein und bringt dabei Hitze in den Körper. Ist die Windkomponente stärker ausgeprägt, sind Halskratzen und Kitzeln vorrangig. Je stärker die Hitzekomponente, umso ausgeprägter die Entzündungsreaktion. Je mehr Hitze, umso stärker die Rötung des Rachens.

Die eingedrungene Hitze dickt die Säfte ein. Dadurch bildet sich Schleim – die Mandeln schwellen an. Es kommt zu einer Blockade des Qi-Flusses, was zu Schmerzen führt.

Toxische Hitze

Wenn Wind-Hitze in den Körper eingedrungen ist und diese Hitze und Schleimbildung massiv ausgeprägt sind, spricht man von toxischer Hitze. Klinisch haben die Patienten nun die typischen Zeichen einer eitrigen Angina. Der Rachen ist stark gerötet, die Tonsillen sind geschwollen, entzündet und weisen eitrige Beläge auf. Die Beläge sind Ausdruck der Toxine, die bei diesem Muster pathognomonisch sind.

Die Kinder sind bei Vorliegen dieses Musters richtig krank. Oft begleitet dieses Stadium auch Fieber. Es ist Ausdruck der ausgeprägten Hitze in diesem Krankheitsstadium.

Ist der Allgemeinzustand des Kindes schlecht und kommt es im Rahmen der Akupunkturbehandlung zu keiner raschen Besserung, sollte unbedingt eine schulmedizinische Behandlung mittels Antibiose in Betracht gezogen werden.

Restpathogener Faktor

Von einem restpathogenen Faktor spricht man, wenn Kinder an rezidivierenden Rachenentzündungen leiden. Diese Kinder bekommen immer wieder dieselbe Erkrankung an demselben Ort – in diesem Fall eine Angina tonsillaris. Der Grund dafür ist, dass nach einem durchgemachten Infekt der krankmachende Erreger, ergo der pathogene Faktor, nicht vollständig aus dem Körper eliminiert wurde. Dieser restpathogene Faktor wird durch einen neuen

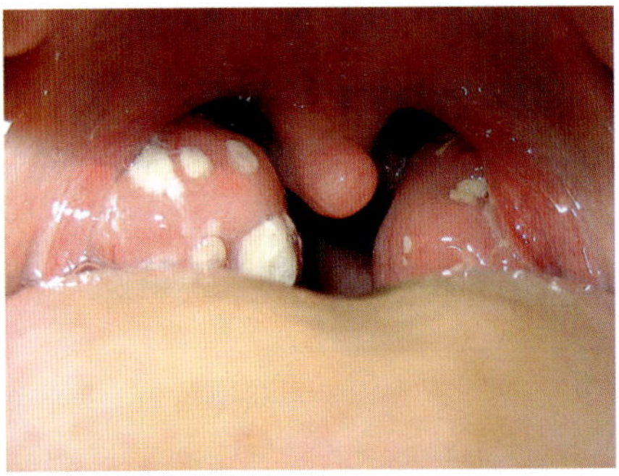

Abb. 2.4 Akute Angina tonsillaris mit eitrigen Belägen auf den Gaumenmandeln [X333-06]

pathogenen Faktor oder durch andere Hitzeprozesse erneut aktiviert Es kommt immer wieder zum Aufflammen derselben Pathologie. Begünstigt wird dieses Muster durch rezidivierende Antibiotikagaben. Das Antibiotikum erfüllt zwar seinen Zweck: Es leitet Hitze aus und stoppt somit die Entzündung. Ist der Kinderkörper jedoch nicht stark genug, um den pathogenen Faktor vollständig aus allen Körperschichten zu eliminieren, verbleibt ein Rest im Körper, der immer wieder aktiviert werden und dieselben Pathologien verursachen kann.

Je nach Muster ist therapeutisch eine unterschiedliche Vorgehensweise erforderlich.

Akupunktur

➢ Abb. 2.5

Basisprogramm

- **Lu 11:** bluten lassen
- **Di 4:** wichtiger Punkt gegen Schmerzen
- **Ma 10:** Lokalpunkt, lasern
- **Dü 17:** Lokalpunkt, lasern
- **Ren 22:** unterstützt den Hals

Individuelle Punktkombinationen

Wind-Hitze

- Di 11: leitet Hitze aus
- Du 14: kühlt, vertreibt Wind und klärt Hitze
- Gb 20: vertreibt Wind aus dem Kopf

Toxische Hitze

- Ma 40: transformiert Feuchtigkeit und Schleim
- Ma 44: klärt Hitze und Toxine

Restpathogener Faktor

- Ex HN 15 Jingbailao: 2 cun kranial von Du 14, 1 cun lateral der Mittellinie, leitet restpathogene Faktoren aus[1]

1 (Kubiena G, Meng, A, 1994)

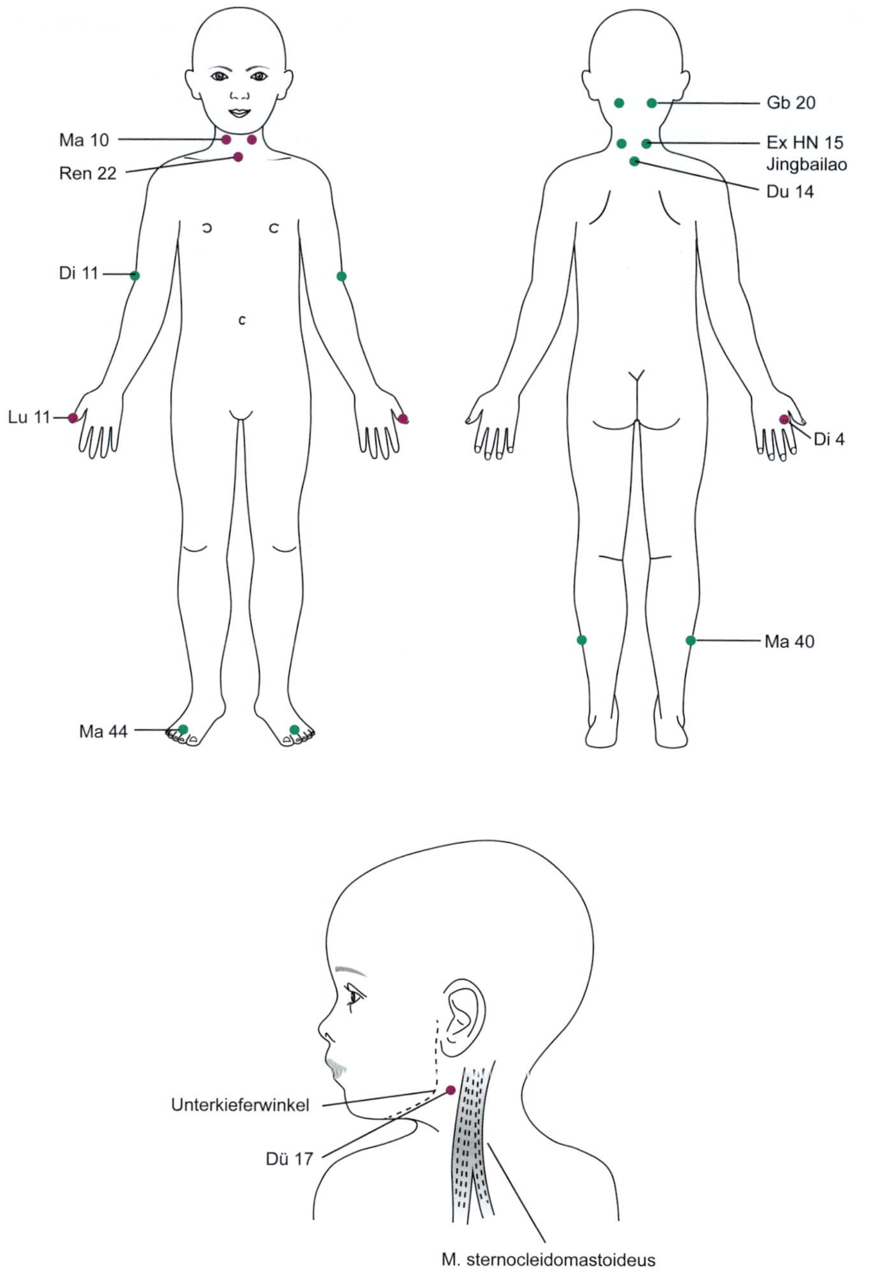

Abb. 2.5 Akupunkturpunkte: Angina tonsillaris [L143, L138, M1561]

Arzneitherapie

Die chinesische Arzneitherapie behandelt Halsschmerzen oft schnell und wirksam. Je früher damit begonnen wird, desto besser. Es sollte also schon bei den ersten Anzeichen von Halsschmerzen oder Halskratzen mit der Einnahme begonnen werden. Dies gilt insbesondere bei rezidivierenden Halsentzündungen.

Die Standardrezeptur bei Tonsillitis ist **Yin qiao san** und das Hauptmittel ist **Ban lan gen (Isatidis Rx).** Je mehr Toxine vorhanden sind, desto mehr Toxine-klärende Mittel werden eingesetzt. Eine mögliche Rezeptur ist **Pu ji xiao du yin.** Nachstehend wird allerdings eine andere, eigene Rezeptur für dieses Muster aufgeführt. Bei rezidivierenden Infekten, wenn also restpathogene Hitze vorhanden ist, werden der Rezeptur Mittel beigefügt, die die restpathogene Hitze klären können (siehe nachstehend).

Yin qiao san-Variation

- Jin yin hua (Lonicera Fl) 9 g
- Lian qiao (Forsythiae Fr) 12 g
- Niu bang zi (Arctii Fr) 9 g
- Ban lan gen (Isatidis Rx) 9 g
- Jie Geng (Platycodi Rx) 9 g
- Bo he (Menthae Hb) 6 g
- Jing jie (Schizonepetae Hb) 9 g
- Lu gen (Phragmitis Rh) 9 g
- Gan cao (Glycyrrhizae Rx) 6 g

Toxische Hitze-Rezeptur

- Jin yin hua (Lonicera Fl) 12 g
- Lian qiao (Forsythiae Fr) 12 g
- Niu bang zi (Arctii Fr) 9 g
- Ban lan gen (Isatidis Rx) 15 g
- She Gan (Belamcandae Rh) 9 g
- Xuan shen (Scrophulariae Rx) 7 g
- Jie Geng (Platycodi Rx) 12 g
- Gan cao (Glycyrrhizae Rx) 6 g
- Da huang (Rhei Rx et Rh) 3 g
- Huang qin (Scutellariae Rx) 9 g
- Chi shao (Paeoniae Rx rubra) 9 g

Falls der **Stuhl nicht hart und/oder trocken** ist, muss die Dosierung von Da huang auf 1–2 g reduziert oder das Mittel ganz entfernt werden.

Bei **Lymphknotenschwellungen:**

- Zhe bei mu (Fritillariae thunbergii Bulb) 12 g
- Xuan shen (Scrophulariae Rx) 9 g
- Xia ku cao (Prunellae Spica) 12 g
- Lian qiao (Forsythiae Fr) 9 g

Bei **Durst aufgrund von Yin-Schädigung** durch die toxische Hitze:

- Sheng di (Rehmanniae Rx) 12 g
- Xuan shen (Scrophulariae Rx) 9 g

Bei Zeichen von **Blutstase,** welche sich durch wiederkehrende oder anhaltende toxische Hitze entwickelt und sich als dunkelrote, geschwollene und verhärtete Tonsillen zeigt:

- Chi shao (Paeoniae Rx rubra) 12 g
- Mu dan pi (Moutan Cx) 9 g
- Xuan shen (Scrophulariae Rx) 9 g

Restpathogener Faktor

Der restpathogene Faktor, in diesem Fall restpathogene Hitze, kann durch folgende Mittel geklärt werden:

- Lian qiao (Forsythiae Fr) 12 g
- Ban lan gen (Isatis Rx) 12 g

Wichtig bei der Behandlung von restpathogenen Faktoren ist, dass diese in der Zeit zwischen den akuten Exazerbationen behandelt und geklärt werden. Obige Mittel werden also Rezepturen beigefügt, die in der Phase zwischen den Infekten gegeben werden und das Kind vor dem wiederkehrenden Infekt schützt. In dieser Zwischenphase zeigt sich oft keine eindeutige Hitze. Dennoch werden ein oder beide Mittel zur Rezeptur hinzugefügt.

Eine geeignete Rezeptur für die Behandlung von Kindern bei **rezidivierenden Infekten** ist eine Variation von Xiao chai hu tang. Zusätzlich werden Lian qiao und Ban lan gen hinzugefügt.

Zeigt das Kind mehr Symptome eines **Milz-Mangels mit Feuchtigkeit und instabiler Oberfläche,** kann eine Kombination aus Shen ling bai zhu san und Yu ping feng san mit Lian qiao und Ban lan gen verabreicht werden.

Unterstützende Behandlungstechniken

Bluten lassen

Sticht man den Punkt **Lunge 11** mit einer Blutzucker-**Lanzette** kurz an, lässt sich dadurch sehr gut Hitze ausleiten. Dabei drückt man nach Möglichkeit etwas Blut aus dem Finger, indem man entlang des Meridians das Blut ausstreicht. Diese Behandlungsmethode schafft sehr rasch und effektiv eine Schmerzlinderung.

Laserbehandlung

Mit einem speziellen Aufsatz für den Handlaser, mit dem man tief in den Rachen lasern kann, lasert man lokal flächig, um die Entzündung zu mildern. Je nach Hersteller und Wattstärke des Lasers variiert die Bestrahlungsdauer (➤ Abb. 2.6).

TIPP FÜR DIE ELTERN

Quarkwickel wirken bei akuten Rachenentzündungen lindernd. Die kühlende, entzündungshemmende Wirkung des Quarkwickels fördert das Abschwellen des Halses und lindert Schmerzen. Der Quark sollte zimmerwarm zwischen zwei dünnen Baumwolltüchern aufgebracht und um den Hals gewickelt werden. Sobald der Quark erwärmt ist, entfernt man den Wickel wieder.

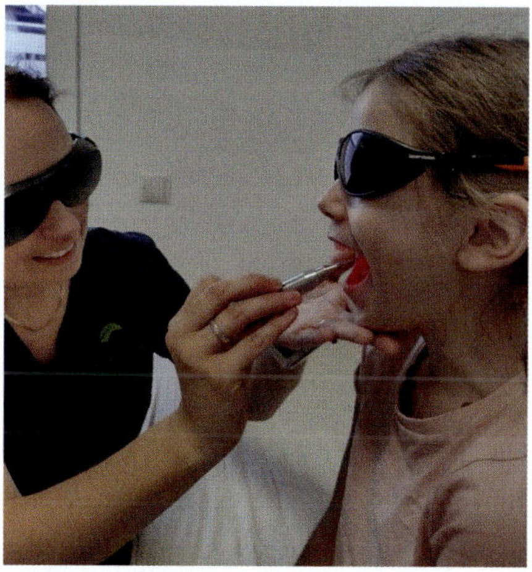

Abb. 2.6 Anwendung des Lasers bei Angina tonsillaris [M1561]

QUELLEN

Kubiena, Gertrude, Meng, Alexander. Die neuen Extrapunkte in der chinesischen Akupunktur. Wien: Maudrich Verlag, 1994

2.3 Tubenkatarrh und Otitis media

Westliche Betrachtungsweise

Bei einem Tubenkatarrh kommt es zu einer mangelnden Belüftung des Mittelohres. Grund dafür ist eine Ansammlung von Schleim und Flüssigkeit, welche die Ohrtrompete verlegt.

Bei einem akuten Tubenmittelohrkatarrh ist das Trommelfell zumeist leicht nach innen eingezogen. Besteht der Katarrh chronisch, so kommt es auch zu einer Eintrübung des Trommelfells. In der Otoskopie erkennt man oft einen Flüssigkeitsspiegel hinter dem Trommelfell.

Klinisch äußert sich der Tubenkatarrh als ein Gefühl von Watte im Ohr. Manche Kinder beschreiben auch einen Zustand, als ob sie Flüssigkeit im Ohr hätten (➤ Abb. 2.7). Dem Umfeld fällt häufig eine Hörminderung auf, die durch die mangelnde Belüftung zustande kommt. Diese wird vom HNO-Arzt durch einen Hörtest überprüft und bestätigt. Bei kleinen Kindern hat diese Hörminderung auch Einfluss auf die Sprachentwicklung, sodass betroffene Kinder eine verwaschene bzw. nicht altersadäquate Sprachentwicklung aufweisen.

Eine mangelnde Belüftung der Tube und des Mittelohrs begünstigt das Entstehen einer Otitis media. Symptome sind in erster Linie Schmerzen im betroffenen Ohr, Fieber und bei Perforation des Trommelfells auch Sekretabfluss aus dem Ohr.

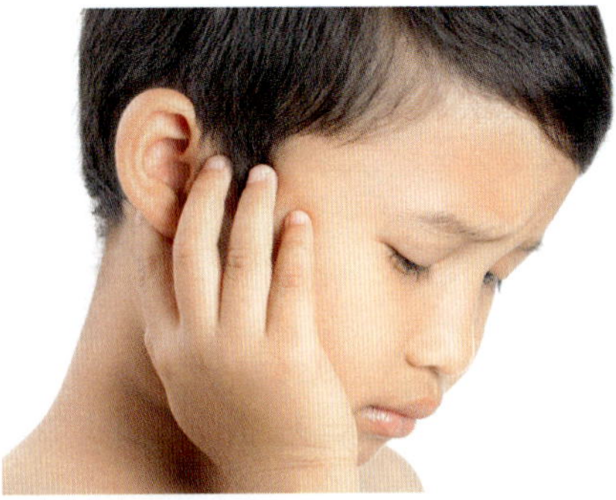

Abb. 2.7 Kind mit Ohrenschmerzen [J787–238]

Kommt es zu einer Perforation, so lassen die Schmerzen rasch nach, da das starke Druckgefühl, welches die Schmerzen verursacht, nun weg ist.

Insgesamt heilen circa 80 % aller akuten Otitiden spontan aus.

Im Rahmen eines chronischen Tubenkatarrhs kommt es häufig zu rezidivierendem Aufflammen von Mittelohrentzündungen, die nicht selten wiederholt mit Antibiotika behandelt werden müssen.

Therapeutisch wird bei chronischem Tubenkatarrh oftmals ein Paukenröhrchen eingesetzt, welches die Belüftung der Tube verbessern soll. Zudem soll es das Auftreten akuter Otitiden verhindern.

Östliche Betrachtungsweise und Muster

Bei einer Otitis media sind vor allem zwei Meridiane betroffen: der Gallenblasenmeridian und der San Jiao. Dies lässt sich aufgrund ihres Verlaufes seitlich am Kopf und um das Ohr gut nachvollziehen.

Bei einer akuten Affektion des Ohres unterscheidet man zwischen äußeren pathogenen Faktoren als Krankheitsursache und inneren Faktoren, die eine Otitis bedingen können. Diese Faktoren blockieren die Meridiane im Ohrbereich und verursachen die Schmerzen und Hitze-Schleimansammlung.

Der häufig chronische Tubenkatarrh lässt sich auf eine Flüssigkeits- und Schleimansammlung im Ohr zurückführen. Auch auf dieser Grundlage kann sich eine Stagnation und somit eine akute Ohrenentzündung ausbilden.

Je nach Ätiologie entwickeln sich also akute oder chronische pathogene Muster.

Milz-Qi-Mangel mit Feuchtigkeits- und Schleimbildung

Bei einem Milz-Qi-Mangel bilden sich im Körper vermehrt Feuchtigkeit und

Schleim. Haben Kinder ihre Schwachstelle im Bereich des Ohres, lagert sich dieser Schleim bevorzugt dort ab und verlegt so die Tube. Der Schleim führt zu einer lokalen Blockade mit Druckgefühl und Hörminderung. Dieses Muster entspricht dem klassischen Tubenkatarrh, der über Wochen und Monate bestehen kann.

Schleim-Hitze im Gallenblasenmeridian
Bildet sich beim Kind Hitze, kann diese entlang des Gallenblasenmeridians nach oben steigen und sich mit Schleim verbinden. Hitze entsteht bei Kindern häufig aufgrund von Nahrungsstagnation oder durch Entwicklungshitze aufgrund eines Wachstumsschubs. Die Schleim-Hitze blockiert das Ohr und die Tuben und verursacht eine Otitis media. Bei intensiver Hitze können auch Toxine entstehen.

Zusätzlich zu den Symptomen der akuten Ohrenentzündung gibt es in der Anamnese meist Hinweise auf Verdauungsprobleme und Stuhlunregelmäßigkeiten (bei Nahrungsmittelstagnation) oder die Ohrentzündung korreliert mit einem Wachstumsschub bei Entwicklungshitze (Zahnen, Entwicklungsschub etc.).

Die auftretenden Schmerzen sind hier sehr heftig, die Hitzezeichen stark ausgeprägt.

Betroffene Kinder können als Zeichen der Nahrungsmittelstagnation zusätzlich perioral eine gelblich-grünliche Verfärbung zeigen. Auch Angespanntheit bis hin zu aggressivem Verhalten können bei diesem Muster begleitend auftreten.

In der Anamnese findet man keine Exposition gegenüber äußeren pathogenen Faktoren.

Wind-Hitze/Wind-Kälte
Dringt der pathogene Faktor Wind in den Körper ein, kann er Hitze oder Kälte mit in den Körper transportieren.

Dies geschieht besonders häufig im Kopf- und Nackenbereich. Der Wind dringt dabei durch unser Wei Qi ins Meridiansystem ein. Kommt begleitend Hitze hinzu, dann zeigen sich rasch Entzündungszeichen mit Rötung, Druckschmerz und Überwärmung. Es kann auch Fieber auftreten.

Dringt Kälte mit ein, kommt es unmittelbar zu einer Stagnation des Qi-Flusses mit heftigen Schmerzen. Aufgrund der Stagnation kann sich die Kälte in weiterer Folge wiederum in Hitze umwandeln.

Beim Eindringen von Wind-Kälte wird alles Kühle als unangenehm empfunden. Dringt Wind-Hitze ein, verhält es sich genau umgekehrt: Die Kinder vertragen Wärme am Ohr nicht gut.

Akupunktur

➢ Abb. 2.8

Basisprogramm
- **SJ 17:** wichtiger Lokalpunkt
- **SJ 5** mit Gb41 auf der betroffenen Seite: klären den Kopf, transformieren Schleim, klären Hitze
- **Ma 40:** leitet Schleim aus
- **Di 4:** bewegt das Qi und lindert Schmerzen

Individuelle Punktkombinationen

Milz-Qi-Mangel mit Feuchtigkeit und Schleim
- Ma 36: tonisiert die Mitte
- MP 9: reguliert die Milz, beseitigt Feuchtigkeit
- MP 3: stärkt die Milz, leitet Feuchtigkeit und feuchte Hitze aus

Schleim-Hitze im Gallenblasen-Meridian
- Gb 41: klärt Hitze im Gb-Meridian
- Di 4: bewegt das Qi im Verdauungstrakt, stoppt Schmerzen
- Le 3: bewegt das Qi, stoppt Schmerzen und reguliert die Emotionen

Wind-Hitze/Wind-Kälte
- Du 14: beseitigt Wind, klärt Hitze
- SJ 5: leitet pathogene Faktoren aus
- bei Wind-Kälte: Moxibustion

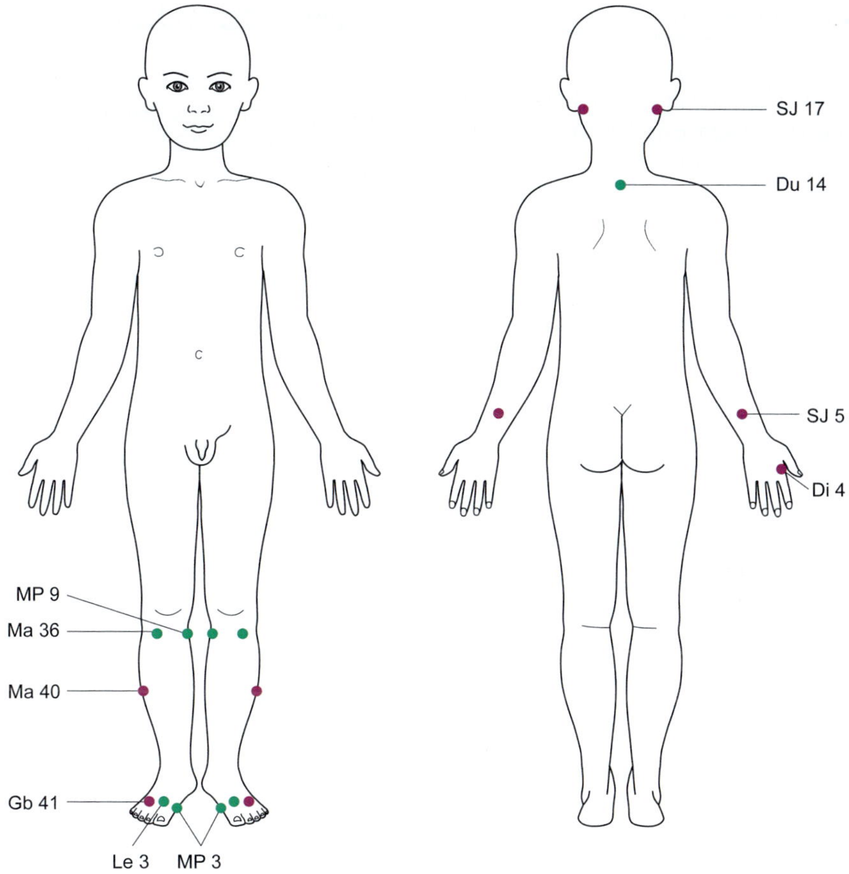

Abb. 2.8 Akupunkturpunkte: Otitis media [L143, M1561]

Arzneitherapie

Die Basisrezeptur bei diesem Beschwerdebild ist eine Variation von **Xiao chai hu tang.** Diese kann je nach vorherrschendem Muster modifiziert werden.

Bei chronischem Tubenmittelohrkatarrh ohne Hitzezeichen eignet sich eine Kombination aus **Wu ling san** und **Liu jun zi tang,** um die Mitte zu regulieren und den Schleim und die Feuchtigkeit zu entfernen.

Bei rezidivierenden Problemen ist es sinnvoll, eine **Präventionsrezeptur** auch in den „gesunden" Phasen zu geben, um damit den hartnäckigen Schleim ganz zu lösen und auch die restpathogenen Faktoren zu klären. Während akuter Episoden kann dann jeweils wieder zur akuten Mischung gewechselt werden. Die akuten Episoden sollten jedoch rasch ab- und die gesunden Phasen zunehmen.

Akut-Rezeptur

Xiao chai hu tang-Variation

- Chai hu (Bupleuri Rx) 9 g
- Huang qin (Scutellariae Rx) 12 g
- Ban xia (Pinelliae Rh prep) 9 g
- Dan nan xing (Arisaematis cum bile) 9 g
- Chuan Xiong (Chuanxiong Rh) 6 g
- Bai Zhi (Angelicae dahuricae Rx) 12 g
- Chen Pi (Citri reticulatae Pc) 9 g
- Lai fu zi (Raphani Sm) 12 g
- Lian Qiao (Forsythiae Fr) 9 g
- Xia ku cao (Prunellae Spica) 9 g

Bei **geschwollenen Lymphknoten** folgende Mittel hinzufügen:

- Zhe Bei Mu (Bulbus Fritillariae Thunbergii) 12 g
- Xia Ku Cao (Spica Prunellae Vulgaris) erhöhen auf 12 g
- Xuan Shen (Radix Scrophulriae Ningpoensis) 9 g

Bei **ausgeprägten Hitze-Zeichen** die Dosierung von Huang qin erhöhen und zusätzlich Lu gen (Phragmitis Rh) 9 g beifügen.

Bei **gleichzeitig blockierter Nase** folgende Mittel beifügen:

- Cang er zi (Xanthii Fr) 9 g (erst ab 2 Jahren und nur für kurze Zeit anwenden; bei Kindern unter 2 Jahren ersatzlos streichen)
- Xin yi hua (Magnoliae Fl) 12 g
- Bo he (Menthae Hb) 6 g
- bei gelb-grünlichem Schleim auch Yu xing cao (Houttuyniae Hb) 9 g (erst ab 12 Jahren und nur für kurze Zeit anwenden; bei Kindern unter 12 Jahren mit Chuan xin lian (Andrographis Hb) 7 g ersetzen)

Bei vordergründiger **Wind-Hitze** Dan nan xing und Xia ku cao entfernen und folgende Mittel beifügen:

- Bo he (Menthae Hb) 6 g
- Sang ye (Mori Fo) 9 g
- Ju hua (Chrysanthemi Fl) 9 g

Bei vordergründiger **Wind-Kälte** Dan nan xing und Xia ku cao entfernen, die Dosierung von Bai zhi erhöhen und folgende Mittel beifügen:

- Fang feng (Saposhnikoviae Rx) 12 g
- Jing jie (Schizonepetae Hb) 9 g
- Cang er zi (Xanthii Fr) 9 g (erst ab 2 Jahren und nur für kurze Zeit anwenden; bei Kindern unter 2 Jahren mit Xin yi hua (Magnoliae Fl) 9 g ersetzen)

Wu ling san plus Liu jun zi tang-Variation

- Bai zhu (Atractylodis macrocephalae Rh) 9 g
- Gui zhi (Cinnamomi Rm) 6 g
- Fu ling (Poria) 12 g
- Zhu ling (Polyporus) 9 g
- Ze xie (Alismatis Rh) 9 g
- Chen Pi (Citri reticulatae Pc) 9 g
- Lai fu zi (Raphani Sm) 15 g
- Ban xia (Pinelliae Rh prep) 9 g
- Tai zi shen (Pseudostellariae Rx) 9 g
- Zhi gan cao (Glycyrrhizae Rx prep) 3 g

Präventionsrezeptur
- Chai hu (Bupleuri Rx) 9 g
- Huang qin (Scutellariae Rx) 9 g
- Ban xia (Pinelliae Rh prep) 9 g
- Lai fu zi (Raphani Sm) 12 g
- Chen pi (Citri reticulatae Pc) 9 g
- Bai zhu (Atractylodis macrocephalae Rh) 9 g
- Fu ling (Poria) 9 g
- Lian qiao (Forsythiae Fr) 12 g

Lian qiao klärt in dieser Rezeptur die **restpathogenen Faktoren.** Dafür kann zusätzlich Ban lan gen (Isatidis Rx) 9 g beigefügt werden.

Bei sehr **chronifizierten Beschwerden** muss zusätzlich Blutstase mit Chi shao (Paeoniae Rx rubra) 9 g bewegt werden.

Bei **geschwollenen Lymphknoten:** siehe Modifikationen oben unter Akut-Rezeptur.

Bei Kleinkindern mit Verdauungsproblemen und Zeichen einer **Nahrungsstagnation** folgende Mittel beifügen:
- Shen qu (Massa medicata fermentata) 9 g
- Shan zha (Crataegi Fr) 9 g

Bei **Müdigkeit und Blässe,** das heißt bei ausgeprägten Mangel-Zeichen, folgende Mittel beifügen:
- Tai zi shen (Psudostellariae Rx) 9 g oder
- Dang shen (Codonopsitis Rx) 9 g
- Shan yao (Dioscoreae Rh) 12 g

Unterstützende Behandlungstechniken

Laserbehandlung

Es gibt Handlaser mit einem speziellen Aufsatz, mit dem man direkt ins Ohr lasern kann. Das Laserlicht bewirkt eine rasche Reduktion der Entzündung und lindert die Schmerzen (➤ Abb. 2.9).

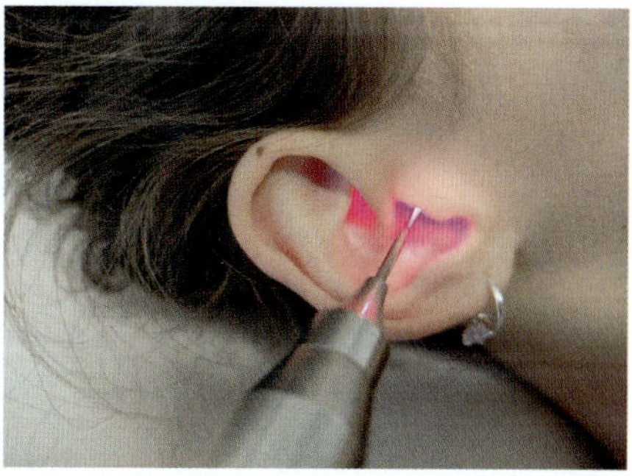

Abb. 2.9 Laserbehandlung bei Otitis media [M1561]

Die Methode ist äußerst wirksam, muss aber mit großer Vorsicht angewandt werden, um eine Verletzung des Gehörgangs und Trommelfells zu vermeiden. Bei kleinen Kindern empfiehlt es sich, die Eltern zu bitten, den Kopf des Kindes mit den Händen zu stabilisieren. Der Therapeut selbst sollte die Hände bei dieser Behandlung aufstützen, um eine möglichst gute Stabilität zu haben.

TIPP FÜR DIE ELTERN

- Eine Zwiebel in Scheiben schneiden und über Wasserdampf erwärmen. 2–3 Tropfen 100 % naturreines ätherisches Lavendelöl auf eine Zwiebelscheibe träufeln und in eine Ohrkompresse (bekommt man im Apothekenfachhandel) schieben. Die Ohrkompresse auf das betroffene Ohr legen und gegebenenfalls mit einem Stirnband fixieren. Der Wickel sollte für circa 20 Minuten auf dem schmerzenden Ohr verbleiben.
- Knoblauchwasser: Eine frische Knoblauchzehe zerdrücken und in wenig heißem Wasser für ein paar Minuten umrühren. Die ganze Knoblauchzehe (und alle Reste) wieder abseihen. Wattebausch in das Knoblauchwasser tauchen und lauwarm mit nasser Seite voran ins betroffene Ohr setzen. Einige Stunden im Ohr belassen.

2.4 Bronchitis und Husten

Westliche Betrachtungsweise

Bei einer **Bronchitis** handelt es sich um eine entzündliche Reaktion der Schleimhaut der unteren Atemwege, genauer gesagt, der Bronchien.

Meist beginnt die Bronchitis im Rahmen eines viralen Infektes des Respirationstraktes und äußert sich durch **Husten mit oder ohne Auswurf.**

Solange die Infektion nur viral bedingt ist, husten die Kinder klares Sputum ab, kommt es zu einer bakteriellen Superinfektion, wird das Sputum gelb-grünlich.

Da vor allem kleine Kinder den hochgehusteten Schleim häufig schlucken und nicht ausspucken, ist eine Differenzierung nicht immer so leicht möglich. Ein Blutbild und die Erhebung der Entzündungswerte geben Auskunft darüber, ob eine bakterielle Infektion vorliegt oder nicht.

Auskultatorisch äußert sich eine Bronchitis mit Rassel- und Reibegeräuschen, die je nach vorliegender Pathologie feucht oder trocken sein können.

Differenzialdiagnostisch muss man ferner einen **Reizhusten** abgrenzen. Dieser betrifft nicht die Bronchien, sondern kommt durch eine Reizung der Rachenschleimhaut zustande. Auch hier können die Kinder häufig einen sehr quälenden Hustenreiz haben.

Östliche Betrachtungsweise und Muster

Aus Sicht der TCM handelt es sich bei Husten um eine Dysbalance im Funktionskreis der Lunge. Das Qi kann im Brustkorb nicht gut zirkulieren und drängt als **rebellierendes Qi nach oben.** Das äußert sich als Husten. Je nach zugrunde liegender Pathologie geht dieser mit oder ohne Schleimbildung einher.

Auch eine mangelnde Zirkulation der Flüssigkeiten sowie mangelnde Befeuchtung der Lunge kann zu Reizhusten führen.

Ebenso muss der pathogene Faktor Wind bei der Therapie berücksichtigt und ausgeleitet werden. Je spastischer und stakkatoartiger der Husten, desto höher die anteilige Windkomponente.

Trockenheit der Lunge

Die Lunge hat die Aufgabe, Flüssigkeiten im Körper zu verteilen und zu befeuchten. Wenn sie aufgrund eines Lungen-Qi- und oder Wei Qi-Mangels dieser Funktion nicht nachkommen kann, führt dies zu Trockenheit und kann sich als **Reizhusten** äußern.

Oft ist die Trockenheit aber auch eine Vorstufe des Hitze-Schleim-Musters.

Generell schwächt die Trockenheit den Lungenfunktionskreis. Das erklärt auch, warum dieses Muster besonders häufig zu Beginn bzw. während der Heizperiode auftritt, wenn wir uns viel in Innenräumen und in trockener Heizungsluft aufhalten.

Hitze-Schleim

Dieses Muster zeichnet sich durch **gelblich-grünliches Sputum** aus. Häufig ist der Husten zu Beginn eher trocken, bevor sich der Schleim zu lösen beginnt. Dieses klebrige, schwer abhustbare Sputum ist Ausdruck für die vorliegende Hitze. Je trockener und eingedickter das Sputum, umso mehr Hitze ist vorhanden. Begleitet wird dieses Muster oft von Fieber, Unruhe und großem Durstgefühl – ebenfalls ein Ausdruck der Hitze.

Kälte – Schleim/Feuchtigkeit

Das Sputum ist hier sehr schleimig und produktiv. Der **Auswurf ist klar bis weißlich.** Er ist leicht abhustbar. Aufgrund der starken Feuchtigkeits- und Schleimkomponente müssen Kinder bei diesem Muster im Rahmen eines Hustenanfalls häufig auch Schleim erbrechen.

Je nach vorliegendem Muster ist eine unterschiedliche therapeutische Vorgehensweise erforderlich.

2

Akupunktur

➢ Abb. 2.10

Basisprogramm

- **Shu Mu: Lu 1 und Bl 13:** Segmentale Therapie zur Tonisierung der Lunge
- **Lu 1:** Alarmpunkt der Lunge; unterstützt den Funktionskreis Lunge, senkt das Lungen-Qi ab und wandelt Schleim um
- **Bl 13:** Zustimmungspunkt der Lunge; tonisiert die Lunge
- **Lu 7:** Meisterpunkt des Thorax, reguliert und senkt das Lungen-Qi ab, vertreibt den pathogenen Faktor Wind aus dem Oberkörper, reguliert die Wasserwege und unterstützt somit die Befeuchtung der Lunge
- **Hustenpunkt:** stoppt Hustenreiz
- **Ren 17:** öffnet den Brustkorb, wandelt Schleim um
- **Ren 22:** stoppt den Hustenreiz, befreit die Kehle
- **Dü 3:** Meisterpunkt der Spasmolyse, durch seine Schleimhautwirkung wirkt er bronchodilatatorisch

Individuelle Punktkombinationen

Trockenheit der Lunge

- Lu 5: Sedierungspunkt, Ho-Punkt; kühlt und klärt Lungenhitze, befeuchtet die Lunge
- Lu 9: Quell- und Tonisierungspunkt der Lunge; nährt das Lungen-Yin

Hitze-Schleim

- Ma 40: transformiert Feuchtigkeit und Schleim
- Lu 5: Sedierungspunkt, Ho-Punkt; kühlt und klärt Lungenhitze, leitet Fülle aus

Kälte-Schleim/Feuchtigkeit

- MP 9: leitet Feuchtigkeit aus
- Ma 40: transformiert Feuchtigkeit und Schleim

Begleitendes Fieber

- Du 14: klärt Hitze
- Di 11: klärt Hitze und kühlt Blut

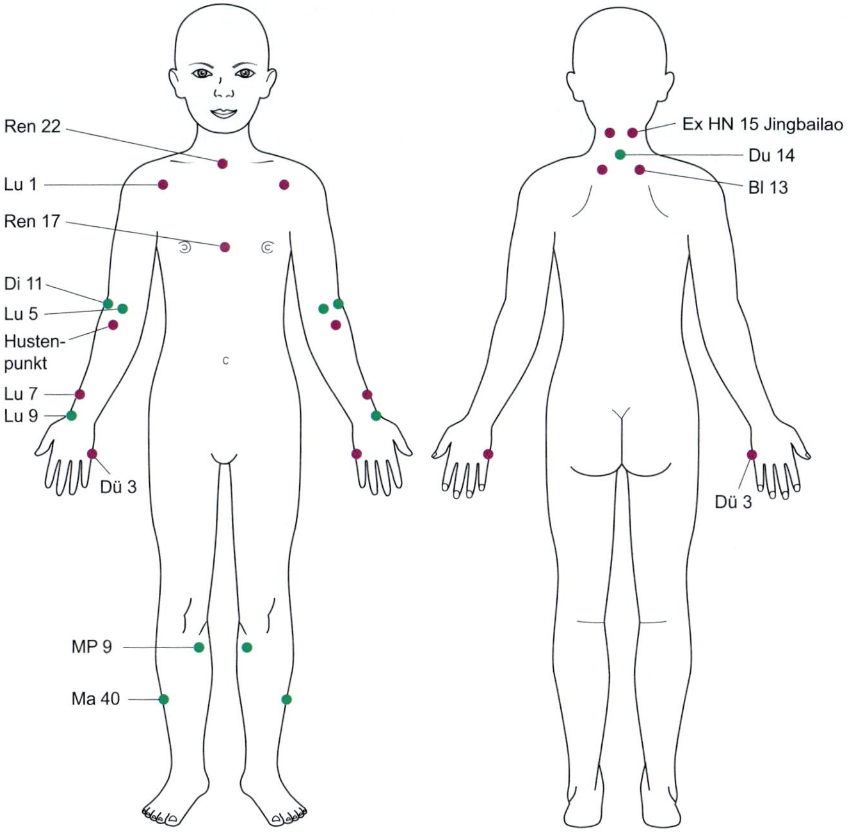

Abb. 2.10 Akupunkturpunkte: Bronchitis und Husten [L143, M1561]

2

Arzneitherapie

Beim Schleim-Hitze-Muster eignet sich **Zhi ke ling**[2] als passende Grundrezeptur. Bei Kälte-Schleim oder Schleim-Feuchtigkeit eignet sich eine Variation von **Su zi jiang qi tang.** Bei trockenem Husten (nicht eine Vorstufe von Schleim-Hitze) wird **Bei mu gua lou san** eingesetzt. Dieses Muster zeigt sich jedoch nur nach anhaltendem Hitze-Husten, der die Säfte geschädigt und den Schleim ausgetrocknet hat. Häufiger ist ein bellender, lauter Husten als Zeichen für einen Schleim-Hitze Husten. Alle Rezepturen werden nochmals an den individuellen Zustand des Kindes angepasst.

Zhi ke ling

- Lu gen (Phragmitis Rh) 12 g
- Zi wan (Asteris Rx) 9 g
- Bai bu (Stemonae Rx) 9 g
- Qian hu (Peucedani Rx) 9 g
- Chen pi (Citri Reticulatae Pc) 9 g
- Jie geng (Platycodi Rx) 9 g
- Gua lou (Trichosanthes Kirlowii Fr) 12 g
- Xing ren (Amarum Sm) 6 g
- Di long (Pheretima) 9
- Wu wei zi (Schisandrae Fr) 6
- Lai fu zi (Raphani Sm) 12
- Che qian zi (Plantaginis Sm) 9

Bei **intensiver Hitze** folgende Mittel beifügen:

- Yu xing cao (Houttuyniae Hb) 9 g (erst ab 12 Jahren und nur für kurze Zeit anwenden; bei Kindern unter 12 Jahren mit Chuan xin lian (Andrographis Hb) 7 g ersetzen)
- Huang Qin (Scutellariae baicalensis Rx) 12 g

Bei **hartnäckigem heißem Schleim** Dan nan xing (Arisaema cum bile) beifügen.

Su zi jiang qi tang-Variation

- Su zi (Perillae Fr) 12 g
- Ban xia (Pinelliae Rh) 9 g
- Chen pi (Citri reticulatae Pc) 12 g
- Hou po (Magnoliae officinalis Cx) 9 g
- Qian hu (Peucedani Rx) 9 g
- Lai fu zi (Raphani Sm) 15 g
- Gua lou (Trichosanthes Kirlowii Fr) 12 g
- Xing ren (Amarum Sm) 6 g
- Zhi gan cao (Glycyrrhizae Rx prep) 3 g

Bei mu gua lou san

- Chuan bei mu (Fritillariae Bl) 9 g
- Gua lou (Trichosanthis Fr) 12 g
- Tian hu fen (Trichosanthis Rx) 9 g
- Fu ling (Poria) 9 g
- Chen pi (Citri reticulatae Pc) 9 g
- Jie geng (Platycodi Rx) 9 g

Bei deutlichen **Hitzezeichen** Sang bai pi (Mori Cx) 9 g beifügen.

Bei deutlichem **Säfte-Mangel** Nan sha shen (Adenophorae Rx) 12 g beifügen.

Bei **Qi- und Säfte-Mangel** Tai zi shen (Pseudostellariae Rx) 9 g beifügen.

---

2 Zhi ke ling bedeutet „Spezialmittel, um Husten zu stoppen". Es handelt sich um eine Erfahrungsrezeptur eines Pädiaters und Lehrers des Autors. Diese Version ist leicht angepasst.

Allgemeine Modifikationen

Bei jedem Husten, aber ganz speziell bei **anfallsartigem, intensivem Husten,** können Wind-löschende Mittel eingesetzt werden:

- Di long (Pheretima) 9 g
- Chan tui (Cicadae Periostracum) 9 g
- Jiang can (Bombyx batryticatus) 9 g
- Fang feng (Saposhnikoviae Rx) 12 g
- Gou teng (Uncariae Rm cum Uncis) 12 g

Folgende Kombinationen aus jeweils drei Mitteln sind wirksam bei **allen Arten von Husten:**

Kombination 1

- Gua lou (Trichosanthis Fr) 12 g
- Xing ren (Amarum Sm) 7 g
- Che qian zi (Plantaginis Sm) 9 g

Kombination 2

- Zi wan (Asteris Rx) 9 g
- Qian hu (Peucedani Rx) 9 g
- Bai bu (Stemonae Rx) 12 g

Kombination 3

- Xing ren (Amarum Sm) 9 g
- Che qian zi (Plantaginis Sm) 9 g
- Lai fu zi (Raphani Sm) 12 g

Unterstützende Behandlungstechniken

Die nachfolgend aufgeführten Behandlungstechniken können neben der Arzneitherapie und Akupunktur unterstützend zum Einsatz kommen.

Schröpfen

Bei einer Fülle von Hitze, also bei viel gelbem, produktivem Schleim, kann eine Behandlung mit Schröpfköpfen hilfreich sein. Das Schröpfen fördert das Ausleiten der vorhandenen Fülle (➤ Abb. 2.11).

Geschröpft wird bei ausgeprägter Verschleimung der Punkt Blase 13 beidseits.

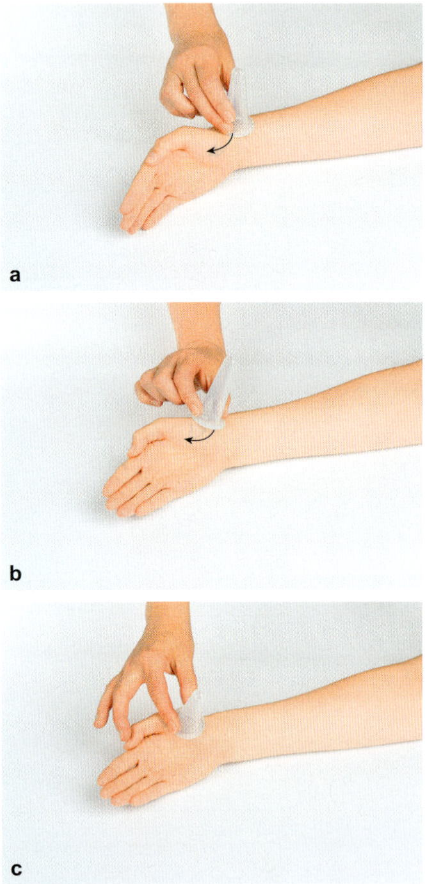

Abb. 2.11 Fliegendes Schröpfen bei akutem Hustenanfall/Reizhusten [J803]

Die Behandlung erfolgt mit sehr sanftem Sog. Die Schröpfköpfe werden nur für 3 bis maximal 5 Minuten aufgesetzt.

Eine weitere Methode, die während akuter Hustenattacken zum Einsatz kommt, ist das bewegte Schröpfen am Handgelenk. Dabei wird ein Schröpfkopf über Lu 7 aufgesetzt und nach Lu 10 am Handballen bewegt, wo er abgezogen wird. Hierfür eignen sich insbesondere weiche Silikonschröpfköpfe.

Gua Sha

Gua Sha ist eine wirksame Methode um Hitze zu klären und kann beim **Fülle-Hitze-Muster** eingesetzt werden. Bei kleinen Kindern sollte Gua Sha jedoch nur ganz sanft angewendet werden und nur eine leichte kurzfristige Rötung auslösen. Bei älteren Kindern kann stärkeres Gua Sha eingesetzt werden, was sich dann auch mit der typischen Gua Sha-Reaktion (Petechien) zeigt. Eine sehr gute Aufklärung von Eltern und Kindern mit Präsentation von Bildern, wie es aussehen wird, ist in diesem Fall wichtig (➤ Abb. 2.12).

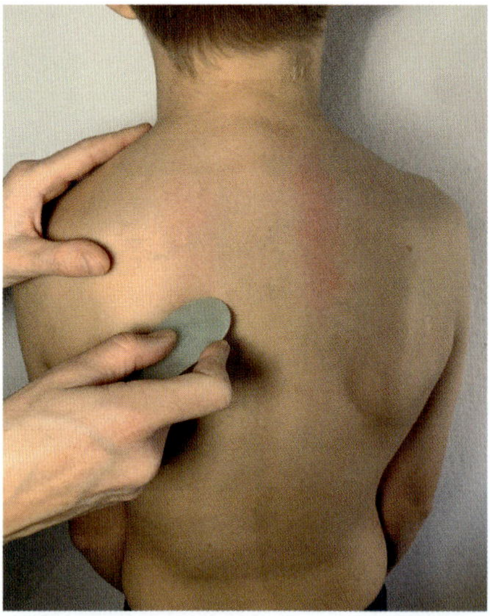

Abb. 2.12 Gua Sha [O1131}

Wärmeanwendungen

Wärmeanwendungen kommen bei Kälte-Schleim und Reizhusten zum Einsatz.

Moxa: Bei Kälte-Schleim kann Moxen den Krankheitsverlauf beschleunigen und die Lunge tonisieren. Gemoxt werden folgende Punkte: Lunge1, Blase 13

Die Anwendung erfolgt mit klassischem Moxakraut oder einem elektrischen Moxagerät.

Brustwickel: Wärmende Brustwickel wirken entspannend auf die verkrampfte Bronchialmuskulatur. Sie fördern zudem das Lösen und Abhusten von Schleim.

Inhalationen

Feuchtinhalationen, z. B. mit Kochsalzlösung, befeuchten die Lunge, können den Hustenreiz stark mindern und auch das Abhusten von zähem Schleim erleichtern (➤ Abb. 2.13).

Zum Einsatz können simple Inhalatoren, aber auch moderne Ultraschallvernebler kommen.

Bei Verwendung ätherischer Öle muss bei der Auswahl ganz besonders auf Qualität und Art des ätherischen Öles geachtet werden. Einige ätherische Öle können die Bronchialschleimhaut zusätzlich reizen und manche sind für Kleinkinder zudem ungeeignet.

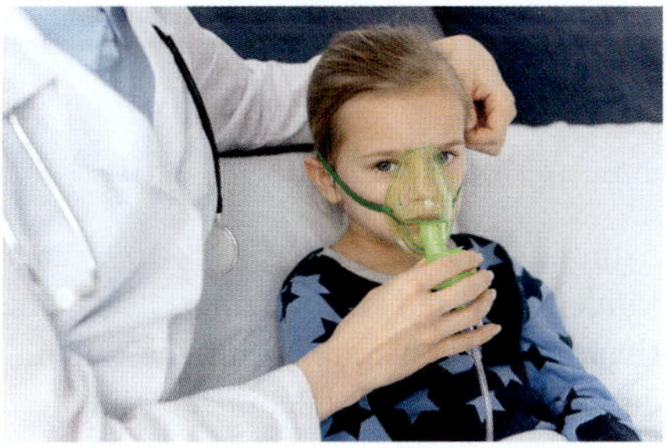

Abb. 2.13 Feuchtinhalation bei Trockenheit der Lunge [J787–248]

TIPP FÜR DIE ELTERN

Die **richtige Hustentechnik** kann die Beschwerdesymptomatik deutlich erleichtern und schont die Bronchien:

- Die halb geschlossene Faust auf die Lippen drücken und dagegen husten. Die Lippen dabei nur leicht geöffnet halten. Dadurch kollabieren die Bronchien beim Husten nicht so stark und werden nicht weiter gereizt.
- Eine sitzende, nach vorne gebeugte Körperhaltung mit Abstützung der Arme auf den Oberschenkeln entlastet die Atemhilfsmuskulatur und strengt nicht so sehr an.

2.5 Asthma bronchiale

Westliche Betrachtungsweise

Asthma bronchiale betrifft 8–10 % aller Kinder. Bei der Erkrankung liegt eine Hyperreagibilität und chronische Entzündung der Bronchialschleimhaut vor. Diese führt zum Anschwellen der Schleimhaut, zur Hypersekretion und Schleimbildung. Beim akuten Asthmaanfall kommt es zu einem Spasmus der Bronchialmuskulatur, der vor allem das Ausatmen erschwert.

Die Symptome von Asthma bronchiale sind variabel und können von Reizhusten bis hin zum klassischen expiratorischen Giemen und Brummen reichen. Beim akuten Anfall kommen noch Thoraxenge und Atemnot hinzu. Während des Asthmaanfalls kann man bei Kindern häufig interkostale Einziehungen beim Atmen erkennen. Das ist ein Zeichen dafür, dass die Atemhilfsmuskulatur eingesetzt wird und das Kind nur schwer Luft bekommt.

Ein Asthmaanfall kann auch Infekt-getriggert sein oder durch Allergene ausgelöst werden. Häufig ist Asthma mit anderen Erkrankungen aus dem atopischen Formenkreis gekoppelt. Dazu zählen allergische Rhinitis, Pollinosis, Neurodermitis etc. Meist gibt es auch eine positive Familienanamnese bezüglich atopischer Erkrankungen.

Östliche Betrachtungsweise und Muster

In der chinesischen Literatur finden sich unterschiedliche Sichtweisen zum Thema Asthma bronchiale. Teilweise ist die Pathogenese sehr komplex dargestellt.

In vorliegendem Buch werden die pathologischen Muster erläutert, die in der Praxis der Autorin/des Autors am häufigsten vorkommen und aus deren Sicht am relevantesten sind.

Grundsätzlich finden sich bei Asthma zwei Pathologien:
- Wind
- Schleim

Der Wind ist verantwortlich für den Bronchospasmus – er lässt das Lungen-Qi nicht aus den Alveolen fließen, weshalb die Kinder Atemnot bekommen. Der vorhandene Schleim verlegt die Alveolen zusätzlich. Die Folge ist die Atemnot der Kinder vor allem während des Expiriums.

Da sich die Behandlungsstrategie je nach Erkrankungsphase unterscheidet, werden die akute und chronische Phase nachfolgend separat aufgeführt.

Akute Phase

In der akuten Phase geht es vor allem darum, die Atmung zu erleichtern. Man unterscheidet dabei zwischen heißem und kaltem Asthma:

Heißes Asthma

Beim heißen Asthma ist das **Sputum,** welches die Bronchien verlegt, **gelblich-klebrig** und lässt sich sehr schwer abhusten. Die Kinder haben häufig ein rotes Gesicht und neigen zu trockener Obstipation als Zeichen der Hitze. Sie schlafen eher unruhig und sind durstig.

Kaltes Asthma

Das kalte Asthma zeigt sich durch viel klaren, flüssigen Schleim, der auskultatorisch als gurgelndes Geräusch wahrgenommen wird. Die Kinder sind blass, schwitzen nicht und haben eine Abneigung gegen Kälte.

Chronische Phase

Die chronische Phase ist gekennzeichnet von oben beschriebenem Schleim und Wind und anderen zugrunde liegenden Pathologien, welche man zusätzlich zum Schleim und Wind behandelt.

Vor allem bei infektbedingtem Asthma kann es aber auch vorkommen, dass sich kein zugrunde liegender Mangel zeigt, sondern vordergründig Schleim und Wind, welche die Lungen blockieren. Dabei kann der Schleim feucht, aber auch heiß sein, je nach Grundkonstitution des Kindes.

Die Behandlung konzentriert sich also auf Schleim und Wind sowie – je nach Grundmuster –auf das Umwandeln von feuchtem Schleim, das Klären von Hitze oder die Stärkung der Funktionskreise Lunge, Milz und/oder Niere.

Lungen-Qi-Schwäche

Kinder, die an einer Lungen-Qi-Schwäche leiden, sind blass, kurzatmig, sprechen eher leise oder insgesamt wenig, sie wirken schwach und neigen zu spontanem Schwitzen.

Ziel der Behandlung ist es vor allem, die Lunge zu tonisieren.

Milz-Qi-Schwäche

Charakteristisch für Kinder mit einer Milz-Qi-Schwäche ist das Vorhandensein von viel Schleim. Die Kinder klagen über ein Druck- oder Völlegefühl im Oberbauch und haben wenig Appetit. Die Gesichtsfarbe ist blass-gelblich. Der Stuhl kann klebrig bis ungeformt sein. Die Kinder neigen zu Fatigue.

Ziel ist es, die Mitte zu stärken und den Schleim umzuwandeln und auszuleiten.

Nieren-Qi-Schwäche

Die Niere ist an der Atemtätigkeit beteiligt. Sie vollendet die Atmung, indem sie das Qi, welches von der Lunge abgesenkt wird, aufnimmt und transformiert. Ist die Niere geschwächt, kommt es zur Rebellion des Lungen-Qi nach oben. Dieses staut sich dann im Brustkorb und verursacht einen Asthmaanfall.

Kinder mit einer Nierenschwäche haben eine sehr blass-weiße Gesichtsfarbe. Sie neigen zu Kälte. Häufig leiden diese Kinder auch unter Enuresis.

Das Therapieziel ist hier das Stärken der Niere, sodass diese die Lunge adäquat bei der Atmung unterstützen kann.

2

Akupunktur

➢ Abb. 2.14, ➢ Abb. 2.15

Basisprogramm

- **Asthmapunkt: Ex B 1 Dingchuan:** kann im akuten Asthmaanfall stimuliert werden; entspannt die Bronchien und erleichtert das Atmen
- **Ren 22:** stoppt den Hustenreiz, befreit die Kehle
- **Lu 7:** Meisterpunkt des Thorax, reguliert und senkt das Lungen-Qi ab, vertreibt den pathogenen Faktor Wind aus dem Oberkörper
- **Ma 40:** leitet Schleim aus
- **Shu-Mu-Therapie: Lu 1 und Bl 13:** segmentale Therapie zur Tonisierung der Lunge
- **Ren 17:** öffnet den Brustkorb, wandelt Schleim um
- **Dü 3:** Meisterpunkt der Spasmolyse, durch seine Schleimhautwirkung wirkt er bronchodilatatorisch
- **Pe 6:** öffnet den Brustkorb und beruhigt den Shen

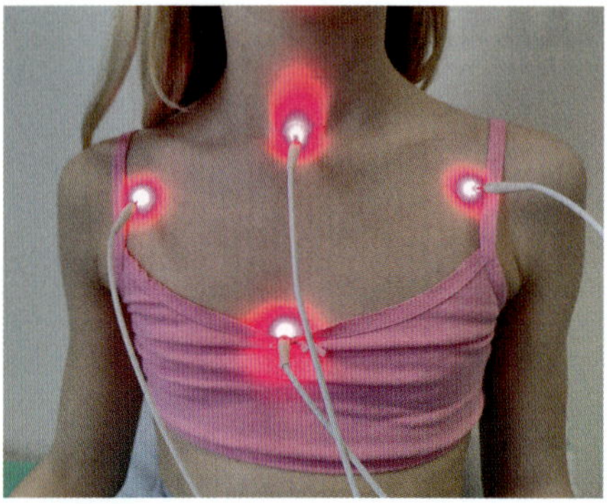

Abb. 2.15 Asthma-Behandlung mit einem Laserneedle-Gerät [M1561]

Individuelle Punktkombinationen

Heißes Asthma

- Lu 5: Sedierungspunkt, Ho-Punkt; kühlt und klärt Lungenhitze, befeuchtet die Lunge
- Lu 9: Quell- und Tonisierungspunkt der Lunge, nährt das Lungen-Yin
- Lu 10: klärt Schleim-Hitze aus der Lunge
- Di 11: klärt Hitze

Kaltes Asthma

- Lu 7: Meisterpunkt des Thorax, reguliert und senkt das Lungen-Qi ab, MOXA!
- Lu 9: Quell- und Tonisierungspunkt der Lunge, MOXA
- MP 9: leitet Feuchtigkeit aus

Lungen-Qi-Schwäche

- Lu 1-Bl 13: Shu-Mu-Therapie
- Lu 9: Tonisierungspunkt der Lunge

Milz-Qi-Schwäche

- Le 13-Bl 20: Shu-Mu-Therapie der Milz
- Ma 36: tonisiert die Mitte
- MP 2: Tonisierungspunkt der Milz

Nieren-Qi-Schwäche

- Gb 25-Bl 23: Shu-Mu-Therapie der Niere
- Ni 7: Tonisierungspunkt der Niere
- Lu 8: senkt das Lungen-Qi ab und vertreibt Husten
- *Moxibustion!*

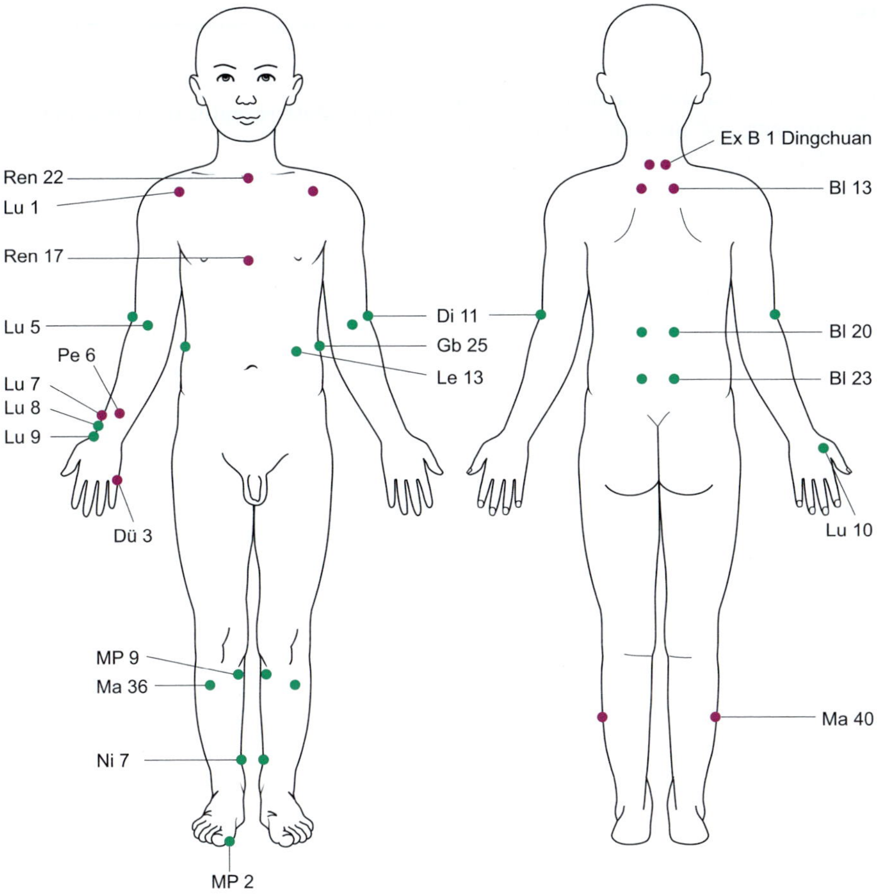

Abb. 2.14 Akupunkturpunkte: Asthma bronchiale [L143, M1561]

Arzneitherapie

Die beiden Standardrezepturen für die akute Phase sind für heißes Asthma **Ma xing shi gan tang** und für kaltes Asthma **Xiao qing long tang.** Allerdings sind chinesische Arzneimischungen nicht die erste Wahl bei akuten Beschwerden. Hier eignen sich die modernen Asthmainhalatoren deutlich besser und wirken schneller. Wenn allerdings die akuten Episoden gehäuft auftreten, kann man die Asthma-Basisrezeptur für Wind und Schleim (siehe nachstehend) mit der geeigneten Akutmischung kombinieren.

Die chinesische Arzneitherapie eignet sich besonders als Basistherapie zur Unterstützung von Kindern mit Asthma. Die Rezeptur wird dann über längere Zeit verabreicht, um den Schleim und den Wind aus den Lungen zu klären und das zugrunde liegende Muster zu behandeln.

Ma xing shi gan tang-Variation

- Ma huang (Ephedrae Hb) 9 g (nur für kurze Zeit anwenden; bei Kindern unter 2 Jahren ersetzen mit Bai qian (Cynanchi stauntonii Rh) 9 g)
- Shi gao (Gypsum) 12 g
- Xing ren (Armeniacae Sm) 9 g
- Dan nan xing (Arisaema cum bile) 9 g
- Ku shen (Sophorae flavescentis Rx) 6 g (erst ab 2 Jahren und nur für kurze Zeit anwenden)
- Di long (Pheretima) 9 g
- Zhi gan cao (Glycyrrhizae Rx prep) 3 g

Bei **ausgeprägter Hitze** Huang qin (Scutellariae Rx) 12 g beifügen.

Xiao qing long tang-Variation

- Ma huang (Ephedrae Hb) 4 g (nur für kurze Zeit anwenden; bei Kindern unter 2 Jahren ersatzlos streichen)
- Gui zhi (Cinnamomi Rm) 9 g
- Gan jiang (Zingiberis Rh) 6 g
- Wu wei zi (Schisandrae Fr) 9 g
- Ban xia (Pinelliae Rh prep) 9 g
- Chen pi (Citri reticulatae Pc) 9 g
- Zi su zi (Perillae Fr) 12 g
- Bai qian (Cynanchi stauntonii Rh) 9 g
- Di long (Pheretima) 9 g

Asthma-Basisrezeptur für Wind und Schleim

- Ban xia (Pinelliae Rh prep) 9 g
- Chen pi (Citri reticulatae Pc) 9 g
- Fu ling (Poria) 9 g
- Zhi ke (Aurantii Fr) 12 g
- Jie geng (Platycodi Rx) 12 g
- Lai fu zi (Raphani Sm) 15 g
- Xing ren (Armeniacae Sm) 6 g
- Gua lou (Trichosanthis Fr) 12 g
- Di long (Pheretima) 9 g
- Gan cao (Glycyrrhizae Rx) 3 g

Um den **Wind aus der Lunge zu klären** und dadurch die Bronchialspasmen zu reduzieren, eignen sich alle der nachstehend genannten Mittel:

- Di long (Pheretima) 9 g
- Chan tui (Cicadae Periostracum) 9 g
- Jiang can (Bombyx batryticatus) 9 g
- Fang feng (Saposhnikoviae Rx) 12 g
- Gou teng (Uncariae Rm cum Uncis) 12 g

Bei weiterhin vorhandener **Hitze und Schleim-Hitze** können folgende Mittel beigefügt werden:

- Zhe bei mu (Fritillariae thunbergii Bulbus) 9 g
- Dan nan xing (Arisaema cum bile) 9 g
- She gan (Belamcandae Rh) 9 g

Bei **viel Schleim und Feuchtigkeit** können folgende Mittel beigefügt werden:

- Zi su zi (Perillae Sm) 12 g
- Lai fu zi (Raphani Sm) 15 g
- Hou po (Magnoliae officinalis Cx) 9 g

Bei Zeichen von **Lungen-Qi-Mangel** können folgende Mittel beigefügt werden:

- Wu wei zi (Schisandrae Fr) 9 g
- Shan yao (Dioscoreae Rh) 12 g
- Tai zi shen (Pseudostellariae Rx) 12 g

Bei Zeichen von **Milz-Qi-Mangel** können folgende Mittel beigefügt werden:

- Bai zhu (Atractylodis macrocephalae Rh) 9 g
- Shan yao (Dioscoreae Rh) 12 g
- Tai zi shen (Pseudostellariae Rx) 12 g

Bei Zeichen von **Nieren-Qi-Mangel** können folgende Mittel beigefügt werden:

- Wu wei zi (Schisandrae Fr)
- Ge jie (Gecko) 4 g (als Pulver 1 g)
- Dong chong xia cao (Cordyceps) 4 g (als Pulver 1 g)
- Bu gu zhi (Psoraleae Fr) 9 g
- Shu di (Rehmanniae Rx prep) 6 g

Unterstützende Behandlungstechniken

Schröpfen

Befindet sich viel Schleim in der Lunge, kann diese Fülle mit Schröpfen ausgeleitet werden.

Die Schröpfköpfe werden dabei mit sanftem Sog immer nur kurz auf die Punkte Blase 13 beidseits aufgesetzt und gleich wieder abgezogen. Das Vorgehen wird circa 30-mal wiederholt und soll das Ausleiten des Schleims bewirken. Man nennt diese Methode „Blitz-Schröpfen". Es ist eine Form des trockenen Schröpfens.

Eine weitere Möglichkeit wäre, einen Schröpfkopf auf Ren 22 aufzusetzen, um Schleim auszuleiten (➤ Abb. 2.16).

TIPP FÜR DIE ELTERN

Sobald die Kinder groß genug sind, kann man ihnen einfache **Qigong-Übungen** für die Lunge beibringen und diese regelmäßig üben. Dadurch wird die Atemfunktion verbessert und auch die Immunabwehr gesteigert.

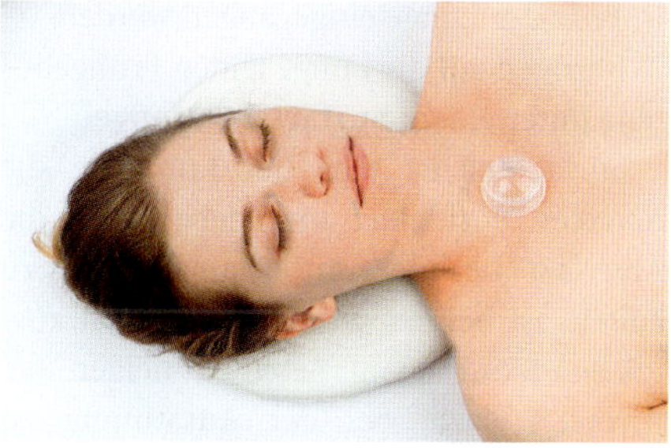

Abb. 2.16 Schöpfen Ren 22 [J803]

2.6 Unreife Lungenfunktion bei Frühgeborenen

Westliche Betrachtungsweise

Kommen Babys vor der vollendeten 37. Schwangerschaftswoche zur Welt, spricht man von einer Frühgeburt. Je nach Gestationsalter treten bei Frühgeborenen unterschiedliche Probleme auf, die mit einer mangelnden Ausreifung der Organsysteme zusammenhängen.

In diesem Kapitel soll näher auf die Unreife der Lunge eingegangen werden.

Bezogen auf die Lunge leiden Frühgeborene unter einem **Surfactant-Mangel**.

Surfactant ist eine Substanz, die die Alveolen auskleidet und dabei hilft, die Alveolen bei der Ausatmung offen zu halten. Ist bei der Geburt noch nicht ausreichend Surfactant gebildet, neigen die Alveolen dazu, bei der Ausatmung zu kollabieren, was die Atmung erschwert. Es besteht die Gefahr eines Atemnotsyndroms (RDS).

Surfactant wird erst ab der 24. Schwangerschaftswoche von Pneumozyten Typ II gebildet. Je weiter fortgeschritten die Schwangerschaft ist, umso mehr Surfactant hat der Körper bereits gebildet und umso besser ist die Lungenfunktion. Zwischen der 34. und 36. Schwangerschaftswoche ist die Bildung von Surfactant abgeschlossen.

Bei vorliegendem Surfactantmangel kann der Mutter bei drohender Frühgeburt vor der 34. Schwangerschaftswoche intramuskulär ein Kortikosteroid verabreicht werden, um die Produktion zu forcieren. Alternativ kann dem Baby postnatal Surfactant in synthetischer Form tracheal verabreicht werden, um die Lungenreife zu fördern.

Östliche Betrachtungsweise und Muster

Was können wir nun aus östlicher Sicht tun, um die Lungenreifung eines Babys zu unterstützen?

Die TCM kennt keine Ausdrücke wie Surfactant, RDS oder Pneumozyten. Interpretiert man jedoch die Symptomatik der betroffenen Säuglinge nach chinesischem Muster, so zeigt sich, dass wir vor allem den Funktionskreis der Lunge unterstützen müssen, um den Kindern zu helfen.

Schwäche im Lungenfunktionskreis

Eine Unreife der Lunge, ergo eine Lungen-Qi-Schwäche, kann auf mehrere Arten gebessert werden. Die einfachste Methode wäre, eine Shu-Mo-Therapie der Lunge durchzuführen, um das Organ zu unterstützen. Dabei werden Zustimmungspunkt und Alarmpunkt der Lunge behandelt, um das Organ über eine segmentale Therapie zu behandeln. Man stärkt hierbei sowohl die Yin-, als auch die Yang-Funktion des Organes.

Wie bereits in der Einleitung (➤ Kap. 1) ausgeführt, sind nicht alle Meridiane und Akupunkturpunkte bei der Geburt bereits vollständig entwickelt. Es erscheint deshalb sinnvoll, hier über die Aktivierung eines außerordentlichen Gefäßes zu arbeiten.

Außerordentliche Meridiane werden bereits in utero voll ausgebildet und wir haben auch bei Frühgeborenen bereits Zugriff darauf.

Mit der Öffnung des *Ren Mai* – unseres Konzeptionsgefäßes – lässt sich die Reifung der Lungenfunktion hervorragend unterstützen. Dabei wird die Akupunktursitzung traditionell bei Mädchen rechts, bei Jungen links mit dem Öffnungspunkt Lu 7 begonnen. Der Ankopplungspunkt Niere 6 folgt dann jeweils auf der gegenüberliegenden Seite.

Diese Öffnung verbessert die Kommunikation zwischen Lunge und Nieren. Bedenkt man, dass die Lunge, um die Atmung zu vollenden, auch die Niere benötigt, macht es auch Sinn, die Niere mitzubehandeln. Die Niere empfängt das Qi und die Körperflüssigkeiten, welche die Lunge nach unten schickt, und beendet somit die Atmung. Sie filtert die Körperflüssigkeiten und schickt nur feinen Dampf zurück nach oben, der für die Befeuchtung der Lunge und deren Verteilfunktion nötig ist.

Weiter behandelt man Lokalpunkte am Thorax, um diesen zu öffnen und das Lungen Qi zu verteilen.

Auch eine begleitende Shu-Mo-Therapie der Niere kann angewendet werden.

Ebenso ist es möglich, über die Mutter-Kind-Regel zu arbeiten und entweder den Funktionskreis Milz zu stärken oder die Tonisierungspunkte zu kombinieren. Davon profitieren die Kinder in doppelter Hinsicht, da neben der Stärkung der Lungenfunktion bei einem Frühgeborenen mit großer Wahrscheinlichkeit auch das unreife Verdauungssystem unterstützt wird.

Akupunktur

➢ Abb. 2.17, ➢ Abb. 2.18

Basisprogramm

- **Shu Mu: Lu 1 und Bl 13:** segmentale Therapie zur Tonisierung der Lunge
- **Lu 1:** Alarmpunkt der Lunge; unterstützt den Funktionskreis Lunge, senkt das Lungen-Qi ab und wandelt Schleim um
- **Bl 13:** Zustimmungspunkt der Lunge; tonisiert die Lunge
- **Lu 7:** Öffnungspunkt des Ren Mai; Meisterpunkt des Thorax, reguliert und senkt das Lungen Qi ab, vertreibt den pathogenen Faktor Wind aus dem Oberkörper, reguliert die Wasserwege und unterstützt somit die Befeuchtung der Lunge
- **Ni 6:** stärkt die Nieren und aktiviert in Kombination mit Lu7 den Ren Mai, sodass die Nieren-Energie nach oben fließen kann um die Lunge zu unterstützen

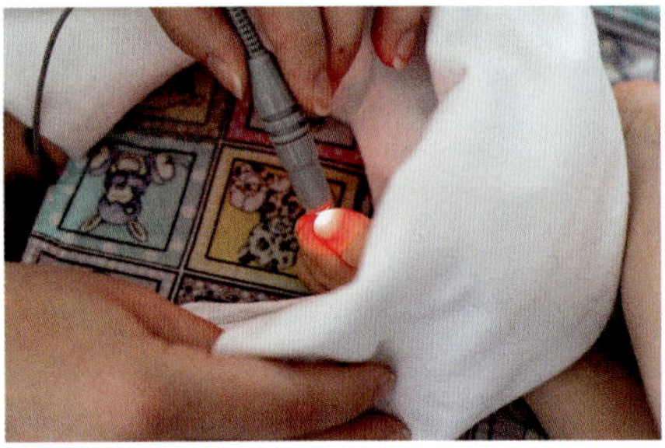

Abb. 2.18 Laserakupunktur eines Frühgeborenen [J748–233]

- **Ex HN 15:** stoppt Hustenreiz
- **Ren 17:** zirkuliert und befreit das Atem-Qi; öffnet den Brustkorb, wandelt Schleim um
- **Lu 9 mit Mi 3:** Erdpunkte auf dem Lungen- und dem Milzmeridian; die klassische Kombination, um die Lunge zu tonisieren

Individuelle Punktkombinationen

Zusätzliche Tonisierung der Niere

- Shu Mu: Gb 25 und Bl 23: segmentale Therapie zur Tonisierung der Niere
- Gb 25: Alarmpunkt der Niere
- Bl 23: Zustimmungspunkt der Niere

Mutter-Kind-Regel – Tonisierung der Milz

- Shu Mu: Le 13 und Bl 20: segmentale Therapie zur Tonisierung der Milz
- Le 13: Alarmpunkt der Milz
- Bl 20: Zustimmungspunkt der Milz

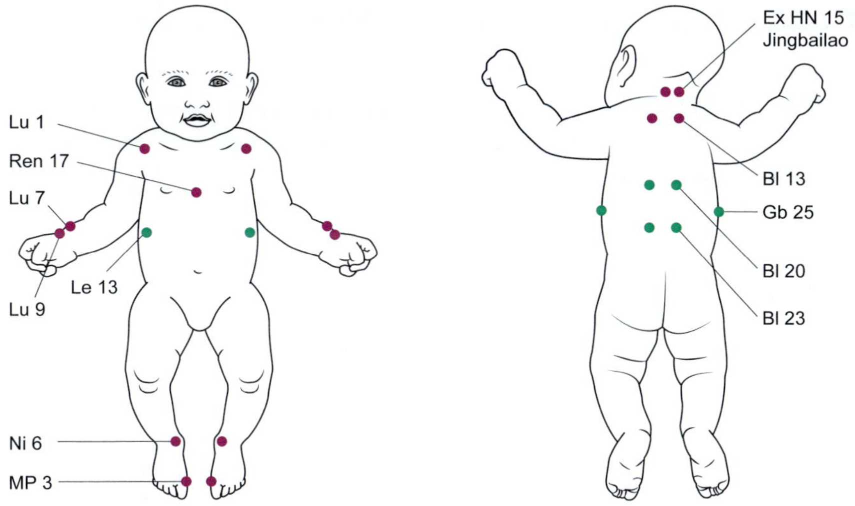

Abb. 2.17 Akupunkturpunkte: unreife Lungenfunktion beim Neugeborenen [L138, L143, M1561]

Arzneitherapie

Eine Arzneitherapie ist bei solch kleinen Kindern nicht angezeigt.

Unterstützende Behandlungstechniken

Tuina

Wer auf einer Neugeborenenstation arbeitet, kann die Säuglinge direkt vor Ort behandeln. Häufig ist es jedoch so, dass man als niedergelassener Therapeut nicht direkten Zugriff auf die Babys hat. Hier empfiehlt es sich, den Eltern einfache Handgriffe zu zeigen, die sie selbst vor Ort bei ihrem Kind anwenden können:

- Von der Fingerkuppe des vierten Fingers palmarseitig 100–300-mal in Richtung Fingerbasis streichen. Das tonisiert das Lungen-Qi und erleichtert die Atmung.
- Man verbindet die beiden Brustwarzen durch eine imaginäre Linie und teilt diese. Am Schnittpunkt befindet sich der Punkt Ren 17. Vorsichtig von diesem Punkt aus mit beiden Daumen gleichzeitig nach lateral bis zu den Brustwarzen streichen. 30–50-mal wiederholen.

TIPP FÜR DIE ELTERN

Eine **Körperdauernadel** (z. B. Pyonex) kann von den Eltern auch selbst appliziert werden:

- Der Punkt **Ren 17** lässt sich auch von Laien leicht lokalisieren. Er liegt bei Babys exakt zwischen den Brustwarzen, mitten am Sternum. Die Klebenadel kann für mehrere Tage belassen und immer wieder sehr sanft massiert werden. Empfohlen wird eine Nadellänge von 0,3 mm, da diese bei Neugeborenen ausreichend ist.

Damit das Krankenhauspersonal nicht bei der Arbeit behindert wird, sollte dies vorab abgesprochen werden.

KAPITEL

3

Eva Fischer-Schönhart

Magen-Darm-Trakt

3.1 Zahnen

Westliche Betrachtungsweise

Etwa ab dem 6. Lebensmonat beginnen Babys mit dem Zahnen. Der genaue Zeitpunkt ist jedoch sehr individuell. Manche Kinder kommen sogar bereits mit einem Zähnchen auf die Welt.

Fakt ist, dass die 20 Milchzähne bereits in der Schwangerschaft im Kiefer des Babys angelegt werden und sich beim Zahnen durch das Zahnfleisch in den Kiefer schieben. Meist brechen zuerst die unteren Schneidezähne durch, doch auch das ist sehr individuell.

Manche Kinder sind nur etwas unruhig und quengelig, wenn die Zähne durchbrechen, andere wiederum leiden stark und haben Schmerzen (➤ Abb. 3.1). Die Symptome des Zahnens reichen also von Unruhe, Quengeln, über Rötung und Schwellung des Zahnfleisches, Rötung der Backen bis hin zu vermehrtem Speichelfluss. Manche Kinder bekommen weichen, stinkenden Stuhl oder auch Fieber.

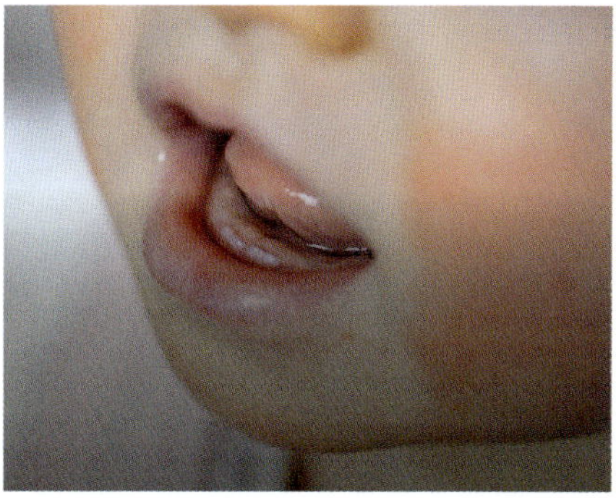

Abb. 3.1 Zahnendes Kleinkind [M1561]

Häufig sind die Beschwerden nachts stärker, weshalb der Schlaf sehr unruhig oder auch durch Weinen unterbrochen sein kann. In der akuten Zahnungsphase haben die meisten Babys scheinbar weniger Appetit, da ihnen das Kauen oft Schmerzen bereitet.

Zwischen dem 2. und 3. Lebensjahr ist der Durchbruch der Milchzähne abgeschlossen.

Östliche Betrachtungsweise und Muster

Damit die Milchzähne durchbrechen können, braucht es einen Schub von Yang – das sogenannte „Entwicklungs-Yang". Dieses Entwicklungs-Yang ist die Basis aller Entwicklungen und des Wachstums. Das Yang, eine Art „Entwicklungsfeuer" ist physiologisch und wirkt wie ein Katalysator, damit die Zähne aus dem Kiefer geschoben werden können. Ohne Entwicklungsfeuer wären der Zahndurchbruch und auch viele andere Wachstums- und Entwicklungsprozesse nicht möglich. Auf jeden Fall handelt es sich um eine Form von Feuer/Hitze.

Wie in der Einführung (➤ Kap. 1) dargelegt, verfügen Babys grundsätzlich über mehr Yang als Yin und entwickeln deshalb schnell Hitze, zum Beispiel in Form von Nahrungsstagnation oder Schleim- und Feuchtigkeitsblockaden. Oft zeigt sich die Hitze im Magen-Yangming-System. Verbindet sich die Hitze des Entwicklungsfeuers mit der bereits vorhandenen Hitze, kann dies zu den typischen Hitzezeichen führen, die sich beim Zahnen zeigen: Quengeln, Fieber, rote Wangen, Verstärkung von Neurodermitis, Otitis media-Episoden, stinkende Durchfälle etc.

Akupunktur

➤ Abb. 3.2

- **Di 4:** Hauptschmerzpunkt, Kommandopunkt für das Gesicht, bewegt das Qi
- **Di 11:** klärt Hitze, kühlt das Blut
- **Ma 44:** leitet Hitze aus dem Magenmeridian
- **Le 3:** reguliert das Qi, löst Stagnation
- **He 7:** kühlt das Blut, beruhigt den Shen bei Unruhe

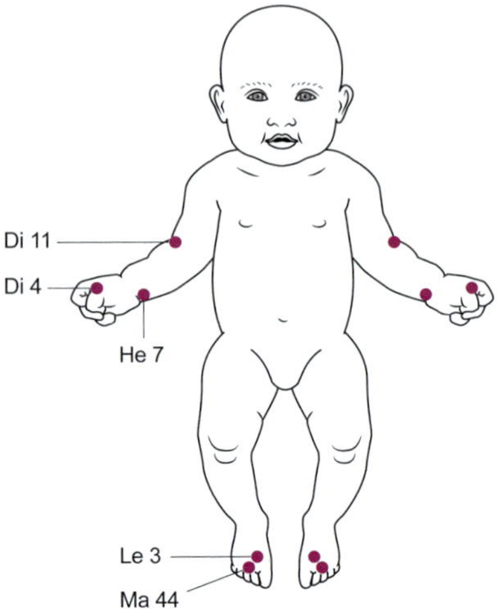

Abb. 3.2 Akupunkturpunkte: zahnendes Kleinkind [L138, L143, M1561]

Arzneitherapie

Als Basisrezeptur für zahnende Kinder eignet sich eine Variation von **Suan zao ren tang.** Diese Mischung beruhigt den „quengeligen" Geist, kühlt das Entwicklungsfeuer, ohne dem Yin zu schaden und stillt Schmerzen. Die Mischung kann je nach zusätzlichen Symptomen erweitert werden.

Suan zao ren tang jia jian

- Suan zao ren (Zizyphi spinosae Sm) 9 g
- Fu ling (Poria) 12 g
- Chuan xiong (Chuanxiong Rh) 9 g
- Zhi mu (Anemarrhenae Rh) 9–12 g
- Bai zhi (Angelicae dahuricae Rx) 9 g
- Mai ya (Hordei Fr germinatus) 9 g
- Shan zha (Crataegi Fr) 9 g
- Chen pi (Citri reticulatae Pc) 6 g
- Gan cao (Glycyrrhizae Rx) 3 g

Bei deutlichen Zeichen von **Magen-Hitze** mit Mundgeruch und geschwollenem, gerötetem Zahnfleisch folgende Mittel beifügen:

- Zhu ru (Bambusae Cl in taeniam) 9 g
- Huang qin (Scutellariae Rx) 6–9 g

Bei **starken Hitzezeichen** mit Fieber die Dosierung von Zhi mu erhöhen und Lu gen (Phragmitis Rh) 6–12 g beifügen.

Bei **stärkerer Unruhe** folgende Mittel beifügen:

- Deng xin cao (Medulla Junci) 2 g
- Fu shen (Poria Sclerotium pararadicis) 9–12 g

Bei **Blähungen und gespanntem Abdomen** folgende Mittel beifügen:

- Zhi shi (Aurantii Fr immaturus) 6 g
- Hou po (Magnoliae Cx) 6–9 g

Unterstützende Behandlungstechniken

Lokale Laserbehandlung

Sofern es die Babys zulassen, kann mit speziellen Laseraufsätzen das geschwollene und entzündete Zahnfleisch gelasert werden. Dies fördert die Ausschüttung von Entzündungsmediatoren und lindert Schmerzen.

TIPP FÜR DIE ELTERN

Fußreflexzonenmassage:
Die Zahnleisten werden als Fußreflexzonen auf den **Zehenspitzen** repräsentiert (➤ Abb. 3.3). Leiten Sie die Eltern an, wie sie die Zehenspitzen zu Hause sanft massieren können. Oft bringt der Einsatz eines Zahnungsöls für die Massage eine noch stärkere Linderung.
Zahnungsöle sind in Apotheken oft als Fertigmischung erhältlich. Bei diesen Mischungen ist gewährleistet, dass die enthaltenen ätherischen Öle für Babys und Kleinkinder gut verträglich sind.

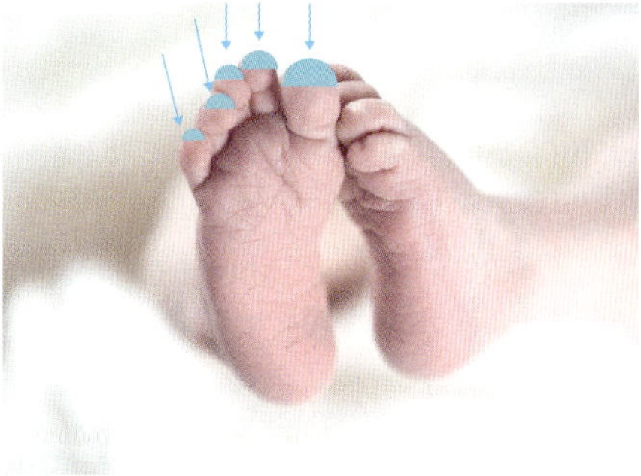

Abb. 3.3 Auf den Zehenspitzen sind die Zahnleisten repräsentiert [M1561]

3.2 Säuglingskoliken

Westliche Betrachtungsweise

Leiden Säuglinge in den ersten Lebenswochen unter unerklärlichen Schreiattacken, bei denen sie sich krümmen und vermeintlich Schmerzen haben, spricht man von Säuglings- oder Dreimonatskoliken. Die Ursache ist aus westlicher Sicht nicht gänzlich geklärt, man geht aber von einer Unreife des Verdauungstraktes aus, was bei Babys zu Schmerzzuständen führt.

Typischerweise nehmen die Schreiattacken meist abends zu. Die Babys sind sehr unruhig, wollen getragen werden und sind schwer zu beruhigen.

Betroffene Säuglinge sind in ihrer Entwicklung meist unauffällig und auch sonstige Krankheitspathologien können schulmedizinisch ausgeschlossen werden.

Das Weinen und Schreien der Babys ist Ausdruck dafür, dass sie Schmerzen haben und sich unwohl fühlen.

Östliche Betrachtungsweise und Muster

In der TCM wird eine „Mitteproblematik" für die Säuglingskoliken verantwortlich gemacht.

Das Verdauungssystem der Kinder ist aus chinesischer Sicht erst mit dem Eintritt ins Schulalter vollständig entwickelt. Davor ist es sehr empfänglich für negative Einflüsse aus der Umwelt bzw. wird es gerade bei Babys auch stark durch die Mutter bzw. die ererbte Konstitution geprägt.

Als Ursache kommen eine schwache Konstitution, falsche Fütterungsgewohnheiten sowie verabreichte Medikamente während oder nach der Geburt in Frage.

Häufig findet man bei Säuglingen mit Säuglingskoliken eine grünlich verfärbte Vene im Bereich der Glabella (Yin Tang-Vene). Sie ist Ausdruck für ein überlastetes Verdauungssystem.

In der chinesischen Medizin unterscheidet man bei dieser Problematik zwischen einem Fülle- und einem Leere-Muster, das entsprechend der jeweiligen Ätiologie unterschiedlich behandelt werden muss.

Nahrungsmittelstagnation

Eine Nahrungsmittelstagnation ist ein **Fülle-Zustand.** Dieser äußert sich mit heftigen Symptomen, da die bestehende Stagnation starke Beschwerden hervorruft.

Ursache kann eine Überfütterung bzw. eine Zufuhr falscher Nahrung sein, sodass es zu einer Ansammlung von Nahrungsbrei im Bauch kommt.

Die Nahrung wird nicht adäquat verdaut und bleibt im Verdauungstrakt liegen. Aufgrund der fehlenden Qi-Bewegung kommt es zur Stagnation und in der weiteren Folge zur Entwicklung von Hitze.

Die Stagnation ist verantwortlich für die Bauchschmerzen der Kinder. Solange die Stagnation besteht, haben die Säuglinge keinen Stuhlgang. Löst sich die Stagnation, kommt es zu stinkenden Stuhlentleerungen, die ihrerseits Zeichen der Hitze sind, welche über den Stuhl ausgeschieden wird. Nach dem Stuhlgang geht es den Babys besser, da die Ursache der Beschwerden behoben ist. Beginnt sich die Nahrung wieder zu stauen, werden die Babys erneut unruhig und quengelig.

Typischerweise haben diese Kinder bei länger bestehender Nahrungsmittelstagnation einen aufgeblähten Bauch. Man nennt sie daher auch „*big belly*"-Kinder. Dieser „big belly" verschwindet nach der Stuhlentleerung, die Kinder sind wieder fröhlich und zufrieden.

Besteht die Nahrungsmittelstagnation bereits seit mehreren Tagen, zeigen manche Säuglinge perioral eine gelblich-grünliche Färbung. Diese ist Zeichen für die Hitze, die sich im Magen- und Lebermeridian staut.

Auch diese Färbung verschwindet mit der Stuhlentleerung wieder.

Löst man die Nahrungsmittelstagnation therapeutisch auf, muss man die Eltern darauf vorbereiten, dass die Kinder in den Stunden nach der Behandlung sehr quengelig sein können, bis sich die Stagnation vollständig gelöst hat. Außerdem kann es zu mehreren stinkenden Stuhlentleerungen kommen, bevor es den Kindern deutlich besser geht.

Eine Besserung stellt sich rasch ein.

CAVE
Hier darf therapeutisch keinesfalls tonisiert werden, da es die Beschwerden nur noch verschlimmern würde. Stellt sich nach Auflösen der Stagnation heraus, dass sie auf dem Boden eines Milz-Qi-Mangels entstanden ist, soll im Anschluss tonisiert werden.

Milz- und Magen-Qi-Mangel

Bei Säuglingskoliken aufgrund eines Milz- und Magen-Qi-Mangels, handelt es sich – wie bereits der Name sagt – um einen **Leere-Zustand.**

Die Funktionskreise Milz und Magen sind geschwächt. Es steht nicht genügend Qi für die Verdauung zur Verfügung.

Betroffene Säugling haben eher wenig Appetit, sind schwächlich und haben im Vergleich zu Kindern mit einer Nahrungsmittelstagnation mildere Beschwerden. Sie quengeln und weinen leiser als betroffene Babys mit Füllemuster. Der Bauch ist weich und wird auch als *„flat belly“* bezeichnet. Der Stuhl ist nicht übelriechend.

Druck, wie er etwa beim Tragen im sogenannten Fliegergriff (➤ Abb. 3.4) entsteht, mildert die Symptome der betroffenen Babys. (Ein Kind mit einer Nahrungsmittelstagnation (siehe Muster oben) würde diese Position hingegen nicht tolerieren, da Druck den bestehenden Füllezustand noch verstärkt).

Da es sich um einen Mangel-Zustand handelt, mildert der Stuhlgang die Beschwerden der Babys auch nicht.

Die Behandlung des Milz-und Magen-Qi-Mangels dauert länger als das Auflösen einer Stagnation. Man benötigt dafür mehrere Behandlungssitzungen. Es empfiehlt sich, vorsichtig mit Moxibustion zu arbeiten, um die tonisierende Wirkung der Behandlung noch zu verstärken.

CAVE
Die Therapiemethode der Wahl ist die Tonisierung. Eine bewegende Akupunkturtechnik wie bei der Nahrungsmittelstagnation darf erst durchgeführt werden, wenn genügend Milz-Qi vorhanden ist. Mit einer bewegenden Behandlungstechnik soll hier lediglich die Verdauung sanft angeregt werden.

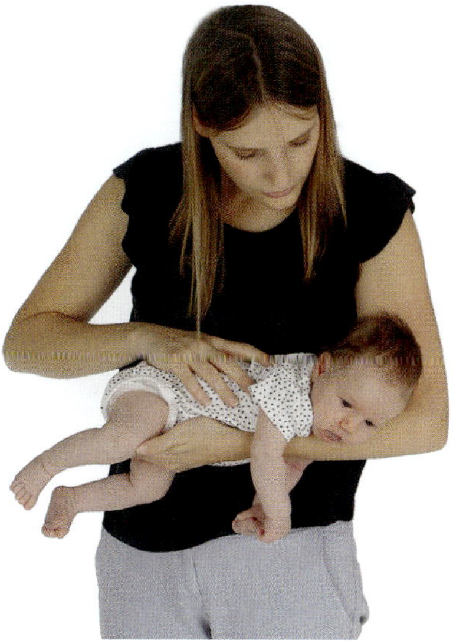

Abb. 3.4 Fliegergriff [K382]

Akupunktur

➢ Abb. 3.5

Basisprogramm
- **Ma 36:** tonisiert die Milz und bewegt das Magen-Qi
- **Ren 12:** Alarmpunkt des Magens
- **Le 13:** Alarmpunkt der Milz
- **MP 6:** tonisiert die Milz, verteilt das Leber-Qi und stoppt dadurch Bauchschmerzen
- **Ex LE 14:** Li Bei Ting, Kolikpunkt, löst Bauchkrämpfe, fördert die Verdauung
- **MP 2:** tonisiert die Verdauung

3

Individuelle Punktkombinationen
Zusätzlich zum Basisprogramm:

Nahrungsmittelstagnation
- Ex UE 10 Sifeng: stark verteilende Wirkung, bluten lassen. Anwendung siehe weiter unten unter „Unterstützende Behandlungstechniken".
- Ma 25: Alarmpunkt des Dickdarms
- Di 4: zerstreut Fülle

Milz- & Magen-Qi-Mangel
- *Moxibustion!*
- Bl 20: Zustimmungspunkt der Milz
- Bl 21: Zustimmungspunkt des Magens
- Ren 8: darf nur gemoxt werden, keine Nadelung!

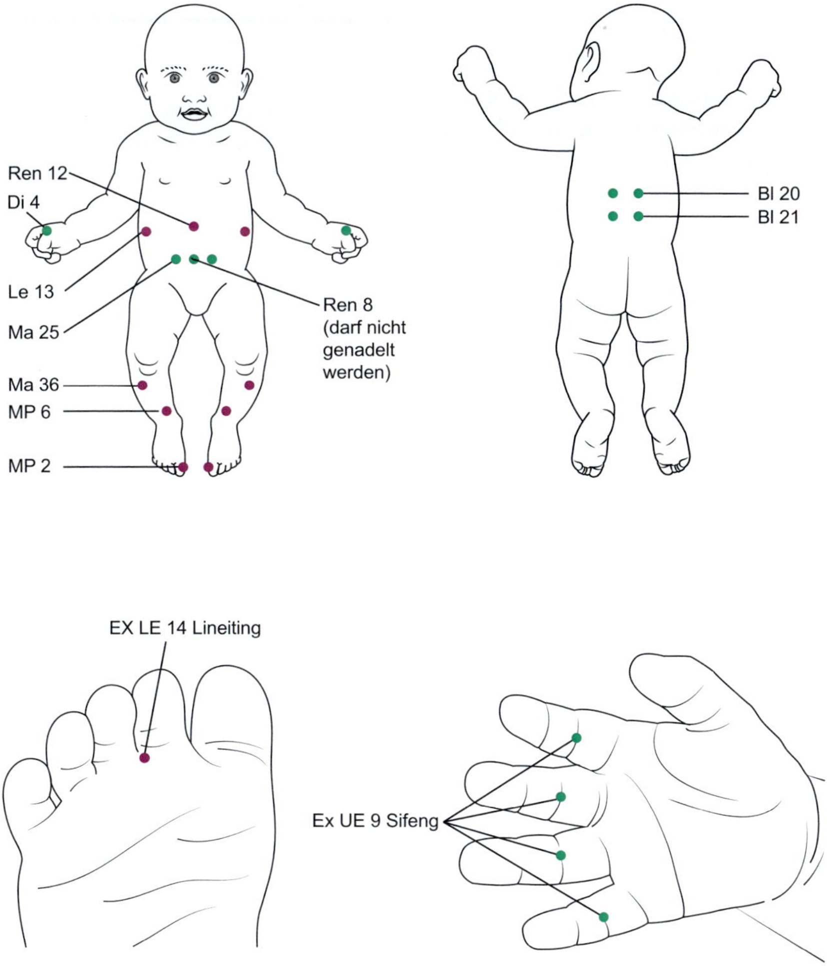

Abb. 3.5 Akupunkturpunkte: Säuglingskoliken [L138, L143, M1561]

Arzneitherapie

Die klassischen Rezepturen für die beiden oben aufgeführten Muster sind **Bao he wan** bei Nahrungsstagnation und **Xiang sha liu jun zi tang** bei einem Mitte-Mangelmuster. Diese Rezepturen können je nach den individuellen Symptomen des Kindes angepasst werden.

Bao he wan

- Shan zha (Crataegi Fr) 12 g
- Shen qu (Massa medicata fermentata) 12 g
- Lai fu zi (Raphani Sm) 12 g
- Mai ya (Hordei Fr germ) 12 g
- Chen pi (Citri reticulatae Pc) 9 g
- Ban xia (Pinelliae Rh prep) 9 g
- Fu ling (Poria) 9 g
- Lian qiao (Forsythiae Fr) 9 g

Um das Qi noch stärker zu bewegen und damit **Schmerzen** zu lindern, können folgenden Mittel beigefügt werden:

- Mu xiang (Aucklandiae Rx) 6 g
- Zhi ke (Aurantii Fr) 9 g

Wenn das Kind einen sehr **angespannten Eindruck** erweckt, folgende Mittel beifügen:

- Xiang fu (Cyperi Rh) 9 g
- Chai hu (Bupleuri Rx) 9 g

Bei mehr Zeichen von **Feuchtigkeit** folgende Mittel beifügen:

- Yi yi ren (Coicis Sm) 12 g
- Cang zhu (Atractylodis Rh) 9 g

Um **Krämpfe und Spasmen** zu lindern, können folgende Mittel beigefügt werden:

- Chan tui (Cicadae Periostracum) 6 g
- Gou teng (Uncariae Rm cum Uncis) 6 g

Bei sehr aufgebrachten Kindern kann es hilfreich sein, **den Geist zu beruhigen** mit folgenden Mittel:

- Fu shen (Poria) 12 g
- Suan Zao Ren (Zizyphi spinosae Rx) 6 g
- Deng xin cao (Junci Medulla) 3 g

Bei **deutlichen Hitze-Zeichen** können folgenden Mittel beigefügt werden:

- Zhi zi (Gardeniae Fr) 6 g
- Huang qin (Scutellariae Rx) 9 g

Bei **trockenem Stuhlgang** oder wenn der **Stuhlgang obstipiert** ist, kann eine kleine Dosis Da Huang (Rhei Rx et Rh) 1–5 g beigefügt werden.

Xiang sha liu jun zi tang-Variation

- Mu xiang (Aucklandiae Rx) 6 g
- Sha ren (Amomi Fr) 6 g
- Chen pi (Citri reticulatae Pc) 9 g
- Ban xia (Pinelliae Rh prep) 6 g
- Tai zi shen (Pseudostellariae Rx) 9 g
- Bai zhu (Atractylodis macrocephalae Rh) 9 g
- Fu ling (Poria) 9 g
- Zhi gan cao (Glycyrrhizae Rx prep) 3 g

Um die **Verdauung weiter zu unterstützen** ist es sinnvoll, zu dieser Rezeptur noch zwei bis drei der folgenden Mittel hinzuzufügen:

- Shan zha (Crataegi Fr) 9 g
- Shen qu (Massa medicata fermentata) 9 g
- Lai fu zi (Raphani Sm) 9 g
- Mai ya (Hordei Fr germ) 9 g

Bei Zeichen von **Feuchtigkeit** folgende Mittel beifügen:

- Yi yi ren (Coicis Sm) 12 g
- Cang zhu (Atractylodis Rh) 6 g

Um **Krämpfe und Spasmen** zu lindern, können folgende Mittel beigefügt werden:

- Chan tui (Cicadae Periostracum) 6 g
- Gou teng (Uncariae Rm cum Uncis) 6 g

Bei sehr aufgebrachten Kindern kann es hilfreich sein, **den Geist zu beruhigen** mit Fu shen (Poria) 12 g.

Zeigt sich trotz des Leere-Musters etwas **transformierende Hitze,** können folgende Mittel beigefügt werden:

- Lian qiao (Forsythiae Fr) 6 g
- Huang qin (Scutellariae Rx) 6 g

Unterstützende Behandlungstechniken

Anwendung Ex UE 10 Sifeng

Die Behandlung der Sifeng-Punkte mag auf den ersten Blick abschreckend wirken, ist jedoch eine wunderbare und effektive Methode, um eine Nahrungsmittelstagnation aufzulösen.

Für die Behandlung hält die Mutter das Baby im Arm. Der Behandler legt eine Babyhand in seine eigene Hand und hält den 2.–5. Finger des Babys mit dem Daumen der eigenen Hand gestreckt. Mit der anderen Hand piekst er rasch – z. B. mit einer Blutzucker-Lanzette – in die Mitte der proximalen Interphalangealfalten des zweiten bis fünften Fingers (➤ Abb. 3.6). Dabei muss KEIN Blut austreten, um eine Wirkung zu erzielen, jedoch sollte zumindest etwas Gewebsflüssigkeit austreten.

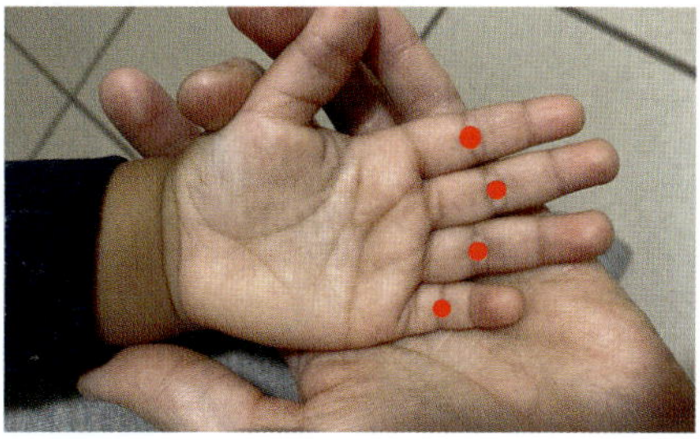

Abb. 3.6 Sifeng-Punkte [M1561]

Die Punkte sollen sehr rasch in Folge gepiekt werden. Somit ist die Behandlung innerhalb weniger Sekunden vorbei. Die meisten Babys begreifen erst, dass sie gepiekt werden, wenn es schon wieder vorbei ist und lassen sich im Arm der Mutter rasch beruhigen.

Die Behandlung wird immer nur an einer Hand durchgeführt, und auch nur dann, wenn sich das Kind als „big belly"-Kind mit den typischen Symptomen präsentiert.

Individuelle Fütterempfehlungen

Derzeit ist Stillen nach Bedarf sehr en vogue. Grundsätzlich soll jedes Baby natürlich gefüttert werden, wenn es Hunger hat. Man sollte jedoch bedenken, dass aus Sicht der TCM gerade bei einer Problematik im Milz- und Magen-Element darauf geachtet werden sollte, dass zwischen den Mahlzeiten auch Pausen eingehalten werden.

Die Milz braucht, um gut verdauen zu können, immer wieder Pausen, in denen keine neue Nahrung „nachkommt". In dieser Zeit geht sie ihrer Verdauungsarbeit nach und erholt sich, bis die nächste Nahrungsportion aufgenommen wird.

Das bedeutet also, dass sich z. B. durch Dauerstillen die Koliken noch verstärken können. Man hat primär das Gefühl, dass es dem Kind guttut, weil es sich an der Brust beruhigt. Allerdings wird die Milz durch die ständige Nahrungszufuhr noch stärker überlastet und die Kinder bekommen noch mehr Bauchschmerzen.

Dasselbe gilt natürlich auch für Säuglinge, die mit der Flasche gefüttert werden. Obwohl es sehr gut verträgliche Milchpulver gibt, sind diese für die Babys noch etwas schwieriger zu verwerten als Muttermilch. Wird das Kind laufend gefüttert, belastet das die Milz zusätzlich. Diese Zusammenhänge sollten den Eltern erläutert werden.

TIPP FÜR DIE ELTERN

- Im **Kindertuina** kommt die Massage des Daumenballens zum Auflösen von *Nahrungsstagnation* zum Einsatz. Der Handgriff nennt sich Banmen und kann von den Eltern einfach durchgeführt werden. Dabei massiert man den Daumenballen des Babys einige Minuten lang mit sanftem Druck.
- Kinder mit einem *Milz-Qi-Mangel* profitieren von einem **warmen Kirschkernkissen** auf dem Bauch. (Cave: Das Kissen darf nicht zu heiß sein und darf nicht direkt auf die empfindliche Babyhaut gelegt werden).

3

3.3 Obstipation

Westliche Betrachtungsweise

Die Schulmedizin spricht von Obstipation, wenn die *Stuhlfrequenz pro Woche unter drei Stuhlentleerungen* beträgt und die *Stuhlkonsistenz* zusätzlich *hart* ist.

Man unterscheidet zwischen primärer funktioneller Obstipation und sekundärer Obstipation.

Ursachen der primären funktionellen Obstipation können sein:

- Obstipation aufgrund einer neuropathischen Erkrankung des vegetativen Nervensystems des Darms (slow transit constipation, z. B. Morbus Hirschsprung),
- gestörte Beckenbodenkoordination,
- Obstipation ungeklärter Ursache (normal transit constipation).

Bei einer sekundären Obstipation sind folgende Ursachen bekannt:

- Ernährungsfehler,
- medikamentös induzierte Obstipation (z. B. Opioideinnahme),
- systemische Erkrankungen wie z. B. zystische Fibrose.

Häufig kommt es auch aufgrund eines einzigen schlechten Erlebnisses mit schmerzhaftem Stuhlgang zu einer langwierigen Leidensgeschichte, weil die Kinder – teils unbewusst – aus Angst vor einem neuerlichen schmerzhaften Stuhlgang den Stuhl zurückhalten und dadurch eine Obstipation entwickeln.

Östliche Betrachtungsweise und Muster

Wird in der Schulmedizin das Ausbleiben des Stuhlgangs für mehrere Tage als normal akzeptiert, solange der Stuhl nicht hart ist, spricht man in der chinesischen Medizin bereits ab dem zweiten Tag ohne Stuhlgang von einer Imbalance des Verdauungssystems. Bleibt der Stuhlgang noch länger aus, so ist dies aus Sicht der TCM behandlungswürdig, auch wenn es für die Patienten per se noch nicht als belastend empfunden wird.

Aus TCM-Sicht sollte der Stuhlgang täglich und ab Beikostalter in geformter Konsistenz erfolgen.

Milz-Qi-Mangel

Unregelmäßige Mahlzeiten, Dauersnacken oder Überessen können Ursachen für einen Milz-Qi-Mangel sein. Ebenso spielt hier die Konstitution des Kindes eine wichtige Rolle. Ist nicht genügend Milz-Qi vorhanden, so kann die Nahrung nicht adäquat verarbeitet und der Stuhl nicht gut ausgeschieden werden. Der Stuhlgang kann eine Woche oder länger ausbleiben.

Der Stuhl kann nur schwer abgesetzt werden und hinterlässt oft klebrige Spuren in der Toilette. Diese sind Zeichen für einen gewissen Grad an Feuchtigkeit, was wiederum auch ein Zeichen für eine schwache Mitte ist.

Zusätzlich ist der *Stuhl oft weich bis breiig.* Die Kinder haben *nach der Stuhlentleerung* häufig Bauchschmerzen und sind *erschöpft,* da durch die Entleerung der vorhandene Mangel noch mehr zum Tragen kommt. Insgesamt sind betroffene Kinder eher müde und haben wenig Appetit.

Dickdarm-Schwäche

Haben Kinder insgesamt viel Energie und leiden trotzdem an einer trägen Verdauung, so kann auch nur das Qi des Dickdarmes geschwächt sein. Dies entsteht oft durch Medikamentengaben während der Geburt. Die Kinder zeigen Verstopfung, aber keine Milz-Mangel-Zeichen wie Appetitlosigkeit und Müdigkeit. Die Therapie erfolgt wie beim Milz-Qi-Mangel, man kann jedoch mit einer rascheren Besserung rechnen.

Blut-Mangel

Werden die Kinder größer, kann sich aus dem Milz-Qi-Mangel in weiterer Folge auch ein Blut-Mangel entwickeln. Das kann z. B. bedingt sein durch falsche Ernährung, viel Lernen, zu viel Sport oder durch eine starke Menstruationsblutung.

Ist die Obstipation durch einen Blut-Mangel bedingt, ist der *Stuhl sehr trocken* und lässt sich schwer absetzen. Grund dafür ist die mangelnde Befeuchtung der Eingeweide, die durch unser Blut gewährleistet wird. Die Kinder haben eine blasse Gesichtsfarbe und blasse Lippen, sind grundsätzlich eher drahtig gebaut und insgesamt müde.

Nahrungsmittelstagnation

Bleibt die Nahrung zu lange unverdaut im Bauch liegen, kann sich eine Nahrungsmittelstagnation entwickeln. Sie ist ein Füllezustand, der sich auch auf dem Boden eines Mangels entwickeln kann. Ist das der Fall, ist es wichtig, zunächst die Stagnation aufzulösen, bevor mit einer Tonisierung begonnen wird.

Typische Zeichen für eine Nahrungsmittelstagnation sind *mehrere Tage ohne Stuhl*, die *von stinkenden Stuhlentleerungen* gefolgt sind. Danach baut sich die Nahrungsmittelstagnation wieder langsam auf, bis es wieder zu einer Stuhlentleerung kommt, die den Kindern Erleichterung bringt. Der erste abgesetzte Stuhl ist dabei oft hart, danach wird er flüssig und übelreichend.

Ursächlich für den stinkenden Stuhl ist die Hitze, die sich durch die Akkumulation der Nahrung bildet. Sie macht sich bei größeren Kindern auch bemerkbar, indem sie gereizter werden, je länger die Obstipation bereits andauert.

Der Bauch ist in diesem Falle aufgedunsen und die *Stuhlentleerung bringt Erleichterung*.

Leber-Qi-Stagnation

Auch Kinder stehen heutzutage häufig schon unter Druck. Zu viele Aktivitäten, Lerndruck in der Schule, Streit mit Freunden oder auch Ärger mit den Eltern – all diese Dinge können zu einer Leber-Qi-Stagnation führen. Kann die Leber einen unbehinderten Qi-Fluss im Körper nicht gewährleisten, so kann sich das auch bei Kindern bereits als Obstipation äußern. Die Kinder haben *hasenkotartigen, losen Stuhlgang*, der sich nur *schwer absetzen* lässt.

Als Begleitsymptom können betroffenen Kinder unter Anspannung und Gereiztheit leiden. Entspannt sich das betroffene Kind, normalisiert sich auch der Stuhlgang wieder. Je nach Muster ist therapeutisch eine unterschiedliche Vorgehensweise erforderlich.

3

Akupunktur

➢ Abb. 3.7

Basisprogramm

- **SJ 6:** empirischer Punkt zur Auflösung von Obstipation (➢ Abb. 3.8, ➢ Abb. 3.9)
- **Ma 36:** tonisiert die Milz und bewegt das Magen Qi
- **MP 6:** tonisiert die Milz, verteilt das Leber-Qi und stoppt dadurch Bauchschmerzen
- **Bl 57:** bewegt das Qi im Anus

Individuelle Punktkombinationen
Zusätzlich zum Basisprogramm:

Milz-Qi-Mangel

- *Moxibustion!*
- Ren 12 Alarmpunkt des Magens, tonisiert den Mittleren Jiao
- Le 13: Alarmpunkt der Milz
- Bl 20: Zustimmungspunkt der Milz
- MP 2: tonisiert die Milz

Dickdarmschwäche

Therapie wie bei Milz-Qi-Mangel

Blut-Mangel

- Bl 17: Meisterpunkt des Blutes
- Ma 36: tonisiert die Milz, die an der Blutproduktion wesentlich beteiligt ist
- MP 10: wichtiger blutstärkender Punkt

Nahrungsmittelstagnation

- Ex UE 10 Sifeng-Punkte: stark verteilende Wirkung, bluten lassen, Anwendung analog ➢ Kap. 3.2; die Sifeng-Punkte werden nur bis zum 4. Lebensjahr verwendet.
- Ma 25: Alarmpunkt des Dickdarms
- Di 4: zerstreut Fülle, bewegt das Qi

Leber-Qi-Stagnation

- Le 3: verteilt das Leber-Qi
- Gb 34: entspannt die Muskeln und Sehnen, was sich positiv auf die Beckenbodenmuskulatur und dadurch die Darmentleerung auswirkt
- Di 4: verteilt und bewegt mit Leber 3 das Qi im gesamten Körper

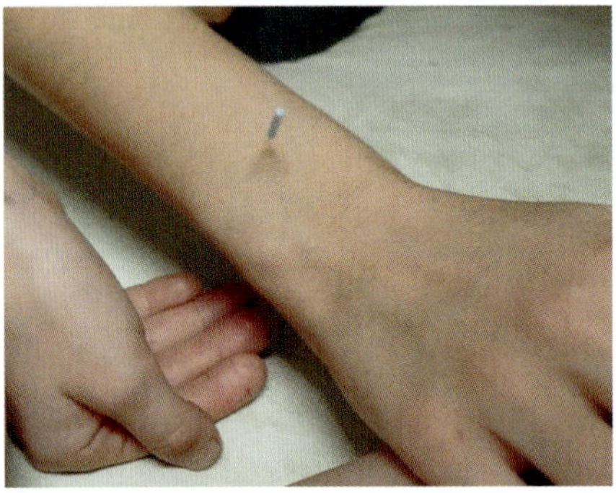

Abb. 3.8 Empirisch wirksamer Punkt bei Obstipation: SJ 6 [M1561]

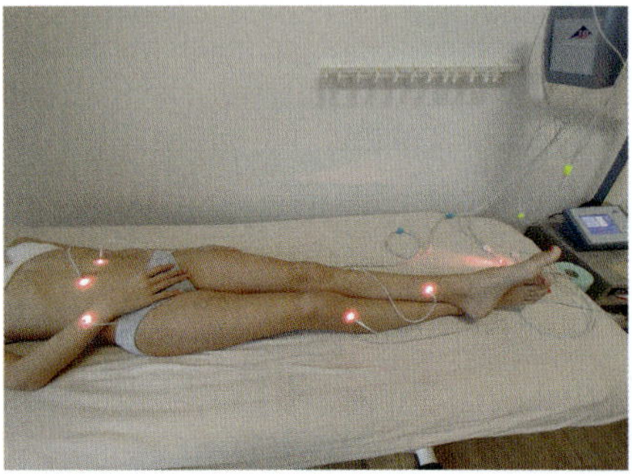

Abb. 3.9 Laserneedle-Behandlung bei Obstipation [M1561]

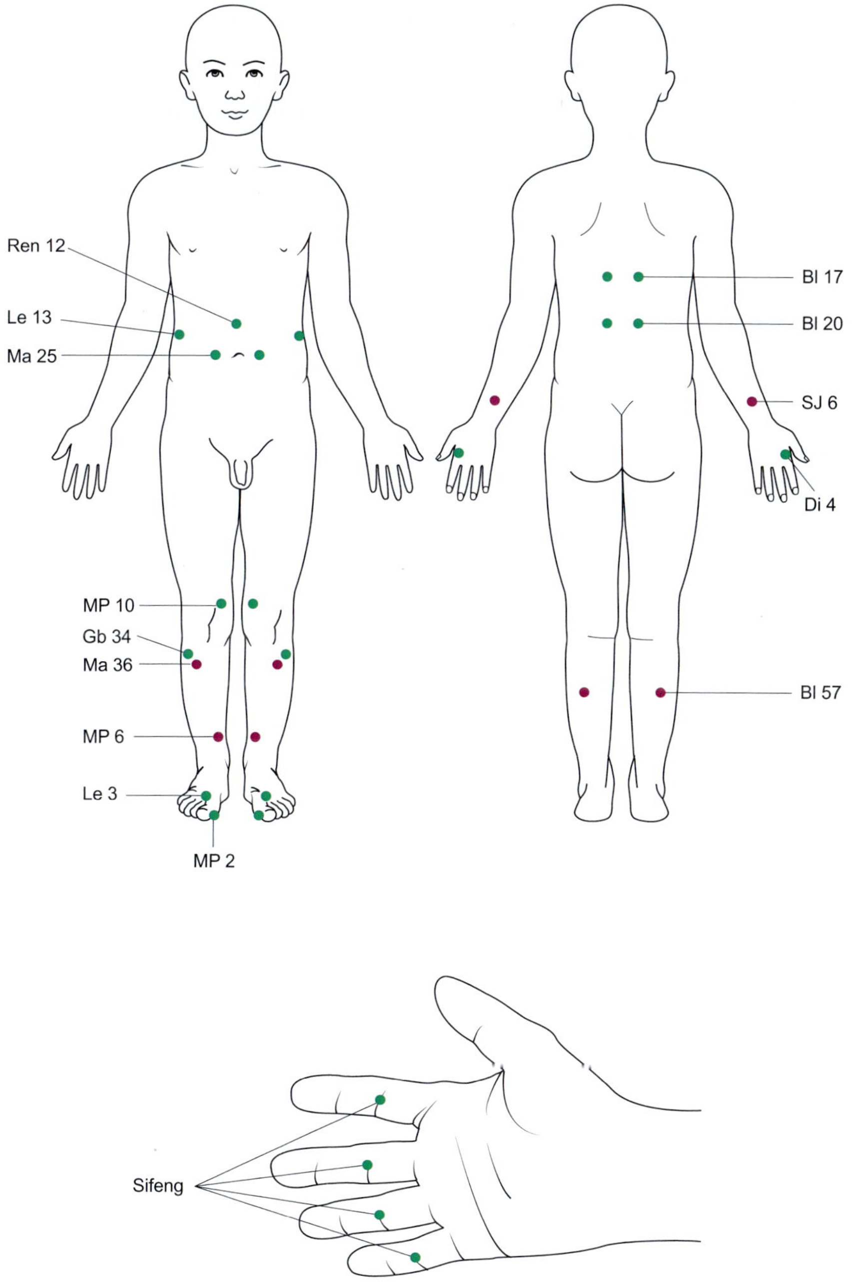

Abb. 3.7 Akupunkturpunkte: Obstipation [L143, L138, M1561]

Arzneitherapie

In der chinesischen Arzneitherapie gibt es eine Vielzahl von Arzneien aus sehr unterschiedlichen Kategorien, um den Darm zu befeuchten und den Stuhl zu bewegen. Diese Mittel werden in Kombination mit Rezepturen für das zugrunde liegende Muster eingesetzt. Die Grundrezepturen sind **Liu Jun zi tang** bei Milz- und Dickdarm-Mangel, **Si wu tang** bei Blut-Mangel, **Bao he wan** bei Nahrungsstagnation und **Si ni san** bei Leber-Qi-Stagnation. Es folgen Variationen dieser Rezepturen, die bei Obstipation eingesetzt werden können. Danach folgt eine Auflistung von Arzneien, die den Darm befeuchten und Stuhl bewegen.

Liu jun zi tang-Variation

- Chen pi (Citri reticulatae Pc) 9 g
- Ban xia (Pinelliae Rh prep) 3 g
- Tai zi shen (Pseudostellariae Rx) 9 g
- Bai zhu (Atractylodis macrocephalae Rh) 12 g
- Fu ling (Poria) 6 g
- Yi yi ren (Coicis Sm) 9 g
- Gua lou ren (Trichosanthis Sm) 6–12 g
- Zhi gan cao (Glycyrrhizae Rx prep) 3 g

Bao he wan-Variation

- Shan zha (Crataegi Fr) 12 g
- Shen qu (Massa medicata fermentata) 12 g
- Lai fu zi (Raphani Sm) 12 g
- Mai ya (Hordei Fr germ) 12 g
- Chen pi (Citri reticulatae Pc) 9 g
- Ban xia (Pinelliae Rh prep) 6 g
- Fu ling (Poria) 6 g
- Huang qin (Scutellariae Rx) 6 g
- Gua lou ren (Trichosanthis Sm) 9–12 g
- Xing ren (Armeniacae Sm) 6 g

Bei **hartnäckiger Obstipation** kurzzeitig eine kleine Dosierung Da Huang (Rhei Rx et Rh) 1–3 g beifügen.

Si wu tang-Variation

- Dang gui (Angelicae sinensis Rx) 9 g
- Bai shao (Paeoniae Rx alba) 9 g
- Sheng di (Rehmanniae Rx) 12 g
- Sang shen (Mori Fr) 12 g
- Bai zi ren (Platycladi Sm) 9 g
- Mai men dong (Ophiopogonis Rx) 9 g

Si ni san-Variation

- Chai hu (Bupleuri Rx) 9 g
- Zhi ke (Aurantii Fr) 12 g
- Bai shao (Paeoniae Rx alba) 6 g
- Dang gui (Angelicae sinensis Rx) 9 g
- Xing ren (Armeniacae Sm) 6 g
- Gua lou ren (Trichosanthis Sm) 12 g

Bei **Blähungen und Schmerzen** Hou po (Magnoliae Cx) 9 g beifügen.

Arzneien, die den Darm befeuchten und Stuhl bewegen

- **Xing ren (Armeniacae Sm):** Befeuchtet wirksam den Darm und verteilt auch das Lungen-Qi. Damit hat dieses Mittel auch eine Wirkung auf den Qi-Fluss im Allgemeinen. Zudem reguliert es den Qi-Fluss zwischen Lunge und Dickdarm. Xing ren aus Sicherheitsgründen nicht gleichzeitig mit Tao ren (Persicae Sm) einsetzen.
- **Gua lou ren (Trichosanthis Sm):** Sehr wirksames Mittel zur Darmbefeuchtung. Wandelt auch Schleim in der Lunge um und reguliert das Lungen-Qi. Damit hat es eine regulierende Wirkung auf die Lunge-Dickdarm-Verbindung (wie Xing ren).
- **Bai zi ren (Platycladi Sm):** Befeuchtet wirksam den Darm, nährt das Herz-Blut, beruhigt den Geist und fördert die Konzentration.
- **Dang gui (Angelicae sinensis Rx):** Nährt das Blut und befeuchtet den Darm. Schlüsselmittel bei Blut-Mangel-Obstipation.
- **Sang shen (Mori Fr):** Nährt das Blut und befeuchtet den Darm. Schlüsselmittel bei Blut-Mangel Obstipation.

- **Bai zhu (Atractylodis macrocephalae Rh):** Befeuchtet den Darm und ist ein Schlüsselmittel bei Milz-Mangel-Obstipation mit klebrigen Stühlen (Achtung: nur die unvorbehandelte Variante dieses Mittels verwenden). Chao bai zhu (geröstete Wurzel) trocknet den Darm.
- **Tao ren (Persicae Sm):** Befeuchtet wirksam den Darm. Als blutaktivierendes und stasebrechendes Mittel ist es kein Schlüsselmittel bei Kinder-Obstipation. Tao ren aus Sicherheitsgründen nicht gleichzeitig mit Xing ren einsetzen.
- **Da huang (Rhei Rx et Rh):** Klärt Hitze und führt stark ab; sollte nur in kleiner Dosierung und für kurze Zeit eingesetzt werden, wenn andere Maßnahmen nur unzureichend helfen.

Unterstützende Behandlungstechniken

Tuina

Das kräftige, rasche und 30–50-mal wiederholte Entlangstreichen des Os sacrum mit 2–3 Fingern nach unten unterstützt bei der Stuhlentleerung und klärt den Darm.

Nach der Anwendung kann es sein, dass zeitnah eine Stuhlentleerung erfolgt. Besonders bei kleinen Kindern stellt sich hier rasch ein Erfolg ein.

Wärmeanwendungen

Wärmeanwendungen kommen bei einem Milz-Qi-Mangel und einer Dickdarmschwäche zum Einsatz.

Dabei kann in der Praxis vorsichtig Moxa appliziert werden. Alternativ kann man den Eltern empfehlen, zu Hause Wärmekissen zu verwenden. Die Wärmeanwendungen fördern die Bildung von Qi.

In der Praxis lassen sich spezifische Punkte moxen, für zu Hause genügt es, wenn die Eltern Wärmekissen auf den Bauch des Kindes legen.

TIPP FÜR DIE ELTERN

Eine sogenannte Toilettenroutine erleichtert die Darmentleerung. Gewöhnt man den Kindern an, sich zu einer bestimmten Tageszeit (vorzugsweise nach dem Frühstück) für ein paar Minuten die Zeit zu nehmen um auf die Toilette zu gehen, dann wird der Darm sich auf diese Regelmäßigkeit einstellen. Dadurch lässt sich eine **Stuhlroutine** antrainieren. Wichtig ist, dass die Kinder sich dabei Zeit nehmen. Auch wenn primär kein Stuhldrang vorhanden ist, sollen sie ein paar Minuten auf der Toilette verweilen. Es kann ein paar Minuten dauern, bis sich ein Stuhldrang einstellt. Durch den regelmäßigen Toilettengang zu immer derselben Uhrzeit stellt sich der Körper nach einiger Zeit auf eine regelmäßige Stuhlentleerung ein. Um es den Kindern kurzweilig zu gestalten, empfiehlt es sich, z. B. ein spannendes Buch bereitzuhalten.
Optimalerweise stehen die Füße der Kinder dabei auf einem **Schemel.** Durch die Positionierung der Beine im rechten Winkel kann sich der **Beckenboden besser entspannen** und der Darm so besser entleert werden.

3.4 Diarrhö

Westliche Betrachtungsweise

Von Durchfall spricht man, wenn der Stuhl des Kindes weich bis wässrig ist und häufiger vorkommt, als es der normalen Stuhlfrequenz des Kindes entspricht.

Diarrhö ist ein sehr verbreitetes pädiatrisches Krankheitsbild. Dabei besteht vor allem bei kleinen Kindern die Gefahr der Dehydrierung.

Je nach zeitlichem Verlauf kann man akuten (Dauer < 2 Wochen) von chronischem (Dauer > 2 Wochen) Durchfall unterscheiden.

Die Ursachen für akuten Durchfall können sein:

- Gastroenteritis
- Gabe von Antibiotika
- Nahrungsmittelunverträglichkeiten

Chronischer Durchfall kann bedingt sein durch:

- Chronisch-entzündliche Darmerkrankungen
- Fehlernährung
- Zöliakie
- Obstipation mit Enkopresis

Akute Durchfallerkrankungen sind oft selbstlimitierend. Bei der Untersuchung sollte vor allem auf eine ausreichende Hydrierung geachtet werden. Ebenso sind Blutbeimengungen im Stuhl, Petechien oder extreme Abwehrspannung des Bauches Warnsignale, denen diagnostisch nachgegangen werden muss.

Bei chronischen Durchfallerkrankungen kann eine Stuhlanalyse hilfreich sein. Zudem können Unverträglichkeiten ausgetestet oder mittels Endoskopie chronisch-entzündliche Darmerkrankungen ausgeschlossen/diagnostiziert werden (➤ Abb. 3.10).

Beim sogenannten **chronisch unspezifischen Kleinkinddurchfall,** der „toddlers diarrhea“, kommt es zu mindestens drei

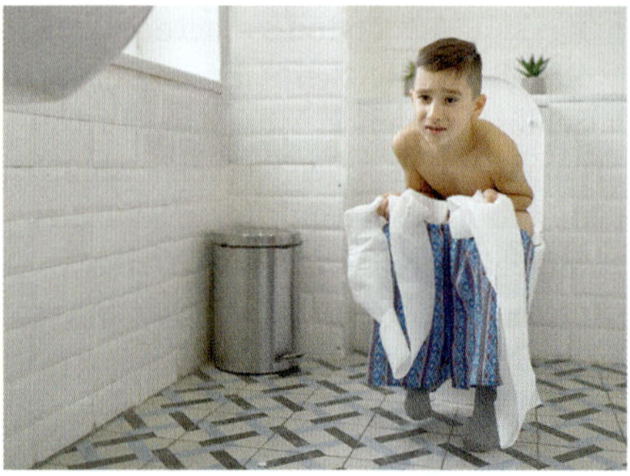

Abb. 3.10 Kind mit Diarrhö [J787–239]

weichen Stuhlentleerungen pro Tag, ohne Vorliegen eines morphologischen Korrelats und ohne Vorliegen von Gedeihproblemen.

Östliche Betrachtungsweise und Muster

Auch in der chinesischen Medizin unterscheidet man zwischen akutem und chronischem Durchfall. Hier sind ebenso unterschiedliche Pathologien ursächlich.

Der Stuhlgang sollte aus chinesischer Sicht ein- bis zweimal täglich erfolgen und jeweils normal geformt sein. Der Stuhl sollte nicht über die Maßen übelriechend, klebrig oder mit Schleimbeimengung versehen sein.

Die Kinder sollen nicht unter Bauchschmerzen leiden, einen normalen Appetit haben und gut gedeihen.

Hat ein Kind Durchfall, können begleitend – je nach Ätiologie – unterschiedliche Begleitsymptome wie Fieber, Gliederschmerzen, Erbrechen, Gedeihstörungen oder Müdigkeit auftreten.

Akute Muster

Akute Durchfallerkrankungen basieren auf dem Eindringen von pathogenen Faktoren in den Körper. Sie greifen den Funktionskreis Milz an und führen zu Durchfall. Je nach Ursache bzw. Symptomatik teilt man akute Muster wie folgt ein:

Feuchte Hitze im Mittleren Jiao
Durch den Angriff eines Hitzepathogens können die Flüssigkeiten im mittleren Erwärmer nicht mehr gut zirkulieren und es kommt zu *stinkenden Durchfällen,* die auch schmerzhaft sind. Begleitet werden sie häufig von *Fieber und Brennen im Afterbereich.* Der beißende Geruch des Stuhls ist Ausdruck der Hitze. Die Kinder haben das Gefühl, nach dem Stuhlgang nicht vollständig entleert zu sein.

Ursächlich können eine Nahrungsmittelvergiftung, eingedrungene Sommerhitze oder im Kindergarten bzw. in der Schule kursierende gastrointestinale Infektionen sein.

Feuchte Kälte im Mittleren Jiao
Dringt Kälte in den Verdauungstrakt ein, führt dies zu plötzlichen, *wässrigen Stühlen,* die *geruchlos* sind. Die Kinder haben meist kein Fieber, sind aber durch den starken Durchfall sehr geschwächt und erschöpft.

Auslöser können eingedrungene Kältepathogene sein, die beispielsweise in der Betreuungseinrichtung oder im familiären Umfeld in Form von Gastroenteritiden kursieren. Ebenso kann zu viel zu kalt genossene Nahrung Kältedurchfall auslösen, beispielsweise der Genuss von zu großen Mengen Eiscreme.

Chronische Muster

Milz-Qi-Mangel
Es gibt Kinder, die ohne schulmedizinisch erklärbare Ursache an chronischem Durchfall („toddlers diarrhea") leiden. Dieses Muster entspricht in erster Linie einem Milz-Qi-Mangel.

Die betroffenen Kinder haben *mehrfach täglich weiche, ungeformte Stühle,* dabei aber keine Bauchschmerzen. Sie fühlen sich nach der Stuhlentleerung nicht besonders erschöpft, sind aber insgesamt eher energielos. Die Gesichtsfarbe der Kinder ist blass-gelblich

Ursächlich sind schlechte Ernährungsgewohnheiten (zu viel/zu kaltes oder zu wenig Essen), rezidivierende Antibiotikagaben oder schlichtweg eine schwache Konstitution des Kindes.

Therapeutisch empfiehlt sich neben der TCM-Behandlung vor allem eine ausführliche Ernährungsberatung der Eltern.

Milz- & Nieren-Yang-Mangel
Erhalten Kinder sehr viele Antibiotikagaben oder essen sehr viele thermisch kalte Nahrungsmittel wie Bananen, Kuhmilch, Avocado etc., so laufen sie Gefahr, ihr Verdauungsfeuer zu sehr abzukühlen. Gerade bei kleinen Kindern ist es besonders wichtig, auf Kleidung zu achten, die die „Mitte" der Kinder warmhält, damit hier keine pathogene Kälte eindringen kann. Eine weitere Ursache für einen Milz- & Nieren-Yang-Mangel kann eingedrungene Kälte unter der Geburt – verursacht durch thermisch kalte Medikamentenverabreichungen – sein.

Von diesem Muster betroffene Kinder haben *typischerweise häufige, wässrige Stuhlentleerungen mit unverdauten Nahrungsmittelresten.* Besonders nach den Mahlzeiten oder auch direkt morgens nach dem Aufwachen kommt es zur typischen *„Hahnenschrei Diarrhö".*

Therapeutisches Mittel der Wahl ist das Einbringen von Wärme ins System, um damit das Nieren- und Milz-Yang zu tonisieren.

Je nach Muster ist therapeutisch eine unterschiedliche Vorgehensweise erforderlich.

3

Akupunktur

➢ Abb. 3.12

Basisprogramm
- **Ma 25:** Alarmpunkt des Dickdarms
- **Ma 36:** unterstützt Milz und Magen, harmonisiert die Gedärme
- **MP 4:** Meisterpunkt gegen Durchfall
- **Le 3:** stoppt schmerzhafte Spasmen

Individuelle Punktkombinationen

Feuchte Hitze im Mittleren Jiao
- MP 9: leitet Feuchtigkeit aus
- Ma 44: leitet Hitze aus
- Di 11: kühlt pathogene Hitze und löst Feuchtigkeit auf

Feuchte Kälte im Mittleren Jiao
- *Moxibustion!*
- MP 9: leitet Feuchtigkeit aus
- Ren 6: löst lokal Qi-Stagnation und wärmt/tonisiert (➢ Abb. 3.11)

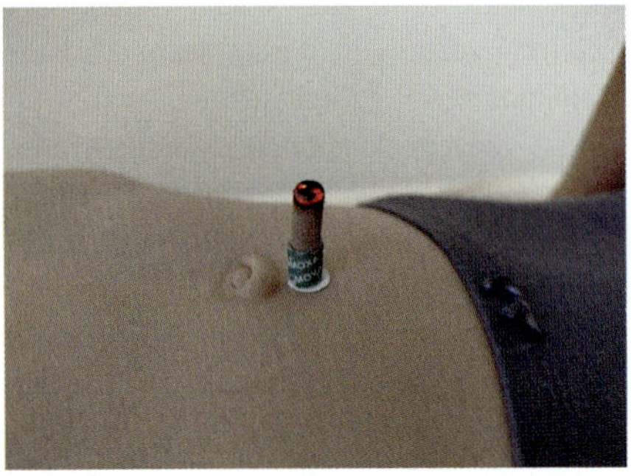

Abb. 3.11 Moxibustion auf Ren 6 [M1561]

Milz-Qi-Mangel
- Ma 36: stärkt das Magen- und Milz-Qi
- MP 6: tonisiert das Qi
- Bl 20: Zustimmungspunkt der Milz
- Ren 12: Alarmpunkt des Magens, wandelt Feuchtigkeit um

Milz- & Nieren-Yang-Mangel
- *Moxibustion!*

Wie bei Milz-Qi-Mangel und zusätzlich:
- Bl 23: Zustimmungspunkt der Nieren
- Du 4: wärmt das Ming Men-Feuer

Begleitendes Fieber
- Du 14: klärt Hitze
- Di 11: klärt Hitze und kühlt das Blut

Begleitende Übelkeit
- Pe 6: reguliert rebellierendes Magen-Qi und stoppt Erbrechen
- Ren 12: senkt das Magen-Qi ab, harmonisiert den Magen

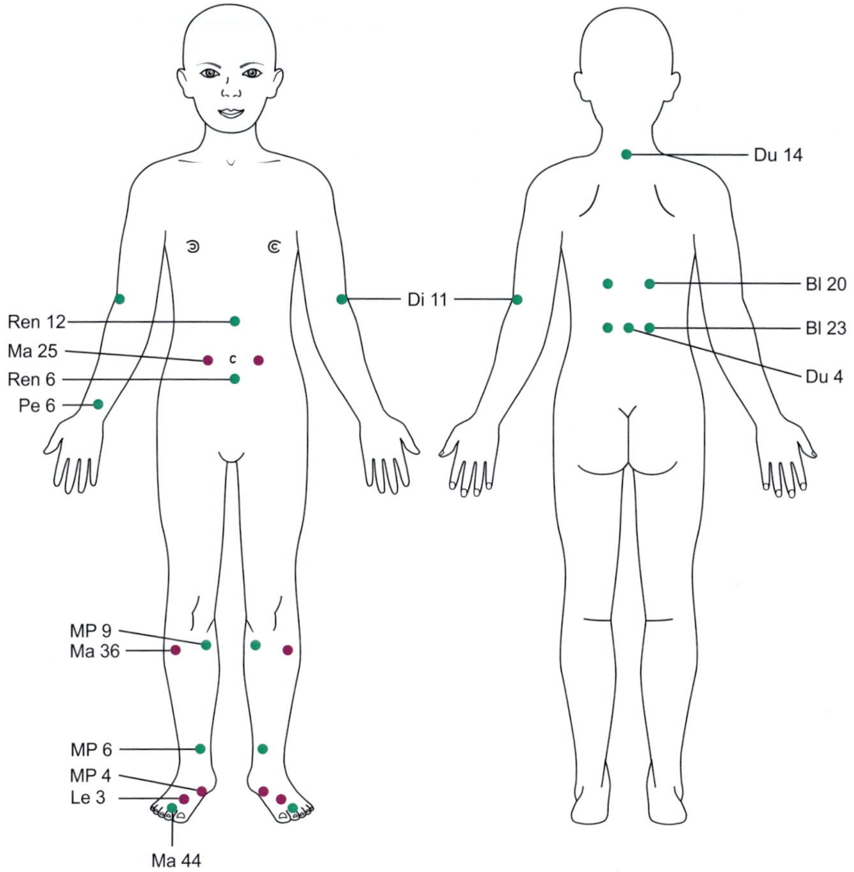

Abb. 3.12 Akupunkturpunkte: Diarrhö [L143, M1561}

Arzneitherapie

Bei akutem Durchfall aufgrund von feuchter Hitze kann **Ge gen qin lian tang** eingesetzt werden; bei akuter feuchter Kälte eine Variation von **Huo xiang zheng qi san.** Bei chronischem Durchfall kann bei Milz-Mangel eine Variation von **Shen ling bai zhu san** eingesetzt werden. Ist zusätzlich die Niere geschwächt, wird Shen ling bai zhu san erweitert mit **Si shen wan.**

Ge gen qin lian tang

- Ge gen (Puerariae Rx) 12 g
- Huang qin (Scutellariae Rx) 9 g
- Huang lian (Coptidis Rh) 3 g (darf erst ab 12 Jahren eingesetzt werden; bei kleineren Kindern ersetzen durch Huang bai (Phellodendri Cx) 9 g)
- Mu xiang (Aucklandiae Rx) 9 g
- Chen pi (Citri reticulatae Pc) 9 g
- Yi yi ren (Coicis Sm) 15 g
- Bai bian dou (Lablab Sm album) 12 g
- Zhi gan cao (Glycyrrhizae Rx prep) 3 g

Diese Mischung nur kurzzeitig geben, bis die feuchte Hitze ausgeschieden ist. Danach mit einer Mischung weiterverfahren, die sanft Feuchtigkeit ausleitet und den Darm reguliert. Zum Beispiel:

- Yi yi ren (Coicis Sm) 15 g
- Bai bian dou (Lablab Sm album) 12 g
- Fu ling (Poria) 6 g
- Chao bai zhu (Atractylodis macrocephalae Rh prep) 6 g
- Zhi gan cao (Glycyrrhizae Radix prep) 3 g

Huo xiang zheng qi san-Variation

- Huo xiang (Pogostemonis/Agastaches Hb) 12 g
- Chen pi (Citri reticulatae Pc) 9 g
- Hou po (Magnoliae Cx) 9 g
- Sha ren (Amomi Fr) 6 g
- Fu ling (Poria) 9 g
- Yi yi ren (Coicis Sm) 15 g
- Bai bian dou (Lablab Sm album) 9 g
- Cang zhu (Atractylodis Rh) 9 g
- Jie geng (Platycodi Rx) 6 g
- Gan cao (Glycyrrhizae Rx) 3 g

Shen ling bai zhu san-Variation

- Dang shen (Codonopsitis Rx) 9 g
- Chao bai zhu (Atractylodis macrocephalae Rh prep) 9 g
- Fu ling (Poria) 9 g
- Yi yi ren (Coicis Sm) 12 g
- Bai bian dou (Lablab Sm album) 9 g
- Shan yao (Dioscoreae Rh) 12 g
- Lian zi (Nelumbinis Sm) 9 g
- Sha ren (Amomi Fr) 6 g
- Jie geng (Platycodi Rx) 3 g
- Zhi gan cao (Glycyrrhizae Rx prep) 3 g

Um den **losen Stuhl** stärker zu adstringieren, folgende Mittel beifügen:

- Qian shi (Euryales Sm) 9 g
- Rou dou kou (Myristicae Sm) 3 g

Bei **ausgeprägtem Milz-Mangel** Dang shen durch Ren shen (Ginseng Rx) 4 g ersetzen und Zhi huang qi (Astragali Rx prep) 6 g beifügen.

Shen ling bai zhu san mit Si shen wan-Variation

- Ren shen (Ginseng Rx) 6 g
- Chao bai zhu (Atractylodis macrocephalae Rh prep) 6 g
- Fu ling (Poria) 6 g
- Yi yi ren (Coicis Sm) 9 g
- Shan yao (Dioscoreae Rh) 12 g
- Lian zi (Nelumbinis Sm) 9 g
- Rou dou kou (Myristicae Sm) 3 g
- Wu wei zi (Schisandrae Fr) 6 g
- Zhi gan cao (Glycyrrhizae Rx prep) 3 g

Bei **anhaltendem Durchfall** folgende Mittel beifügen:

- He zi (Chebulae Fr) 6 g
- Qian shi (Euryales Sm) 6 g

Bei deutlichen Yang-Mangel-Kälte-Zeichen folgende Mittel beifügen:

- Pao jiang (Zingiberis Rh prep) 3 g
- Bu gu zhi (Psoraleae Fr) 6 g

Bei **ausgeprägter Müdigkeit** Zhi huang qi (Astragali Rx prep) 9 g beifügen.

TIPP FÜR DIE ELTERN

Bei mildem Durchfall ist eine Teezubereitung aus **getrockneten Heidelbeeren** (erhältlich in der Apotheke oder im Drogeriefachhandel) hilfreich. Sie enthält viele **Gerbstoffe.** Diese wirken adstringierend auf die Schleimhaut des Darms. Zudem wird den Beeren eine keimhemmende Wirkung nachgesagt.

Für die Teezubereitung lässt man die zerstoßenen, getrockneten Heidelbeeren für circa 10 Minuten in siedend heißem Wasser ziehen. (Cave: Frische Heidelbeeren haben eine abführende Wirkung und können bei Durchfall die Symptome noch verstärken)!

3.5 Blähungen

Westliche Betrachtungsweise

Blähungen, auch Flatulenzen oder Meteorismus genannt, sind ein häufiges, und bis zu einem gewissen Grad auch physiologisches Phänomen.

Durch den Abbau von Nahrungsmitteln bilden sich Gase im Darm. Nehmen diese Gase ein großes Volumen ein, kommt es zur Dehnung der Darmwand, was als unangenehm empfunden wird (➤ Abb. 3.13).

Bei Säuglingen liegt die Ursache auch oft im Verschlucken von zu viel Luft beim Saugen. Später kommen andere Faktoren hinzu. Das können zu hastiges Essen, Nahrungsmittelunverträglichkeiten, zu viel falsche bzw. blähende Kost oder Bewegungsmangel sein.

Blähungen können neben Bauchschmerzen auch ein unangenehmes Völlegefühl verursachen. Blähungen kommen als alleiniges Symptom oder auch begleitend zu den zuvor im Buch behandelten Krankheitsbildern vor.

Unabhängig von der Ursache bringt das Ausscheiden der im Bauch befindlichen Gase Erleichterung. Das kann durch den Abgang von Winden oder auch durch das Aufstoßen von Luft erfolgen.

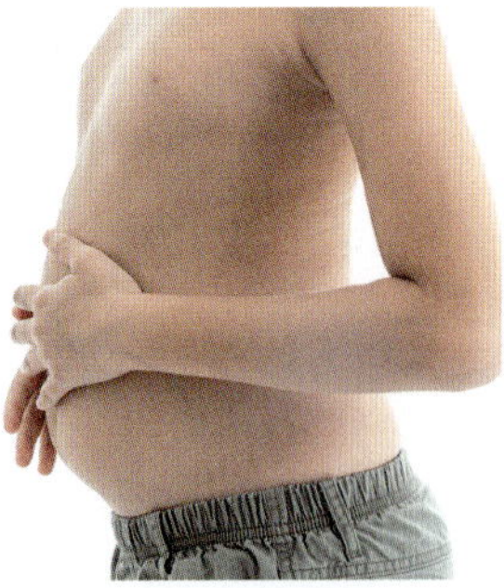

Abb. 3.13 Kleinkind mit Blähbauch [J787–240]

Östliche Betrachtungsweise und Muster

Auch wenn beim **Metorismus** aus TCM-Sicht unterschiedliche Pathologien zugrunde liegen, so haben sie doch alle eine Gemeinsamkeit: Es ist immer eine **Feuchtigkeitspathologie** involviert.

Ist die Milz zu schwach, kommt es zu Blähungen aufgrund von Mangel, staut sich die Zirkulation im Verdauungstrakt, kommt es zu Blähungen mit Füllemuster.

Die Unterscheidung ist einfach: Beim Füllemuster ist der Bauch aufgedunsen und berührungsempfindlich, beim Mangelmuster ist der Bauch flach und weich.

Magen-Hitze

Nehmen Kinder zu viele heiße Nahrungsmittel oder zu viele Süßigkeiten zu sich, kann sich eine Magen-Hitze ausbilden. Diese Magen-Hitze kann nicht nur den Nahrungs-, sondern auch den Flüssigkeitsmetabolismus im mittleren Erwärmer blockieren, sodass **übelriechende Blähungen** entstehen.

Neben den Blähungen zeigen diese Kinder noch andere Zeichen für Hitze im Verdauungstrakt: Karies wäre ein typisches Merkmal für Magen-Hitze, aber auch ein rotes Gesicht, Unruhe, Mundgeruch und allgemeine Hitze. Da es sich um ein Füllemuster handelt, ist der Bauch stark gebläht und druckempfindlich. Das Abgehen von Winden bringt deutliche Erleichterung.

Leber-Qi-Stagnation

Vor allem bei etwas größeren Kindern kann sich aufgrund diverser Umweltfaktoren eine Leber-Qi-Stagnation ausbilden. Besonders häufig davon betroffen sind sehr ehrgeizige Kinder oder Kinder, die oft ein straffes Schul- und Freizeitprogramm über sich ergehen lassen, damit aber eigentlich überfordert sind. Das alles beeinträchtigt den Qi-Fluss der Leber und es kommt zur

Stagnation im mittleren Erwärmer: Die Leber attackiert die Mitte.

Die betroffenen Kinder leiden an einem Füllemuster und haben dementsprechend **heftige** Beschwerden. Begleitend zu den **Blähungen** findet man häufig ein **Spannungsgefühl im Oberbauch** und **hasenkotartige Stühle.** Zudem sind die Kinder oft dysthym und missmutig.

Milz-Qi-Mangel

Einen Milz-Qi-Mangel kann man bei Kindern jedes Alters finden. Vor allem bis zum Schuleintritt ist die Milz noch in der Entwicklung und leicht anfällig für negative Einflüsse.

Betrifft der Qi-Mangel Babys, können Überfütterung, nicht adäquate Ernährung der stillenden Mutter oder zu kurze Pausen zwischen den Mahlzeiten ursächlich sein.

Bei größeren Kindern findet man als Ursache neben einer schwachen Konstitution oft eine zu hastige Nahrungsaufnahme oder zu viel Grübeln und Lernen in der Anamnese. All diese Faktoren belasten die Milz. Der Verdauungsmetabolismus ist gestört und es bildet sich Feuchtigkeit aus.

Die **Blähungen** dieser Kinder sind **nicht übelriechend.** Der **Bauch** ist **weich** und nicht druckempfindlich. Der **Stuhlgang** ist eher **weich** als geformt. Die Kinder haben nicht allzu viel Energie.

Je nach Muster ist therapeutisch eine unterschiedliche Vorgehensweise erforderlich.

Akupunktur

➢ Abb. 3.14

Basisprogramm
- **MP 9:** Hauptpunkt zum Ausleiten von Feuchtigkeit
- **MP 3:** unterstützt die Milz bei zu viel Feuchtigkeit im Körper
- **Ren 12:** Alarmpunkt des Magens, reguliert als Lokalpunkt den Qi-Fluss
- **Ma 25:** Alarmpunkt des Dickdarms, reguliert den Darm

Individuelle Punktkombinationen

Magen-Hitze
- MP 2: Tonisierungspunkt der Milz, klärt Hitze aus dem Verdauungstrakt
- Ma 44: klärt Magen-Hitze
- MP 4: reguliert Milz und Magen

Leber-Qi-Stagnation
- Le 3: verteilt das Leber-Qi, stoppt Schmerzen
- MP 6: stärkt die Milz, wandelt Feuchtigkeit um, verteilt das Leber-Qi im Abdomen

Milz-Qi-Mangel
- *Moxibustion!*
- Ma 36: tonisiert die Verdauung, löst Stagnation im Bauch, wandelt Feuchtigkeit um
- Bl 20: Zustimmungspunkt der Milz
- Ren 6: löst Qi-Stagnation im Unterbauch, tonisiert das Qi und verteilt Feuchtigkeit.

3

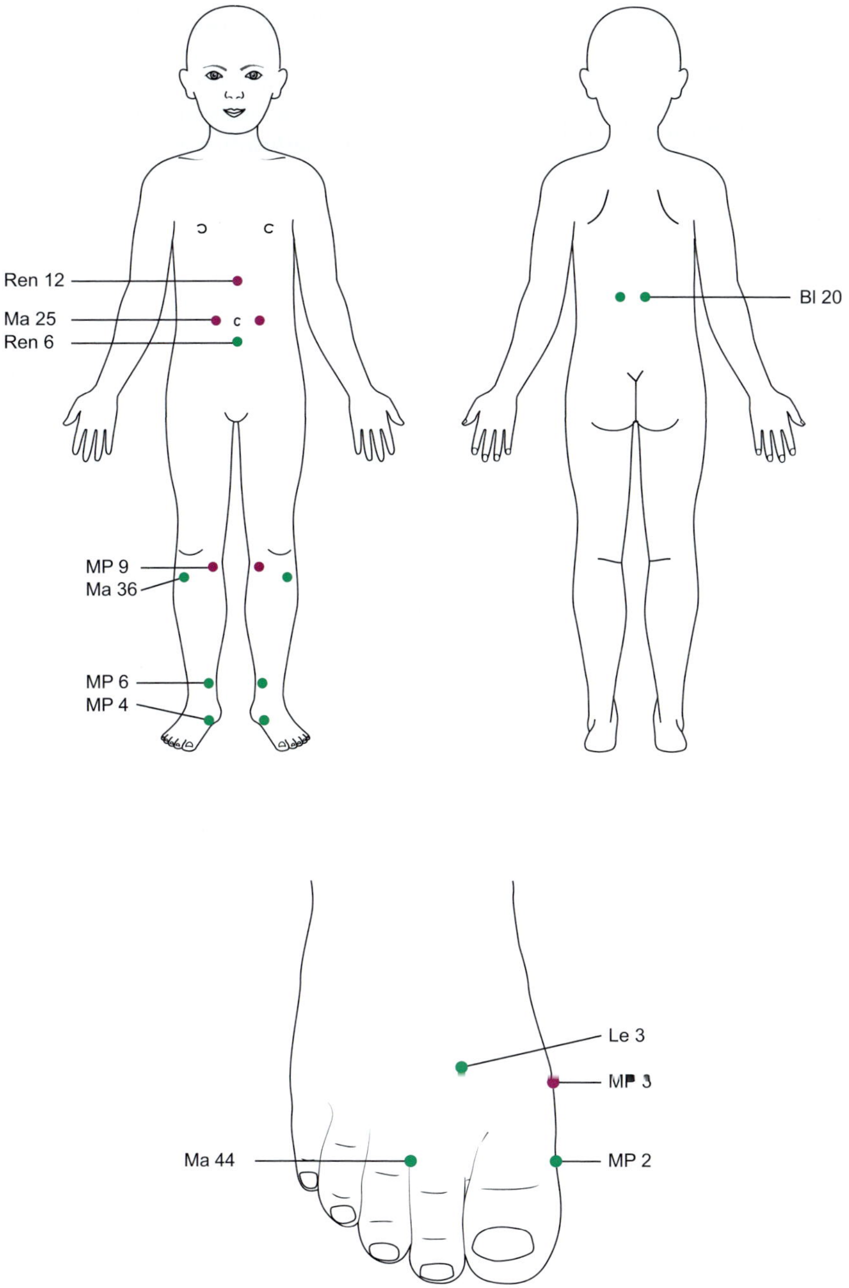

Abb. 3.14 Akupunkturpunkte: Blähungen [L143, L138, M1561]

Arzneitherapie

Allen Mustern ist gemeinsam, dass die Verdauung nicht optimal funktioniert, sich Feuchtigkeit ansammelt und den freien Qi-Fluss staut. Es kommen demnach Arzneimittel zum Zuge, welche die Mitte regulieren, das Qi bewegen und die Feuchtigkeit ausleiten. Transformiert sie sekundär zur Blockade Hitze, wird diese ausgeleitet. Ist eine gestaute Leber die Ursache für die blockierte Mitte, wird das Leber-Qi bewegt.

Bei Magen-Hitze kann eine „abgekühlte" Variation von **Bao he wan** eingesetzt werden. Bei Leber-Qi-Stagnation eignet sich eine Variation von **Chai hu shu gan san** und beim Milz-Mangel eine Variation von **Xiang sha liu jun zi tang.**

Bao he wan-Variation

- Shan zha (Crataegi Fr) 12 g
- Shen qu (Massa medicata fermentata) 12 g
- Lai fu zi (Raphani Sm) 12 g
- Mai ya (Hordei Fr germ) 12 g
- Chen pi (Citri reticulatae Pc) 9 g
- Hou po (Magnoliae Cx) 9 g
- Ban xia (Pinelliae Rh prep) 9 g
- Fu ling (Poria) 9 g
- Huang qin (Scutellariae Rx) 9 g
- Lian qiao (Forsythiae Fr) 6 g

Bei intensiverer **Magen-Hitze** folgende Mittel beifügen:

- Zhu ru (Bambusae Cl in taeniam) 9g
- Lu gen (Phragmitis Rh) 9 g

Chai hu shu gan san-Variation

- Chai hu (Bupleuri Rx) 9 g
- Bai shao (Paeoniae Rx alba) 6 g
- Xiang fu (Cyperi Rh) 9 g
- Zhi ke (Aurantii Fr) 12 g
- Hou po (Magnoliae Cx) 9 g
- Fo shou (Citri sarcodactylis Fr) 9 g
- Mai ya (Hordei Fr germ) 12 g
- Zhi gan cao (Glycyrrhizae Rx prep) 3 g

Bei **transformierender Hitze** folgende Mittel beifügen:

- Zhi zi (Gardeniae Fr) 6 g
- Huang qin (Scutellariae Rx) 9 g

Bei **Wutausbrüchen und unkontrollierten Emotionen** folgende Mittel beifügen:

- Gou teng (Uncariae Rm cum Uncis) 6 g
- He huan pi (Albiziae Cx) 6 g

Xiang sha liu jun zi tang-Variation

- Mu xiang (Aucklandiae Rx) 6 g
- Sha ren (Amomi Fr) 6 g
- Chen pi (Citri reticulatae Pc) 9 g
- Ban xia (Pinelliae Rh prep) 3 g
- Dang shen (Codonopsitis Rx) 9 g
- Chao bai zhu (Atractylodis macrocephalae Rh prep) 9 g
- Fu ling (Poria) 6 g
- Yi yi ren (Coicis Sm) 9 g
- Zhi gan cao (Glycyrrhizae Rx) 3 g

Unterstützende Behandlungstechniken

Ernährungsberatung

Liegen bei einem Kind belastende Blähungen vor, empfiehlt es sich, die Eltern hinsichtlich der Ernährung zu beraten:

- Werden ausreichend Pausen zwischen den Mahlzeiten eingehalten? Sind die Essenszeiten regelmäßig? Hat das Kind Zeit, um in Ruhe zu essen oder ist es oft hektisch bei den Mahlzeiten?
- Sind die Nahrungsmittel ausgewogen, thermisch zu heiß oder zu kalt?

Hier gilt es, mit den Eltern eine sehr **individuelle „Ernährungsstrategie"** auszuarbeiten.

Nabelumkreisende Vibrationstechnik

Dabei handelt es sich um eine Behandlungstechnik aus dem Shonishin.

Man verwendet ein Stäbchen, an dessen einem Ende eine Kugel angebracht ist. Das kann ein klassisches Shonishin-Stäbchen oder auch ein Akupressurstift sein.

Man setzt nun den Handballen locker auf dem Bauch des Kindes auf und umkreist den Nabel mit der Kugel 6–8-mal im Uhrzeigersinn. Dabei wird die Hand vibrierend gehoben und gesenkt, ohne dabei den Hautkontakt zu verlieren. Ziel der Behandlung ist eine Regulierung der Mitte.

TENS-Gerät

Ein Gerät zur transkutanen elektrischen Nervenstimulation kann zur Stimulation der Alarmpunkte des Dickdarms (Magen 25) verwendet werden. Diese Behandlungsmethode ist erst möglich, wenn die Kinder dazu in der Lage sind, die Stromstärke selbst zu regulieren (> Abb. 3.15).

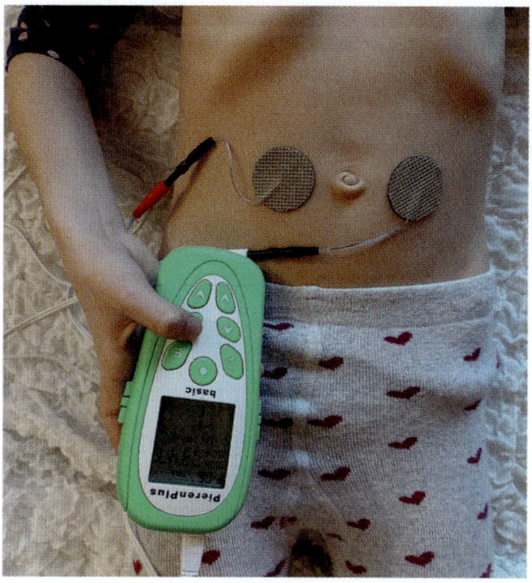

Abb. 3.15 Stimulation von Ma 25 mit einem TENS-Gerät [M1561]

TIPP FÜR DIE ELTERN

Der Einsatz von **Gewürzen** beim Kochen wirkt **karminativ.** Speisen werden durch ihre Verwendung bekömmlicher und Blähungen nehmen ab. Zu den verdauungsfördernd wirkenden Gewürzen zählen beispielsweise:

- Fenchel
- Kümmel
- Anis
- Pfefferminze
- mediterrane Gewürze wie Oregano oder Basilikum

3

3.6 Würmer

Westliche Betrachtungsweise

Auch wenn nicht gerne darüber gesprochen wird, so ist ein Wurmbefall doch eine sehr häufige Erkrankung. Betroffen sind vor allem kleinere Kinder, bei denen oft eine Infektion im Sandkasten stattfindet. Aber auch größere Kinder bis hin zu Erwachsenen können von Würmern befallen sein. Ursächlich hierfür ist häufig die Aufnahme von Wurmeiern über Obst oder Gemüse.

Die Infektion findet auf fäko-oralem Weg statt. Die Wurmeier überleben dabei sehr lange und gelangen so in unseren Verdauungstrakt.

Am häufigsten kommt bei uns ein Befall mit Oxyuren (Madenwürmern) vor. Aber auch ein Befall mit Rundwürmern oder einem Bandwurm ist möglich.

Bei einem Befall mit Fadenwürmern und Rundwürmern liegen meist nur milde Symptome vor. Typisch ist ein perianaler Juckreiz, der vor allem nachts auftritt, denn dann kriechen die Würmer aus dem Anus, um ihre Eier abzulegen. Durch Kratzen aufgrund des Juckreizes bleiben die Eier häufig unter den Fingernägeln kleben und gelangen dann auf oralem Weg wieder in den Körper (➤ Abb. 3.16).

Liegt ein Bandwurmbefall vor, sind die Beschwerden stärker ausgeprägt: Betroffene Kinder leiden unter Bauchschmerzen, Durchfall und Gedeihstörungen.

Eine anthelminthische Therapie in Tablettenform ist in jedem Fall obligat. Diese wird nach zwei Wochen wiederholt, um sicher alle Wurmstadien zu erreichen.

Östliche Betrachtungsweise und Muster

Ein Muster wie bei den übrigen Erkrankungen in diesem Buch gibt es nicht, da es sich hier um einen Parasitenbefall des Darms handelt. Man könnte die Parasiten, wenn man so will, als externen pathogenen Faktor betrachten. Ziel der Behandlung ist es, die Parasiten möglichst rasch aus dem Körper auszuleiten. Dies funktioniert am besten, wenn der Magen-Darm-Trakt möglichst in Balance ist. Aus TCM-Sicht unterstützt ein feucht-warmes Klima die Lebensgrundlage von Würmern.

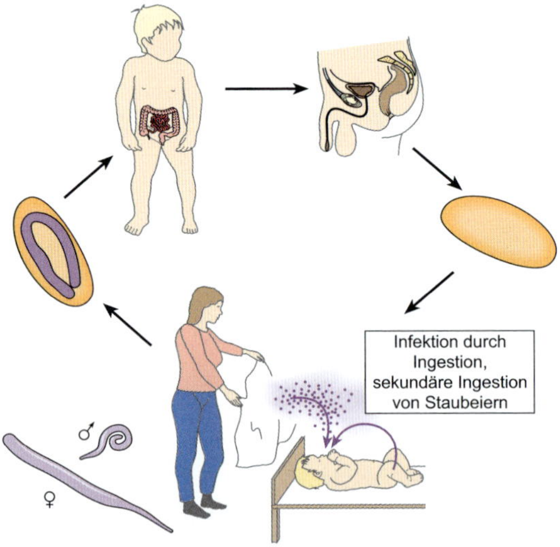

Abb. 3.16 Übertragung des Madenwurms [L106]

Ist ein Kind von Würmern befallen, so hat die **schulmedizinische Behandlung Priorität,** um eine Verbreitung möglichst rasch zu unterbinden. Dennoch können die kleinen Patienten mit Akupunktur unterstützt werden.

Eine anthelminthische Therapie ist aus Sicht der chinesischen Medizin eine attackierende Therapie.

Würmer mögen gerne feucht-warmes Klima. Die Behandlung mit Akupunktur und chinesischer Arzneitherapie zielt deshalb darauf ab, die Mitte zu unterstützen, mögliche Feuchtigkeit und Hitze auszuleiten (falls vorhanden) und das **Qi in Darm und Anus zu bewegen,** damit die **Würmer** noch besser und **rascher ausgeschieden** werden können. Dazu werden Punkte verwendet, die einen direkten Bezug zum Anus und zum Darm haben, sowie solche, die allgemein Qi-bewegend sind.

Im Vordergrund steht also zuerst eine Punktekombination mit ausleitendenden Punkten.

Ist die schulmedizinische Therapie abgeschlossen und können keine Parasiten mehr festgestellt werden, ist oftmals noch eine Regulierung und Stärkung der Mitte nötig. Das trifft vor allem dann zu, wenn Kinder an rezidivierenden Wurmerkrankungen leiden bzw. wenn es aufgrund eines massiven Wurmbefalls (z. B. durch einen Bandwurm) zu Gedeihstörungen gekommen ist.

Akupunktur

➢ Abb. 3.17

Basisprogramm

- **Bl 58:** wirkt direkt auf den Anus; hilft, die Würmer auszuscheiden
- **Di 4:** reguliert und bewegt gemeinsam mit Leber 3 das Qi im ganzen Körper
- **Leber 3:** starker Qi-Beweger
- **Shu Mo Dickdarm: Ma 25 - Bl 25:** behandeln gemeinsam den Darm und unterstützen die anthelminthische Therapie
- **Ren 6:** bewegt das Qi im Unterbauch
- **Di 11:** bei ausgeprägtem Juckreiz

Akupunkturpunkte zur Regulierung und Stärkung der Milz

- MP 3: unterstützt die Milz, unterstützt die Verdauung
- Ma 36: harmonisiert die Gedärme, bewegt und stärkt sie
- Ren 6: tonisiert das Qi und reguliert die Verdauung

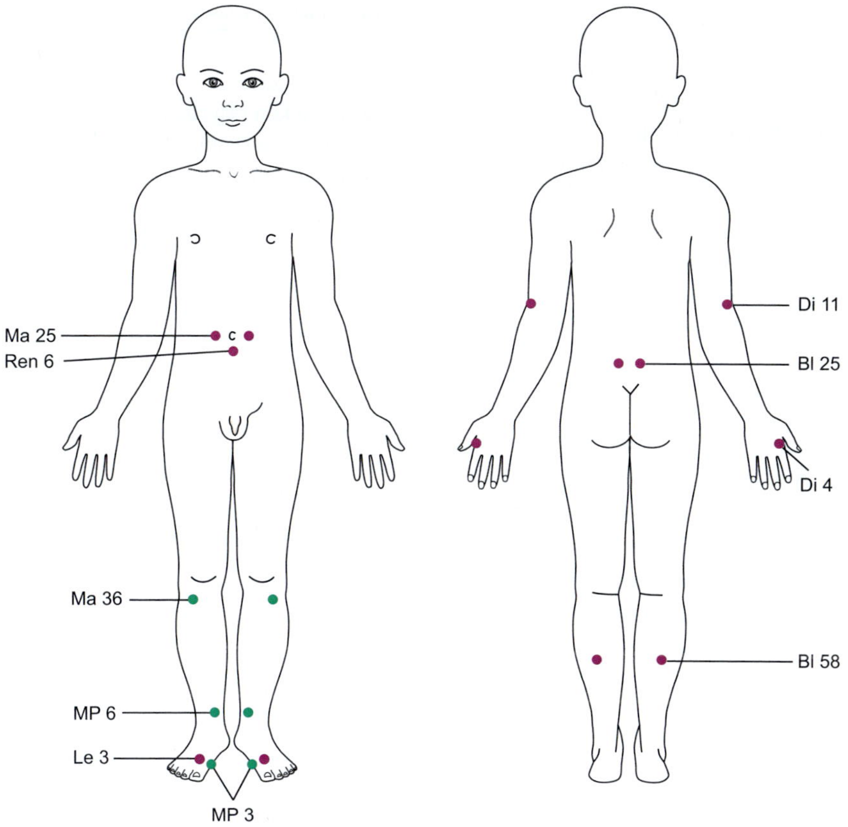

Abb. 3.17 Akupunkturpunkte: Wurmbefall [L143, M1561]

Arzneitherapie

Die chinesische Arzneitherapie ist kein Ersatz für eine schulmedizinische anthelminthische Therapie. Vielmehr unterstützt sie diese. Insbesondere Kinder, die von der anthelminthischen Therapie Nebenwirkungen zeigen, oder Kinder, die trotz einer anthelminthischen Therapie immer wieder von Würmern befallen werden, profitieren von einer chinesischen Arzneitherapie.

Der Fokus liegt auf der Stärkung der Mitte, dem Trocknen von Feuchtigkeit, Klären von Hitze. Zusätzlich können wurmtötende Mittel eingesetzt werden. Als Basismischung eignet sich **Shen ling bai zhu san.** Elemente aus **Wu mei wan** werden damit kombiniert. Die nachfolgende Grundmischung muss an das individuelle Muster des Kindes angepasst werden.

Basismischung zur Unterstützung einer anthelminthischen Therapie

- Chao bai zhu (Atractylodis macrocephalae Rh prep) 6 g
- Fu ling (Poria) 6 g
- Yi yi ren (Coicis Sm) 9 g
- Shan yao (Dioscoreae Rh) 12 g
- Lai fu zi (Raphani Sm) 6 g
- Mai ya (Hordei Fr germ) 6 g
- Shen qu (Massa medicata fermentata) 6 g
- Sha ren (Amomi Fr) 6 g
- Mu xiang (Aucklandiae Rx) 6 g
- Huang qin (Scutellariae Rx) 9 g
- Hua jiao (Zanthoxyli Pc) 4,5 g
- Wu mei (Mume Fr) 6 g
- Zhi gan cao (Glycyrrhizae Rx prep) 3 g

Bei deutlichen **Milz-Mangel**-Zeichen Tai zi shen (Pseudostellariae Rx) 9 g beifügen.

Bei deutlichen **Blut-Mangel**-Zeichen folgende Mittel beifügen:

- Dang gui (Angelicae sinensis Rx) 9 g
- Bai shao (Paeoniae Rx alba) 9 g

Bei **Durchfall aufgrund von Feuchtigkeit** mit Unwohlsein im Abdomen folgende Mittel beifügen:

- Rou dou kou (Myristicae Sm) 3 g
- Bai bian dou (Lablab Sm) 12 g
- Qian shi (Euryales Sm) 9 g

Bei deutlichen Zeichen von **feuchter Hitze im Darm** und im Unteren Erwärmer folgende Mittel beifügen:

- Huang bai (Phellodendri Cx) 4,5 g
- Huang qin (Scutellariae Rx) 9 g
- Bai bian dou (Lablab Sm) 15 g
- Chuan lian zi (Toosendan Fr) 6 g

Bei **hartnäckigem Wurmbefall,** der auch auf die anthelminthische Therapie nur bedingt anspricht, folgende wurmtötende Mittel beifügen:

- Shi jun zi (Quisqualis Fr) 6 g
- Bing lang (Arecae Sm) 3 g (darf erst ab 12 Jahren eingesetzt werden; bei kleineren Kindern ersatzlos streichen)
- Hu huang lian (Picrorhizae Rh) 3 g
- Ku lian pi (Meliae Cx) 3 g (nur kurzzeitig verwenden)
- Chun pi (Ailanthi Cx) 6 g

Bei **Gedeihstörungen** nach Abschluss der anthelminthischen Therapie folgende Kombination aus Shen ling bai zhu san und Essenz-stärkendem Mittel verabreichen:

- Tai zi shen (Pseudostellariae Rx) 12 g
- Chao bai zhu (Atractylodis macrocephalae Rh prep) 9 g
- Fu ling (Poria) 9 g
- Shan yao (Dioscoreae Rh) 9 g
- Huang jing (Polygonati Rh) 9 g
- Yi yi ren (Coicis Sm) 12 g
- Nu zhen zi (Ligustri lucidi Fr) 12 g
- Sha ren (Amomi Fr) 6 g
- Zhi gan cao (Glycyrrhizae Rx prep) 3 g

Unterstützende Behandlungstechniken

Einlauf

Ein Dekokt aus Bai bu (Stemona Rx) kann auch als Einlauf eingesetzt werden.

Tuina

Um die Ausscheidung der Würmer zu fördern, bietet sich der Tuina-Handgriff Dachangjing an.

Dabei streicht der Therapeut circa 50-mal rasch und kräftig entlang der radialen Seite des Zeigefingers des Kindes von der Basis nach distal. Der Therapeut verwendet dazu den Zeige- und Mittelfinger, um am Finger des Kindes entlang zu streichen. Dadurch soll der Dickdarm geklärt werden.

Leitet man die Eltern bezüglich dieser Technik an, kann sie mehrmals täglich angewendet und der Therapieerfolg dadurch noch gefördert werden.

Ernährung

Mit bestimmten Nahrungsmitteln lässt sich die Ausscheidung von Würmern beschleunigen. Dazu zählen beispielsweise frische Heidelbeeren und rohe Karotten. Sie wirken wurmtreibend.

Ein Tee aus Kamillenblüten der strahlenlosen Kamille (keine bei uns geläufige Kamillenart) kann unterstützend getrunken werden. Diese Art ist weniger wohlriechend, hilft dafür aber sehr gut gegen Würmer. Der Tee sollte 2–3-mal täglich verabreicht werden (Vorsicht bei Allergie gegen Korbblütler geboten!).

TIPP FÜR DIE ELTERN

Hygienemaßnahmen sind sehr wichtig, um eine Wurmerkrankung erfolgreich zu bekämpfen:

- Eine gründliche und regelmäßige Händehygiene ist unerlässlich. Dabei sollten die Nägel stets kurz und sauber gehalten werden.
- Die Bettwäsche sollte bei 60 °C gewaschen werden.
- Jedes Familienmitglied sollte ein eigenes Handtuch benutzen.
- Auch die Familienmitglieder des betroffenen Kindes sollen mitbehandelt werden.

3

3.7 Gastritis und gastroösophagealer Reflux

Westliche Betrachtungsweise

Eine **Gastritis** äußert sich mit **Schmerzen,** die vor allem auf den **Oberbauch** projiziert werden. Sie treten meist vor oder nach dem Essen auf. Begleitet werden können sie von Appetitmangel, Übelkeit oder auch Refluxbeschwerden. Auch bei Kindern kommt eine Gastritis häufig vor.

Mögliche Auslöser können sein:

- Eine Helicobacter-pylori-Infektion
- Zu fettige oder scharfe Nahrungsmittel
- Medikamente
- Schulstress, Überlastung

Je nach Ätiologie erfolgt eine antibiotische Therapie und/oder Therapie mit Protonenpumpenhemmern bzw. eine Lebensstilmodifikation.

Die Gastritis kann als Begleitsymptom einen **gastroösophagealen Reflux** haben, dieser kann aber auch als alleiniges Symptom auftreten.

Davon sind vor allem **Babys** sehr häufig betroffen. Sie **spucken** typischerweise die getrunkene **Milch wieder aus.** Das bedeutet, dass Nahrung und Magensäure wieder zurück in den Ösophagus und auch in den Mund fließen.

Fast alle Babys haben einen physiologischen Reflux, weil der Ringmuskel, der den Magen verschließt, noch nicht gut ausgebildet ist. Der Reflux gilt als physiologisch, solange er ein gewisses Ausmaß nicht überschreitet und das Kind weiterhin gut gedeiht.

Größere Kinder spucken zwar meist nicht mehr, haben dafür aber andere Beschwerden wie retrosternales Brennen oder Reizhusten.

Östliche Betrachtungsweise und Muster

Man unterscheidet bei der Gastritis zwischen akuten Fülle-Zuständen, welche die Beschwerden verursachen, und chronischen Mangel-Zuständen. In Mitleidenschaft gezogen ist bei beiden Pathologien jeweils der Magen als zentrales Organ. Stellt man die Balance des Magens wieder her, verschwinden die Beschwerden.

Rebellierendes Magen-Qi

Trinken Babys mehr Milch als ihre Mitte verarbeiten kann, kommt es zu einer akuten Fülle im Magen, einer Nahrungsstagnation.

Die physiologische Wirkrichtung des Magens ist absenkend. Ist er jedoch stark überfüllt, kehrt sich diese Wirkrichtung um und das Magen-Qi rebelliert nach oben. Somit entledigt sich der Magen seiner Fülle, indem das **Baby speit.**

Dem Ganzen kann auch ein Milz-Qi-Mangel zugrunde liegen: Die Mitte ist angesichts der Nahrungsmenge überfordert und kann sie nicht bewältigen.

Bei **größeren Kindern** ist das zugrunde liegende Muster oft auch eine Nahrungsmittelstagnation, die wie eine Blockade im Magen liegt und die Verdauung hemmt. Durch die Stagnation kann rasch Hitze entstehen, es kommt es zu rebellierendem Magen-Qi mit gleichzeitiger Hitze. Die Kinder klagen über **retrosternales Brennen** oder **Bauchschmerzen,** haben wenig Appetit, einen aufgequollenen Bauch. Auch **Karies** ist ein häufiges Symptom, welches auf rebellierendes Magen-Qi bei loderndem Magenfeuer hinweist.

Magen-Hitze

Auch die Magen-Hitze ist ein akuter Füllezustand des Magens. Er ist charakterisiert durch heftige, **brennende Schmerzen im Oberbauch,** die vor allem bei Hunger und nach dem Essen zunehmen. Die Kinder haben als Ausdruck der Hitze **Durst** und **üblen Mundgeruch.**

Die Hitze kann durch zu scharfe und heiße Speisen, den Genuss von zu vielen Süßigkeiten, zu großen Nahrungsportionen oder durch Medikamente ausgelöst werden.

Leber-Qi-Stagnation

Ist der Funktionskreis Leber eines Kindes überfordert, kommt es häufig dazu, dass die Leber die Mitte attackiert. Als Folge kann eine Gastritis auftreten. Auch hier kann sich die Leber-Qi-Stagnation in Richtung Magen verschieben. Es bildet sich die bereits bekannte Magen-Hitze aus und es kommt zu **brennenden Magenschmerzen.** Zusätzlich sind die Kinder **gereizt** und haben neben dem **druckschmerzhaften Oberbauch** oft auch noch **schmerzhafte Flanken.**

Ursächlich für eine Leber-Qi-Stagnation können bei Kindern psychisch-seelische Belastungen sein. Dabei kann der Stress sowohl exogen als auch endogen entstehen.

Kälte greift den Magen an

Betroffene Kinder leiden über längere Zeit an schlechtem Appetit und klagen immer wieder über **Schmerzen im Oberbauch.** Bei der körperlichen Untersuchung präsentiert sich dieser als kühl. Dieses Muster entsteht, wenn entweder akut zu **viel Kaltes** genossen wird (z. B. Eis im Sommer, Getränke mit Eiswürfeln etc.) oder wenn über einen langen Zeitraum zu **viele thermisch kalte Nahrungsmittel genossen** werden. Das sind beispielsweise Bananen, Joghurt, Gurken, Eis etc.

Die kalten Speisen kühlen das Verdauungsfeuer und auch den Magen stark ab, woraus sich dieses Muster entwickeln kann.

Je nach Muster ist therapeutisch eine unterschiedliche Vorgehensweise erforderlich.

Akupunktur

➢ Abb. 3.18

Basisprogramm
- **Ma 36:** harmonisiert den Magen
- **Shu-Mo des Magen:** Ren 12 – Bl 21
- **Ren 12:** Alarmpunkt des Magens
- **Bl 21:** Zustimmungspunkt des Magens
- **Ma 21:** harmonisiert den Magen
- **Pe 6:** senkt rebellierendes Magen-Qi ab

Individuelle Punktkombinationen

Rebellierendes Magen-Qi
- Pe 6: senkt rebellierendes Magen-Qi ab
- Ren 14: beruhigt den Magen und hilft bei Reflux

Magen-Hitze
- Ma 44: klärt Hitze aus dem Magen
- Ma 34: Xi-Spaltenpunkt des Magens, stoppt Magenschmerzen

Leber-Qi-Stagnation
- Le 3: verteilt das Leber-Qi
- Le 14: harmonisiert Leber und Magen

Kälte attackiert den Magen
- *Moxibustion!*
- Ren 12: Alarmpunkt des Magens
- Ren 8: wärmt den Mittleren Jiao; nur Moxa, keine Nadeln!

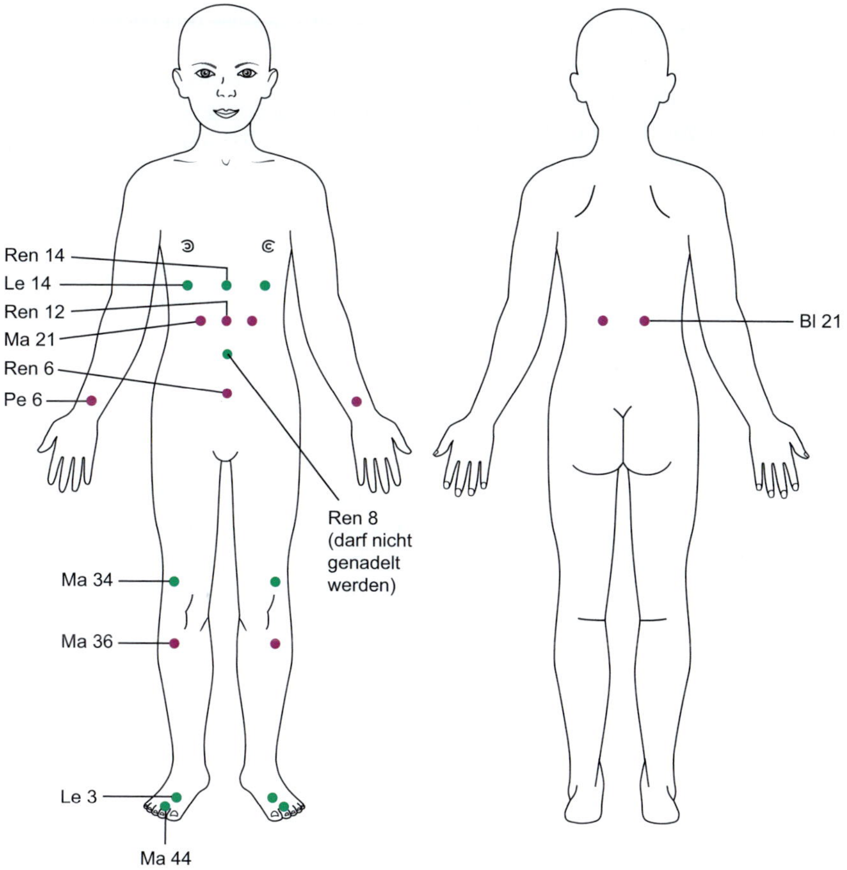

Abb. 3.18 Akupunkturpunkte: Reflux und Gastritis [L143, M1561]

3

Arzneitherapie

Eine Nahrungsstagnation bei Säuglingen oder auch etwas älteren Kindern kann mit einer Variation von **Bao he wan** behandelt werden. Ist der Magen überhitzt oder brennt das Magenfeuer exzessiv, kann eine Variation von **Wen dan tang** eingesetzt werden. Bei Leber-Magen-Disharmonie eignet sich eine Variation von **Ban xia hou po tang mit Chai hu shu gan san.** Bei akuter Kälte im Magen kann eine Variation von **An zhong san,** bei chronischer Kälte in der Mitte eine Variation von **Xiao jian zhong tang mit Li zhong wan** genutzt werden.

Bei Zeichen von aufsteigendem Magen-Qi sollten immer auch Magen-Qi-senkende Mittel beigefügt werden. Nachstehend sind die wichtigsten dieser Mittel und ihre speziellen Eigenschaften aufgeführt.

Bao he wan-Variation

- Shan zha (Crataegi Fr) 12 g
- Shen qu (Massa medicata fermentata) 12 g
- Lai fu zi (Raphani Sm) 12 g
- Mai ya (Hordei Fr germ) 12 g
- Chen pi (Citri reticulatae Pc) 9 g
- Hou po (Magnoliae Cx) 9 g
- Sha ren (Amomi Fr) 6 g
- Ban xia (Pinelliae Rh prep) 9 g
- Fu ling (Poria) 9 g
- Sheng jiang (Zingiberis Rh recens) 3 g

Bei deutlichen Zeichen von **rebellierendem Magen-Qi** (Erbrechen) folgende Mittel beifügen:

- Xiao hui xiang (Foeniculi Fr) 6 g
- Shi di (Kaki Calyx) 6 g

Bei **Hitze** folgende Mittel beifügen:

- Huang qin (Scutellariae Rx) 9 g
- Zhu ru (Bambusae Cl in taeniam) 9 g

Bei gleichzeitiger **ausgeprägter Obstipation** kann für kurze Zeit Da huang (Rhei Rx et Rh) 1–3 g beigefügt werden.

Wen dan tang-Variation

- Zhu ru (Bambusae Cl in taeniam) 12 g
- Zhi shi (Aurnatii Fr immaturus) 6 g
- Ban xia (Pinelliae Rh prep) 9 g
- Chen pi (Citri reticulatae Pc) 9 g
- Huang qin (Scutellariae Rx) 9 g
- Fu ling (Poria) 9 g
- Sheng jiang (Zingiberis Rh recens) 3 g

Bei **stärkeren Hitze-Zeichen** folgende Mittel beifügen:

- Pi pa ye (Eriobotryae Fo) 9 g
- Huang lian (Coptidis Rh) 3 g (nur bei Kindern ab 12 Jahren und nur für kurze Zeit einsetzen)

Ban xia hou po tang und Chai hu shu gan san-Variation

- Ban xia (Pinelliae Rh prep) 9 g
- Hou po (Magnoliae officinalis Cx) 9 g
- Zi su ye (Perilla Fo) 6 g
- Chen pi (Citri reticulatae Pc) 9 g
- Chai hu (Bupleuri Rx) 9 g
- Zhi ke (Aurantii Fr) 9 g
- Bai shao (Paeoniae Rx alba) 6 g
- Xiang fu (Cyperi Rh) 6 g
- Zhi gan cao (Glycyrrhizae Rx prep) 3 g

Bei stärkeren emotionalen Symptomen wie Wut und Frust folgende Mittel beifügen:

- He huan pi (Albiziae Cx) 9 g
- Yu jin (Curcumae Rx) 6 g

Bei gleichzeitigem **Blut-Mangel** die Dosierung von Bai shao erhöhen auf 9 g und Dang gui (Angelicae sinensis Rx) 9 g beifügen.

Bei Kopfschmerzen aufgrund einer Leber-Qi-Stagnation folgende Mittel beifügen:

- Ci (Tribuli Fr) 9 g
- Tian ma (Gastrodiae Rh), 12 g
- Gou teng (Uncariae Rm cum Uncis) 9 g

An Zhong san-Variation

- Xiao hui xiang (Foeniculi Fr) 6 g
- Pao jiang (Zingiberis Rh prep) 6 g
- Gao liang jiang (Alpiniae officinarum Rh) 6 g
- Sha ren (Amomi Fr) 9 g
- Gui zhi (Cinnamomi Rm) 6 g
- Bai shao (Paeoniae Rx alba) 6 g
- Fu ling (Poria) 9 g
- Zhi gan cao (Glycyrrhizae Rx prep) 3 g

Bei **Feuchtigkeit** Bai zhu (Atractylodis macrocephalae Rh) 9 g beifügen.

Bei gleichzeitigem Durchfall folgende Mittel beifügen:

- Yi yi ren (Coicis Sm) 12 g
- Rou do kou (Myristicae Sm) 3 g

Xiao jian Zhong tang und Li Zhong wan-Variation

- Ren shen (Ginseng Rx) 6 g
- Gan jiang (Zingiberis Rh) 3 g
- Gui zhi (Cinnamomi Rm) 6 g
- Bai shao (Paeoniae Rx alba) 6 g
- Sha ren (Amomi Fr) 9 g
- Xiao hui xiang (Foeniculi Fr) 9 g
- Yi tang (Maltosum) 3 g
- Zhi gan cao (Glycyrrhizae Rx prep) 3 g

Bei **Feuchtigkeit** folgende Mittel beifügen:

- Bai zhu (Atractylodis macrocephalae Rh) 9 g
- Fu ling (Poria) 9 g

Bei gleichzeitigem **Durchfall** folgende Mittel beifügen:

- Yi yi ren (Coicis Sm) 12 g
- Rou do kou (Myristicae Sm) 3 g

Mittel zur Absenkung des Magen-Qi

- **Zhu ru (Bambusae Cl in taeniam):** Klärt sanft Hitze, wandelt Schleim um und senkt Magen-Qi ab. Ideales Mittel bei Kindern mit Blockade in der Mittel mit Schleimansammlung und Hitze-Transformation.
- **Ban xia (Pinelliae Rh prep):** Wandelt Schleim um und senkt rebellierendes Qi ab. Schlüsselmittel bei praktisch allen Gastritis-Mustern.
- **Xuan fu hua (Inulae Flos):** Wandelt Schleim um und senkt rebellierendes Magen-Qi. Aufgrund seiner nur leicht warmen Temperatur sehr breit einsetzbar.
- **Sha ren (Amomi Fr):** Aromatisches Mittel, das die Mitte öffnet, den Appetit anregt und rebellierendes Magen-Qi senkt. Ideales Mittel bei pathologiebedingter leichter Schwäche der Mitte.
- **Hou po (Magnoliae officinalis Cx):** Senkt rebellierendes Magen-Qi und harmonisiert die Mittel. Breit einsetzbares Mittel, aber eher bei Fülle-Beschwerden und bei gleichzeitigen Blähungen und Völlegefühl.
- **Xiao hui xiang (Foeniculi Fr):** Wärmt die Mitte und senkt rebellierendes Magen-Qi ab. Wirksames Mittel bei allen Beschwerdebildern.
- **Shi di (Kaki Calyx):** Senkt rebellierendes Magen-Qi, ist temperaturneutral und kann deshalb sehr breit eingesetzt werden.
- **Sheng jiang (Zingiberis Rh recens):** Wirksames Mittel, um rebellierendes Qi zu senken. Da es auch warm ist, muss es bei Hitze-Mustern etwas zurückhaltend (geringe Dosierung) eingesetzt werden, kann aber in kleinen Mengen jeder Mischung beigefügt werden, da es auch die Mischung als Ganzes harmonisiert.

Unterstützende Behandlungstechniken

Gittertapes

Lokal kann auf Ren Mai 12 ein Gittertape aufgebracht werden (➤ Abb. 3.19).

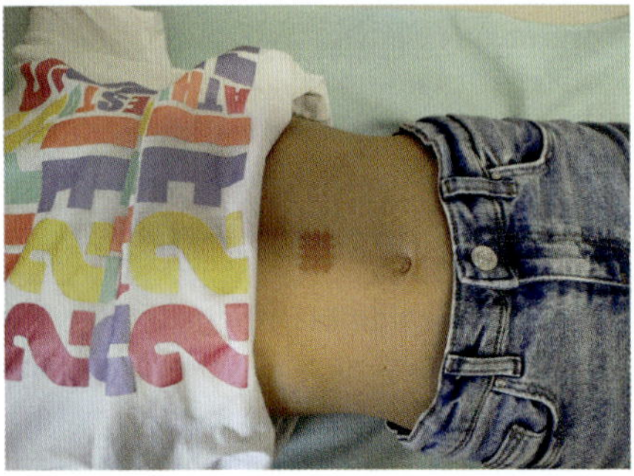

Abb. 3.19 Gittertape auf Ren 12 [M1561]

Ren Mai 12 ist der Alarmpunkt des Magens. Das aufgebrachte Gittertape verändert die Oberflächenspannung über dem Akupunkturpunkt und bewirkt so eine dauerhafte Stimulation desselben. Die Stimulation wird zusätzlich durch die permanente Bewegung des Kindes verstärkt, da dadurch ein ständiger Zug im Wechsel mit Entspannung auf das Pflaster erfolgt.

TIPP FÜR DIE ELTERN

Vermeiden bestimmter Nahrungsmittel: Leiden Kinder an Gastritis, sollte der Süßigkeitenkonsum möglichst eingeschränkt werden. Auch kohlensäurehaltige Getränke fördern die Beschwerden und sollten daher weggelassen werden. Kleinere Mahlzeiten sind von Vorteil.

KAPITEL

4 Urogenitaltrakt

Eva Fischer-Schönhart

4.1 Enuresis nocturna

Westliche Betrachtungsweise

Enuresis nocturna ist definiert als unwillkürliches Einnässen im Schlaf über das vollendete fünfte Lebensjahr hinaus (➤ Abb. 4.1). Um die Definition der Enuresis zu erfüllen, muss dieses nächtliche Einnässen mindestens drei Monate lang bestehen.

Man unterscheidet zwischen einer primären und einer sekundären Enuresis. Bei der primäreren Enuresis waren Kinder noch nie nachts trocken, bei der sekundären Enuresis tritt das Einnässen nach einer trockenen Phase von mindestens sechs Monaten wieder auf.

Zudem wird unterschieden zwischen einer monosymptomatischen Enuresis nocturna (MEN) und einer nicht-monosymptomatischen Enuresis nocturna (NMEN). Bei der MEN kommt es zum Einnässen, ohne dass eine Störung der Blasenfunktion vorliegt. Bei der NMEN spielen weitere Faktoren wie z. B. eine überaktive Blase, eine Detrusor-Sphinkter-Dyskoordination, Miktionsaufschub usw. eine Rolle.

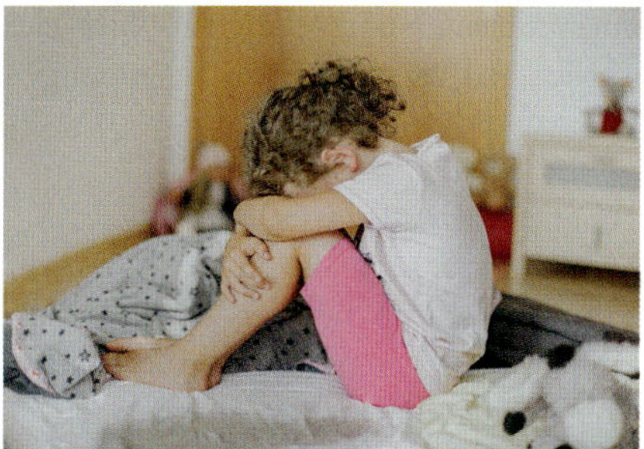

Abb. 4.1 Bettnässen [M1561]

Häufig liegt eine familiäre Vorbelastung vor. Das bedeutet, dass auch Mutter oder Vater in ihrer Kindheit von Enuresis betroffen waren. Jungen sind doppelt so häufig betroffen wie Mädchen.

Es gibt unterschiedliche Faktoren, die zu Enuresis führen können. Dazu zählen:

- Falsches Miktionsverhalten: Dies kann zu einem erhöhten Sphinktertonus und Restharnbildung führen.
- Obstipation: Durch zu viel Stuhl im Enddarm wird einerseits die Blase komprimiert und hat eine verminderte Blasenkapazität, andererseits wird der Nervenplexus, der die Blase versorgt, durch eine länger bestehende Obstipation irritiert.
- Gestörte Vasopressinregulierung: In der Nacht wird dadurch zu viel Harn produziert und die Blasenkapazität überschritten.
- Fehlende Entwicklungsreife: Das ZNS muss erst lernen, bei voller Blase den Miktionsreflex zu unterdrücken. Solange dieser Lernprozess nicht abgeschlossen ist, wacht das Kind nicht auf und nässt deshalb ein.
- Psychische Faktoren: Belastungen im sozialen Umfeld, ein Umzug, die Geburt eines Geschwisterkindes oder hohe schulische Anforderungen können eine Rolle beim nächtlichen Einnässen spielen.

Eine medizinische Abklärung der Enuresis sollte mit Eintritt in das Schulalter erfolgen.

Die Abklärung umfasst neben der körperlichen Untersuchung eine Harnprobe, einen Ultraschall des Harntraktes und des Rektumdurchmessers, eine Restharnmessung bzw. eine Harnstrahlmessung sowie das Erheben eines Miktionstagebuches. Das Miktionstagebuch muss über zwei aufeinanderfolgende Tage und Nächte geführt werden und erlaubt – wenn gut geführt – aussagekräftige Rückschlüsse auf das Miktionsverhalten.

Die Therapie besteht neben der Schulung von richtigem Miktionsverhalten je nach zugrunde liegender Ursache aus einer apparativen Verhaltenstherapie („Klingelhose") oder der medikamentösen Therapie mit Desmopressin. In weiterer Folge müssen die begleitenden Faktoren mit einbezogen werden. So kann eine psychologische Therapie oder ein physiotherapeutisch begleitetes Beckenbodentraining notwendig sein.

Östliche Betrachtungsweise und Muster

Zugrunde liegt bei Enuresis als Muster immer eine Störung des Unteren Öffners. Der Untere Öffner wird dem Element der Niere zugeordnet und umfasst Urethra, Anus und bei Mädchen die Vagina. Er reguliert das kontrollierte Öffnen und Schließen dieser unteren Körperöffnungen.

Zur Schwäche des Unteren Öffners kommen nun noch weitere Muster hinzu, durch die sich das Einnässen auf unterschiedliche Weise äußern kann:

Störung im Unteren Öffner

Wie bereits erwähnt, liegt dieses Muster **begleitend bei jeder Form des Bettnässens** vor. Es kann aber auch alleine auftreten. Ohne eine Störung im Unteren Öffner würde sich auch kein anderes Enuresis-Muster entwickeln.

Die Niere hat die Aufgabe, den Unteren Öffner aufzumachen, wenn wir Harndrang verspüren und unsere Blase entleeren. Gleichzeitig soll der Untere Öffner aber auch verhindern, dass wir ungewollt Harn verlieren.

Kinder, bei denen nur diese Pathologie vorliegt, produzieren **nachts sehr große Harnmengen.** Die Eltern berichten, dass immer die komplette Bettwäsche gewaschen werden muss, weil das Bett so nass ist.

Generell können diese Kinder noch andere Symptome einer Nierenschwäche zeigen: schwacher Rücken oder schwache Knie, Kältesymptomatik und/oder tiefgreifende Ängste.

Milz- und Lungen-Qi-Mangel

Die beiden Funktionskreise Lunge und Milz sind für den Flüssigkeitshaushalt im Körper maßgeblich verantwortlich. Die Lunge regiert neben dem Qi auch die Körperflüssigkeiten. Sie sendet diese unter anderem zu Niere und Blase. Die Milz hingegen kontrolliert den Transport bzw. die Umwandlung der Körperflüssigkeiten. Sind diese beiden Funktionskreise geschwächt, führt dies bei gleichzeitigem Vorliegen einer Schwäche des Unteren Öffners zum Einnässen.

Man unterscheidet zwischen Kindern, bei denen Einnässen aufgrund dieses Musters permanent, und Kindern, bei denen dies nur vorübergehend auftritt. Typisch wäre ein Einnässen in Phasen, in denen Kinder rekonvaleszent sind und sich von Erkrankungen erholen.

Kinder mit Milz- und Lungen-Qi-Mangel leiden unter Infektanfälligkeit, Verdauungsproblemen und Müdigkeit. Auch hier werden nachts **erhebliche Harnmengen** produziert.

Leber-Nieren-Disharmonie

Dieses Muster zeigt sich in der Praxis sehr häufig. Leber und Niere sind über die Mutter-Kind-Regel miteinander verbunden, wobei die Problematik des einen Funktionskreises die des anderen bedingt und umgekehrt.

Gleichzeitig führt eine Stagnation im Leber-Element zu einer Auslaugung der mütterlichen Niere.

Betroffene Kinder präsentieren sich in der Praxis entweder als aufbrausend und launisch, oder aber als sehr angepasst. Sie werden von den Eltern als ehrgeizig beschrieben und fallen insgesamt wenig auf. Diese Kinder wollen gerne gefallen und versuchen, es ihrem sozialen Umfeld recht zu machen. Sie erleben, dass das Bettnässen auch für die Eltern eine Belastung ist und haben deswegen ein schlechtes Gewissen. All dies führt zu einer Leber-Qi-Stagnation.

Die Leber-Qi-Stagnation zusammen mit der Schwäche im Unteren Öffner führt zum **Einnässen,** welches **sehr unregelmäßig** vorkommt. Es lässt sich scheinbar kein Muster hinsichtlich Frequenz und Harnmenge erkennen. Löst man diese Leber-Qi-Stagnation im Rahmen einer Akupunktursitzung, sind die Kinder meist einige Nächte in Folge trocken. Die Stärkung der Niere bedarf allerdings zumeist weiterer Sitzungen, um die Enuresis dauerhaft zu beenden.

Herz-Nieren-Disharmonie

Herz und Niere sind voneinander abhängig. Herz-Feuer aktiviert die Niere. Das Nieren-Wasser wiederum kühlt das Herz-Feuer. Das Öffnen und Schließen des Unteren Öffners bedingt ein harmonisches Miteinander von Herz und Niere. Nur wenn Herz und Niere frei und unbehindert kommunizieren, kann die Niere den Unteren Öffner schließen, wenn vom Herz die entsprechende Information kommt. Kinder mit einer Herz-Nieren-Disharmonie zeigen oft zusätzlich Zeichen von Unruhe und Konzentrationsstörungen.

Je nach Muster ist therapeutisch eine unterschiedliche Vorgehensweise erforderlich.

Akupunktur

➢ Abb. 4.2

Basisprogramm

- **Ren 3:** Alarmpunkt der Blase
- **MP 6:** tonisiert die 3 Yin-Meridiane unten, reguliert die Miktion, wandelt Feuchtigkeit um
- **Du 20:** bei sehr tiefem Schlaf

Individuelle Punktkombinationen

Schwäche im Unteren Öffner

- Bl 23: Zustimmungspunkt der Niere
- Bl 28: Zustimmungspunkt der Blase
- Ni 3: stärkt das Nieren-Yin, -Yang und die Essenz
- Ni 7: reguliert die Wasserumwandlung und unterstützt das Öffnen und Schließen des Unteren Öffners
- Bei diesem Muster sollte *Moxibustion* angewendet werden

Milz- und Lungen-Qi-Mangel

- Ma 36: stärkt Milz und Magen
- MP 2: Tonisierungspunkt der Milz
- Lu 9: Tonisierungspunkt der Lunge
- Lu 7: reguliert die Wasserwege

Leber-Nieren-Disharmonie

- Le 3: reguliert und stärkt die Leber
- Le 8: bei übelriechendem Harn und rezidivierenden Harnwegsinfekten; leitet feuchte Hitze aus dem Urogenitaltrakt
- Le 11: unterstützt den Unteren Jiao und hilft bei Enuresis
- Nierenstärkende Punkte: vgl. Schwäche im Unteren Öffner

Herz-Nieren-Disharmonie

- He 7 mit Ni 3: reguliert Herz und Niere mit einem Fokus auf Nähren und Stärken von Herz und Niere
- He 3 mit Ni 10: reguliert Herz und Niere mit einem Fokus auf Klären und Kühlen
- Lu 7 mit Ni 6: öffnet das Ren Mai-Gefäß und unterstützt dadurch die freie Kommunikation zwischen oberem und unterem Erwärmer
- Bl 15 mit Bl 23: reguliert Herz und Niere

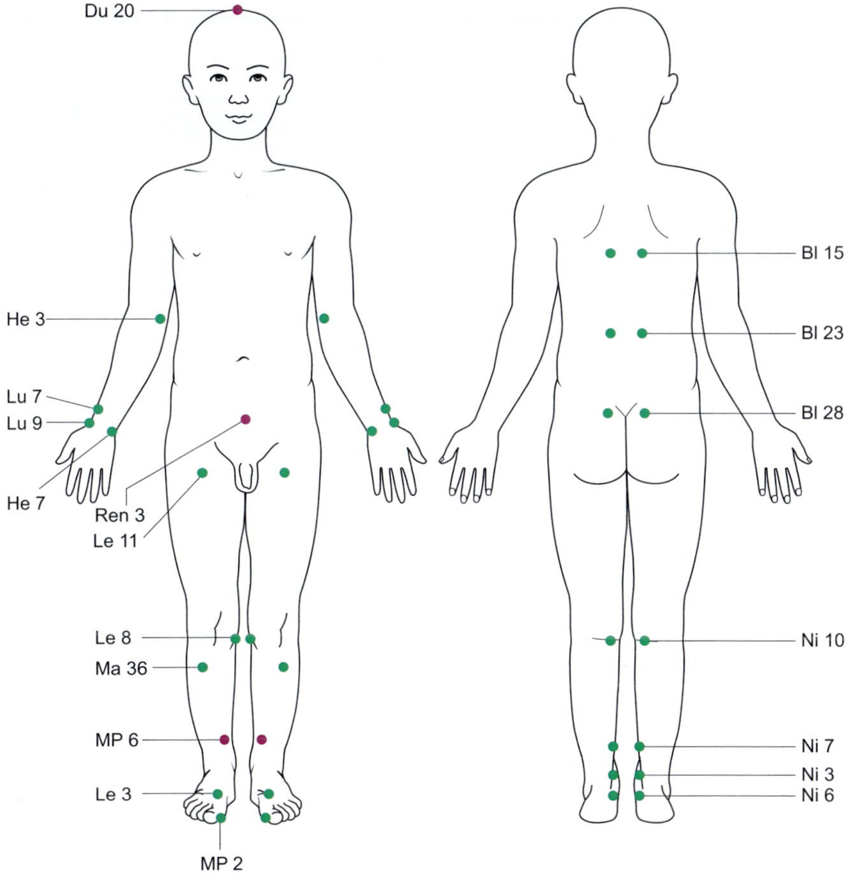

Abb. 4.2 Akupunkturpunkte: Enuresis [L143, M1561]

Arzneitherapie

Der untere Öffner kann mit einer **Suo quan wan-Modifikation** unterstützt werden. Diese Mischung kann bei Milz- und Lungen-Qi-Mangel und bei Leber-Nieren-Disharmonie modifiziert werden.

Liegt eine Herz-Nieren-Disharmonie vor, ist **Sang piao xiao san** die Basisrezeptur.

Suo quan wan-Modifikation

- Yi zhi ren (Alpiniae oxyphyllae Fr) 9 g
- Wu yao (Linderae Rx) 6 g
- Shan yao (Dioscoreae Rh) 12 g
- Tu si zi (Cuscutae Sm) 15 g
- Fu pen zi (Rubi Fr) 9 g
- Sang piao xiao (Mantidis Ootheca) 6 g

Bei Zeichen von ausgeprägterem **Nieren-Yin- und -Yang-Mangel** folgende Mittel beifügen:

- Nü zhen zi (Ligustri lucidi Fr) 12 g
- Shu di (Rehmanniae Rx prep) 9 g
- Wu wei zi (Schisandrae Fr) 9 g
- Shan zhu yu (Corni Fr) 6 g

Bei Zeichen von **Milz- und Lungen-Qi-Mangel** folgende Mittel beifügen:
- Huang qi (Astragali Rx) 9–12 g
- Bai zhu (Atractylodis Rh) 9 g
- Dang shen (Codonopsis Rx) 9 g

Bei Zeichen von **Leber-Qi-Stagnation** folgende Mittel beifügen:
- Xiang fu (Cyperi Rh) 6 g
- Bai shao (Paeoniae Rx alba) 9 g
- Chai hu (Bupleuri Rx) 9 g

Bei Zeichen von **aufsteigendem Leber-Qi,** möglicherweise mit Leber-Hitze, mit Wutausbrüchen und Gereiztheit, folgende Mittel beifügen:
- Mu li (Ostreae Concha) 6 g
- Long gu ((Fossilia Ossis Mastodi) 6 g
- bei Hitze: Zhi zi (Gardeniae Fr) 4–6 g

Sang piao xiao san

- Sang piao xiao (Mantidis Ootheca) 9 g
- Long gu (Fossilia Ossis Mastodi) 12 g
- Nu zhen zi (Ligustri lucidi Sm) 12 g[1]
- Yuan zhi (Polygalae Rh) 4 g
- Fu shen (Sclerotium Poria pararadicis) 9 g
- Ren shen (Ginseng Rx) 6 g
- Dang gui (Angelicae sinensis Rx) 6 g
- Bai zhi (Angelicae dahuricae Rx)[2] 3 g

Um **stärker zu adstringieren,** folgende Mittel beifügen:
- Tu si zi (Cuscutae Sm) 12–15 g
- Shan yao (Dioscoreae Rh) 12 g
- Yi zhi ren (Alpiniae oxyphyllae Fr) 9 g

Unterstützende Behandlungstechniken

Tuina

Zur Energetisierung des Harntrakts massiert man mit sanftem Vibrieren ein bis zwei Minuten lang mit dem Zeige- und Ringfinger den Bereich um Ren 3 und Ren 4

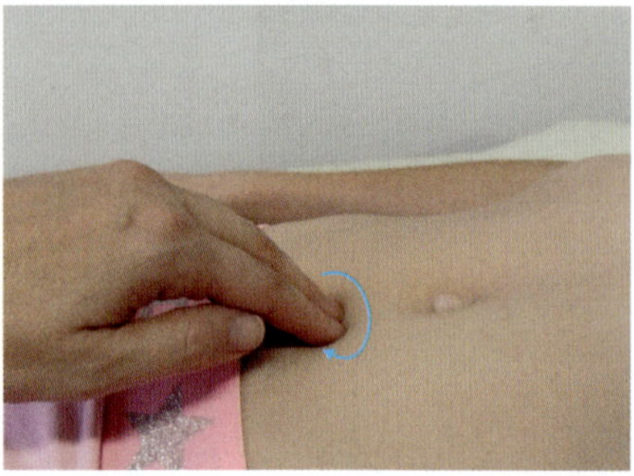

Abb. 4.3 Tuina bei Ren 3 und 4 [M1561]

(➤ Abb. 4.3). Um die Niere zu stärken, kann danach auch Wärme appliziert werden (Moxibustion).

TIPP FÜR DIE ELTERN

Das **Trinkverhalten** des Kindes muss genau evaluiert werden. In der Praxis zeigt sich häufig, dass Kinder in der ersten Tageshälfte kaum Flüssigkeit zu sich nehmen und die Haupttrinkmenge somit auf die zweite Tageshälfte verlagert ist. Eltern und Kindern muss erklärt werden, dass alle Flüssigkeit, die aufgenommen wird, auch wieder ausgeschieden wird. Wird zu spät getrunken, kommt der Harndrang nachts. Schlafen die Kinder zu tief und werden durch den Miktionsreiz nicht wach, kommt es zum nächtlichen Einnässen. Nach dem Abendessen sollte daher keine Flüssigkeitszufuhr mehr erfolgen.
Kinder sollen im Sitzen urinieren. Dabei sollten ihre Beine einen rechten Winkel zum Boden bilden und nicht in der Luft baumeln. Oft ist ein Schemel hilfreich, auf dem die Kinder ihre Füße abstellen können. Durch eine korrekte Sitzposition kann der Beckenboden gut entspannen und die Blase wird optimal entleert.

---

1 Ersetzt Gui ban (Testudinis plastrum), das geschützt ist.

2 Ersetzt Shi chang pu (Acori tatarinowii Rh), da bei Kindern kontraindiziert.

4.2 Zystitis und Reizblase

Westliche Betrachtungsweise

Kinder mit einer **Blasenentzündung** klagen primär über Bauchschmerzen, Brennen beim Harnlassen und häufigen Harndrang. Ist die Infektion sehr stark, kommen auch systemische Symptome wie Schüttelfrost, Fieber und – bei einer Nierenbeteiligung – Flankenschmerzen hinzu. Festgestellt wird der Harnwegsinfekt neben der klinischen Symptomatik mittels Harnstreifentest durch Untersuchung des Mittelstrahlharns. Fällt dieser Test positiv aus, so wird die Zystitis mittels Antibiose behandelt.

Eine **Reizblase,** umgangssprachlich auch nervöse Blase genannt, ist gekennzeichnet durch häufigen Harndrang mit geringer Harnmenge. Eine Reizblase tritt oft ohne organische Ursache auf. Nervosität und Ängste zählen neben Obstipation bei Kindern zu den häufigsten Ursachen. Auch falsches Miktionsverhalten bei Kindern, die sich keine Zeit für den Toilettengang nehmen, ist oft ursächlich für eine Reizblase. Wichtige Maßnahmen bei bestehender Reizblase sind

- Verhaltenstherapie
- funktionelles Beckenbodentraining und Biofeedback

Östliche Betrachtungsweise und Muster

Eine Zystitis betrifft immer den Funktionskreis Niere/Blase. Dabei entwickelt sich in der Blase feuchte Hitze bzw. Hitze.

Kälte dringt in die Blase ein und führt zu feuchter Hitze

Bei dieser Form dringt **Kälte von außen in die Blase** ein. Dies geschieht z. B. durch zu langes Sitzen auf einer zu kalten Oberfläche oder wenn Kinder nach dem Schwimmen die nassen Badesachen nicht wechseln.

Die Kälte dringt direkt in die Blase ein und führt dort zu schmerzhafter Obstruktion. Die Kinder haben Bauchschmerzen und ein Kältegefühl, welches aber vor allem kleinere Kinder so selten artikulieren.

Stagniert die Kälte in der Blase und wird nicht gleich mit Wärme entgegengewirkt, wandelt sich diese Kälte in feuchte Hitze um. Nun besteht das klassische Bild einer **Zystitis** mit einem positivem Harnstreifentest. Ausdruck der Feuchtigkeit ist der viele, trübe Harn. Zeichen für die Hitze sind der üble Geruch des Harns und evtl. begleitendes Fieber. Je konzentrierter der Harn, umso stärker ist der Hitzeanteil.

Herz-Hitze entleert sich in die Blase

Die Organe der Kinder sind noch unreif, solange sich die Kinder in der Entwicklung befinden.

Das Herz ist vor allem für **emotionale Dysbalancen** anfällig. Belastet Kinder etwas seelisch oder sie sind sehr aufgeregt wegen eines freudigen Ereignisses, kann sich eine sogenannte Herz-Hitze entwickeln. Diese Herz-Hitze entleert sich oftmals in die Blase und führt zu den typischen Beschwerden einer **Reizblase:** häufiger Harndrang, Brennen beim Urinieren. Es finden sich allerdings keine Bakterien im Harn. Die Symptome klingen oft rasch wieder ab, treten aber in emotionsgeladenen Situationen immer wieder auf.

Da die Wurzel der Beschwerden im Herzen liegt, muss auch dieses mit in die Behandlung einbezogen werden.

Je nach vorliegendem Muster ist eine unterschiedliche therapeutische Vorgehensweise erforderlich.

4

Akupunktur

➢ Abb. 4.4

Basisprogramm

- **Ren 3-Bl 28:** Alarmpunkt und Zustimmungspunkt der Blase
- **MP 6:** tonisiert die 3 Yin-Meridiane unten, reguliert die Miktion, wandelt Feuchtigkeit um
- **MP 9:** reguliert den Qi-Fluss im Unterbauch, leitet Kälte und Feuchtigkeit aus
- **Ren 5:** Alarmpunkt des San Jiao, bewegt die Wasserwege
- **Le 3:** löst Obstruktion, indem es das Qi bewegt, leitet Feuchtigkeit aus dem Unteren Jiao
- **Le 8:** unterstützt die Blase, indem es feuchte Hitze aus dem Unteren Jiao ausleitet
- **Bl 63:** Xi-Spalt-Punkt, um Schmerzen in der Blase zu stoppen

Individuelle Punktkombinationen

Kälte dringt in die Blase ein und führt zu feuchter Hitze

- Ren 3: Alarmpunkt der Blase
- Bl 23: Zustimmungspunkt der Niere
- Bl 28: Zustimmungspunkt der Blase
- Ni 3: stärkt das Nieren-Yin, Nieren-Yang und die Essenz

Cave: Bei diesem Muster sollte zu Beginn *Moxibustion* angewendet werden. Sobald Hitzesymptome hinzukommen, sollte auf Moxibustion verzichtet werden.

Herz-Hitze entleert sich in die Blase

- He 7: beruhigt den Geist und klärt Herz-Hitze
- He 8: beruhigt den Geist, klärt Herz-Feuer bei starker Agitiertheit
- Ex HN 3 Yintang: stark den Geist beruhigend
- Bl 15: Zustimmungspunkt des Herzens; klärt Herz-Hitze, reguliert das Herz-Qi

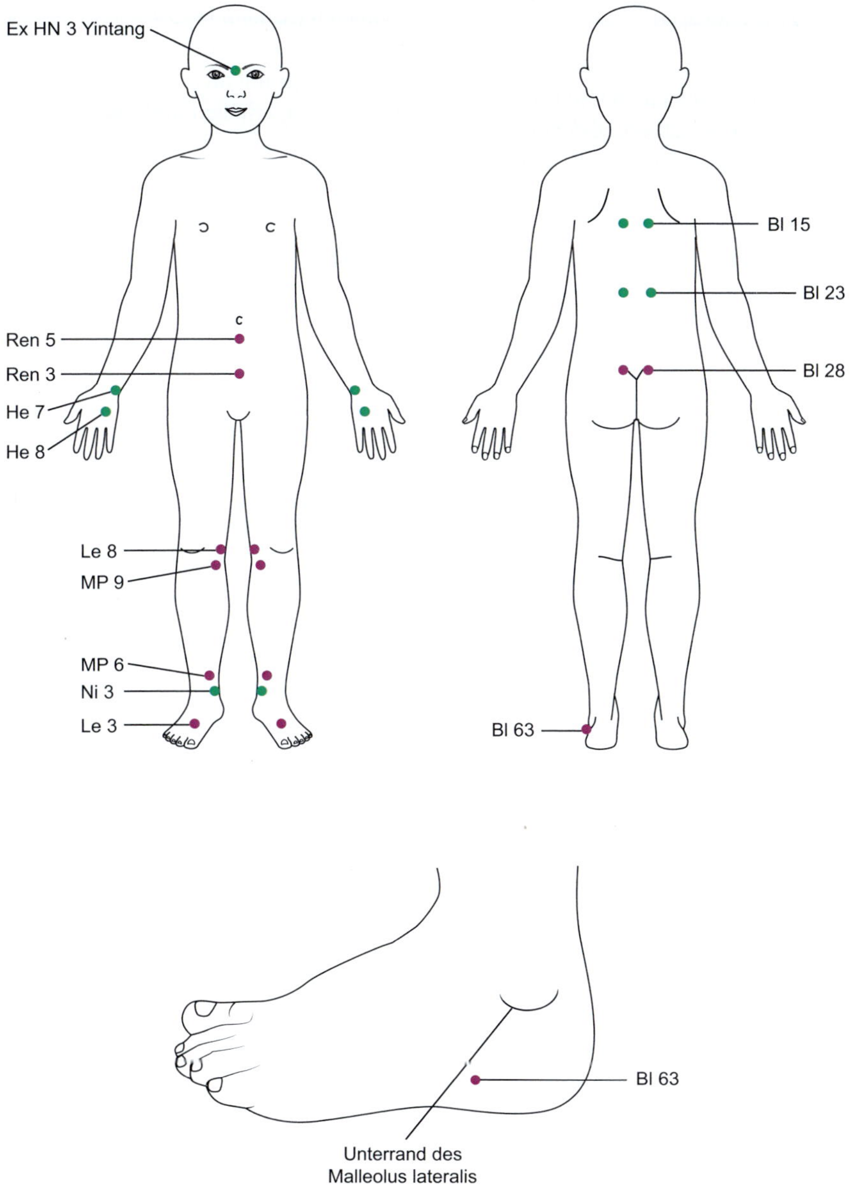

Abb. 4.4 Akupunkturpunkte: Zystitis und Reizblase [L143, L138, M1561]

Arzneitherapie

Tritt Kälte in die Blase ein, befreit und wärmt man das Blasen-Qi und leitet Feuchtigkeit aus, die sich aufgrund der eingedrungenen Kälte rasch ansammelt. Dafür kann eine Modifikation von **Bi xie fen qing yin** eingesetzt werden. Wenn sich die Kälte in der Blase in feuchte Hitze umwandelt, wird diese Rezeptur entsprechend modifiziert.

Wenn sich Herz-Hitze in die Blase entleert, kann eine Modifikation von **Dao chi san** eingesetzt werden.

Bi xie feng qing yin-Modifikation

- Bi xie (Dioscoreae hypoglauca Rh) 12 g
- Yi zhi ren (Alpiniae oxyphyllae Fr) 6 g
- Wu yao (Linderae Rx) 6 g
- Gui zhi (Cinnamomi Rm) 9 g
- Fu ling (Poria) 12 g
- Gan cao (Glycyrrhizae Rx) 3 g

Bei **ausgeprägter Feuchtigkeit** folgende Mittel beifügen:

- Cang zhu (Atractylodis Rh) 6 g
- Zhu ling (Polyporus) 6 g

Bei Zeichen von **Hitzetransformation** (z. B. brennender Urin) Yi zhi ren, Wu yao und Gui zhi weglassen und folgende Mittel beifügen:

- Ze xie (Alismatis) 9 g
- Che qian cao (Plantaginis Hb) 9 g
- Huang bo (Phellodendri Cx) 3–6 g

Bei **ausgeprägter oder toxischer Hitze** mit starker Symptomatik oder bei chronifizierten Beschwerden zur vorangehenden Rezeptur noch folgende Mittel beifügen:

- Chuan xin lian (Andrographitis Hb) 9 g, bei chronifizierten Beschwerden 3 g
- Tu fu ling (Smilacis glabrae Rh) 12 g

Dao chi san-Modifikation

- Zhi zi (Gardeniae Fr) 3 g
- Deng xin cao (Junci Medulla) 3 g
- Sheng di huang (Rehmanniae Rx) 12 g
- Ze xie (Alismatis Rh) 9 g
- Zhi mu (Anemarrhenae Rx) 6 g
- Fu shen (Sclerotium Poria pararadicis) 12 g
- Sha ren (Amomi Fr) 3 g
- Gan cao (Glycyrrhizae Rx) 3 g

Bei **Schlafproblemen** die Dosis von Fu shen auf 15 g erhöhen und folgende Mittel beifügen:

- Yuan zhi (Polygalae Rx) 9 g
- Suan zao ren (Zizyphi spinosae Sm) 9–12 g
- Zhen zhu mu (Margaritiferae Concha usta) 3 g

Unterstützende Behandlungstechniken

Moxibustion

In der Praxis wird die Moxibustion (➤ Abb. 4.5) gerne mit elektrischen Moxa-Lampen durchgeführt. Bei Kindern sollte diese Technik jedoch mit Vorsicht eingesetzt werden, da sie zu Verbrennungen führen kann. Das kann mit einem elektrischen Hand-Moxa-Gerät nicht passieren, weil das Gerät nur punktuell wärmt und der Therapeut seine Finger direkt zum moxibustierten Punkt legen und so die Temperatur fühlen kann. Bei größeren Kindern und Jugendlichen jedoch kann auch die Moxa-Lampe zum Einsatz kommen.

Die Eltern müssen wissen, dass bei kleinen Kindern Wärmeauflagen zu Hause ebenso mit Vorsicht angewandt werden müssen. Vor allem sollte die Wärmeanwendung nur bei entsprechender Indikation analog vorliegendem Muster erfolgen.

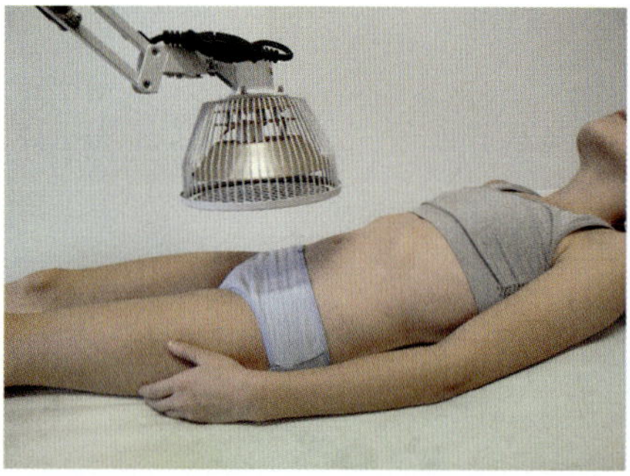

Abb. 4.5 Moxibustion bei kältebedingter Zystitis [M1561]

TIPP FÜR DIE ELTERN

- Vor allem die Füße (und Knöchel!) und die Nierengegend sollen unbedingt warmgehalten werden.
- Auf ausreichend Flüssigkeitszufuhr achten.
- Blasentees helfen, die Harnwege zu spülen.
- Preiselbeerpräparate erschweren die Anheftung der Bakterien an der Blasenwand und sollten daher ebenfalls verabreicht werden.
- **Blasenwickel:** Blasenwickel mit naturreinem ätherischem Eukalyptusöl wirken entzündungshemmend und spasmolytisch. Ab dem zweiten Lebensjahr kann dieser Wickel angewendet werden. Man beginnt bei sehr kleinen Kindern mit 2 Tropfen Öl, welches man mit einem qualitativ hochwertigen Trägeröl vermischt und auf eine Kompresse gibt, und steigert die Dosis bis ins jugendliche Alter auf bis zu 5 Tropfen. Die leicht vorgewärmte Kompresse wird dann auf die Blasenregion aufgebracht. Darüber wird eine wärmende Schicht gelegt. Das kann ein Schal oder auch eine Wollkompresse sein. Der Wickel wird für rund 20 Minuten auf dem Unterbauch belassen. Die Kinder sollen während des Wickels ruhen.

KAPITEL

5 Haut

5.1 Milchschorf

Simon Becker

Westliche Betrachtungsweise

Milchschorf, medizinisch als infantile seborrhoische Dermatitis bekannt, betrifft etwa 10 % der Säuglinge im Alter zwischen drei Monaten und einem Jahr. Er ist zu differenzieren von Kopfgneis, der *innerhalb* der ersten drei Monate auftritt.

Kopfgneis sieht dem Milchschorf sehr ähnlich, ist aber eine harmlose vorübergehende Hauterkrankung, welche nach dem dritten Lebensmonat von selbst verschwindet. Kopfgneis ist durch weiche, gelb-braune Schuppen ohne oder mit nur leichter Rötung gekennzeichnet. In der Regel verursacht Kopfgneis keinen Juckreiz. Kopfgneis entsteht aufgrund einer Talgdrüsenüberproduktion. Eine Behandlung ist nicht erforderlich.

Milchschorf hingegen tritt normalerweise *nach* dem dritten Lebensmonat auf und verschwindet in der Regel bis zum 12. Lebensmonat von selbst, kann vereinzelt aber auch bis zum Schulalter andauern. Milchschorf betrifft hauptsächlich die Kopfhaut, breitet sich selten aber auch auf das Gesicht, den Nacken oder den Windelbereich aus.

Die gelb-braunen Schuppen sind fest, die Haut unter den Schuppen ist gerötet und nässend. Meistens besteht deutlicher Juckreiz und die Haut ist aufgekratzt, was Schmerzen verursachen kann. Im Gegensatz zu Kopfgneis führt Milchschorf bei betroffenen Kindern zu Juckreiz, was zu verstärktem Quengeln, Schreien und schlechtem Schlaf führt.

Während die exakte Ursache von Milchschorf nicht eindeutig geklärt ist, gibt es mehrere Faktoren, die zur Entwicklung dieser Hauterkrankung beitragen können. Ein Pilzbefall mit dem Hefepilz Malassezia, der natürlicherweise auf der Haut vorkommt, ist wahrscheinlich. Zusätzlich werden aber auch genetische Faktoren, Umgebungsbedingungen, Exposition gegenüber Tabakrauch oder stressinduzierende Lebensumstände als mögliche Ursachen diskutiert.

Milchschorf kann ein Indikator für eine beginnende **atopische Dermatitis** (Neurodermitis) sein, insbesondere wenn die Eltern von Neurodermitis betroffen sind.

Grundsätzlich sollte die Ablösung der Schuppen bei Milchschorf nur mit größter Vorsicht erfolgen (siehe Tipp für die Eltern weiter unten). Das Ablösen von festsitzenden Schuppen könnte die zugrunde liegende Entzündung noch weiter schüren. In sehr ausgeprägten Fällen kommen immunmodulatorische Cremes und gegebenenfalls auch kortisonhaltige Salben zum Einsatz. Auch juckreizstillende Cremes werden angewandt (➤ Abb. 5.1).

Östliche Betrachtungsweise und Muster

Die schuppigen, geröteten und juckenden Läsionen von Milchschorf sind eine deutliche Indikation für das zugrunde liegende Muster: **feuchte Hitze mit Blut-Hitze und Wind.** Je stärker die Rötung, desto intensiver

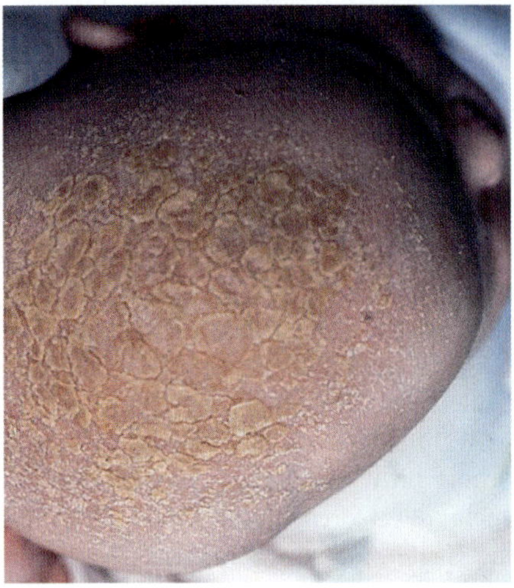

Abb. 5.1 Seborrhoisches Ekzem des Säuglings [E816]

ist die Blut-Hitze. Je ausgeprägter der Juckreiz, desto stärker ist der Wind.

Die Feuchtigkeit entwickelt sich aufgrund der unreifen Milz, die insbesondere in den ersten Monaten mit der Verdauung der Nahrung überfordert ist und deshalb zur Ansammlung von Feuchtigkeit führt. Gleichzeitig bringen Kinder oft fötale Hitze oder Toxine aus der Schwangerschaft mit. Ebenfalls neigen Kinder zu einem Überschuss an Yang. Das ist wichtig, um das immense Wachstum und die Entwicklung der ersten Monate und Jahre anzutreiben. Diese Yang-Fülle transformiert aber auch schnell Hitze, kombiniert mit der Feuchtigkeit, und wird ebenfalls zu feuchter Hitze. Ist die Hitze ausgeprägt, fließt sie auch ins Blut über und zeigt sich als Blut-Hitze. Diese Hitze wiederum verursacht Wind.

Die fötalen Toxine arbeiten sich nach der Geburt gerne nach außen und werden dadurch eliminiert. Gleichzeitig wird die Milz täglich etwas reifer und kann besser mit der Nahrung umgehen. Die Feuchtigkeit nimmt ab. Milchschorf verschwindet deshalb oft spontan. Eine Therapie kann diesen Prozess unterstützen.

Akupunktur

➢ Abb. 5.2

Basisprogramm

- **Di 11:** klärt Hitze aus dem Yangming, stillt den Juckreiz
- **Ma 36:** stärkt die Milz und unterstützt die Umwandlung von Nahrungsmitteln
- **Mi 9:** eliminiert Feuchtigkeit und aktiviert die Milz
- **Ma 44:** bei starker Hitze im Kopfbereich kann dieser Punkt weitere Hitze aus dem Yangming klären
- **Lu 9** mit **Mi 3:** stärkt die Lunge und reguliert die Haut; eine wichtige Kombination bei allen Hautproblemen

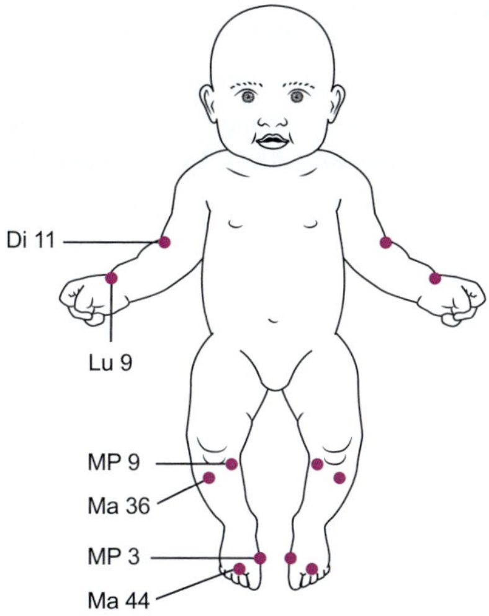

Abb. 5.2 Akupunkturpunkte: Milchschorf [L138, L143, M1561]

Arzneitherapie

Die Arzneirezeptur bei Milchschorf unterstützt die Milz, trocknet und eliminiert Feuchtigkeit und klärt Hitze. Dabei liegt der Fokus auf dem Kopf. Als Basismischung kann eine Kombination aus modifiziertem **San miao san mit Bao he wan** verwendet werden.

Milchschorf-Basismischung

- Huang qin (Scutellariae Rx) 9 g
- Zhi zi (Gardeniae Fr) 6 g
- Lian qiao (Forsythiae Fr) 6–9 g
- Chan tui (Periostracum Cicadae) 6–9 g
- Bei xie (Dioscoreae hypoglaucae Rh) 9–12 g
- Chen pi (Citri reticulatae Pc) 6 g
- Fu ling (Poria) 9 g
- Yi yi ren (Coicis Sm) 12 g
- Shan zha (Crataegi Fr) 6 g
- Mai ya (Hordei Fr germinatus) 6 g

Bei intensivem **Juckreiz** folgende Mittel beifügen:

- Jing jie (Schizonepetae Hb) 6–9 g
- Fang feng (Saposhnikoviae Rx) 9–12 g
- Ci ji li (Tribuli Fr) 9 g

TIPP FÜR DIE ELTERN

Ölhaube: Man kann auf betroffene Stellen großzügig reines Kokosfett oder Olivenöl von guter Qualität auftupfen und lässt dieses mindestens drei Stunden oder besser noch über Nacht einwirken. Dazu kann dem Baby beispielsweise eine Haube auf den mit Öl betupften Kopf aufgesetzt werden. Danach versucht man, die Schuppen vorsichtig abzulösen, aber nur wenn diese sich leicht entfernen lassen.

5

5.2 Windeldermatitis

Eva Fischer-Schönhart

Westliche Betrachtungsweise

Bei einer Windeldermatitis handelt es sich um eine entzündliche Reaktion im Genitalbereich des Säuglings (➤ Abb. 5.3). Die Hauteffloreszenzen können dabei gerötet, trocken-schuppig oder auch nässend sein.

Werden Windeln zu eng angelegt oder zu selten gewechselt, spalten die sich bildenden Bakterien Harnstoff in Ammoniak auf, was die Haut zusätzlich reizt. Es besteht die Gefahr, dass betroffene Kinder zusätzlich eine genitale Pilzinfektion entwickeln.

Zu den Ursachen zählen:

- Zu feuchtes Milieu im Windelbereich; dies kann durch zu seltenes Wechseln der Windeln entstehen
- Stark reizender Stuhl
- Reaktion auf Windelbestandteile
- Mangelnde Reinigung anogenital
- Generelle Ekzemneigung oder Psoriasis

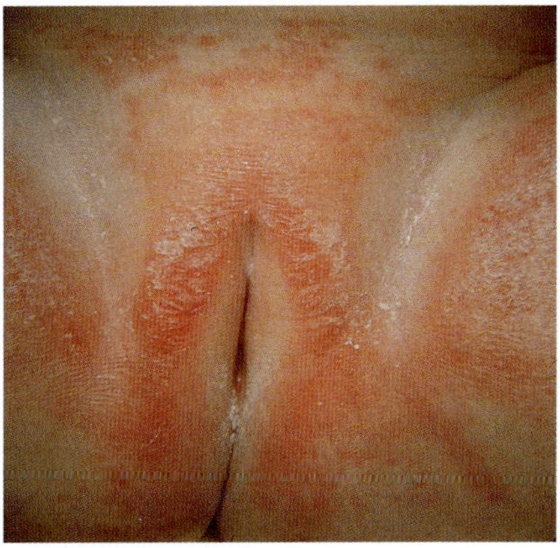

Abb. 5.3 Windelekzem [G194]

Als westliche Therapieempfehlung gilt in erster Linie das Sauber- und Trockenhalten des Genitalbereichs. Säuglinge sollten möglichst oft ohne Hose strampeln dürfen.

Zudem kommen trocknende Salben vor allem bei einer nässenden Windeldermatitis zum Einsatz.

Östliche Betrachtungsweise und Muster

Von einer Windeldermatitis spricht man, wenn sich Hitze und/oder Feuchtigkeit im Unteren Jiao ansammelt.

Die Ursache dafür finden wir fast immer in einer schwachen bzw. unreifen Verdauung. Durch die Schwäche der Mitte sammelt sich Feuchtigkeit, die sich im Unteren Erwärmer anhäuft, Hitze transformiert und die nässenden und roten Ausschläge verursacht. Je nach vorrangiger Pathologie zeigt sich die Dermatitis eher nässend oder rot bzw. als Mischform.

Abhängig von der vorherrschenden Pathologie wird therapeutisch das Augenmerk auf unterschiedliche Akupunkturpunkte gelegt.

5

Akupunktur

➤ Abb. 5.4

- **Ma 36:** tonisiert die Milz
- **MP 6:** tonisiert die 3 Yin-Meridiane unten, wandelt Feuchtigkeit im Unteren Jiao um
- **MP 9:** reguliert den Qi-Fluss im Unteren Jiao, leitet Feuchtigkeit aus
- **Le 8:** leitet feuchte Hitze aus dem Unteren Jiao aus
- **Di 11:** klärt Hitze aus dem Darm, leitet Feuchtigkeit aus der Haut
- **Bl 40:** klärt Blut-Hitze, leitet Toxine aus

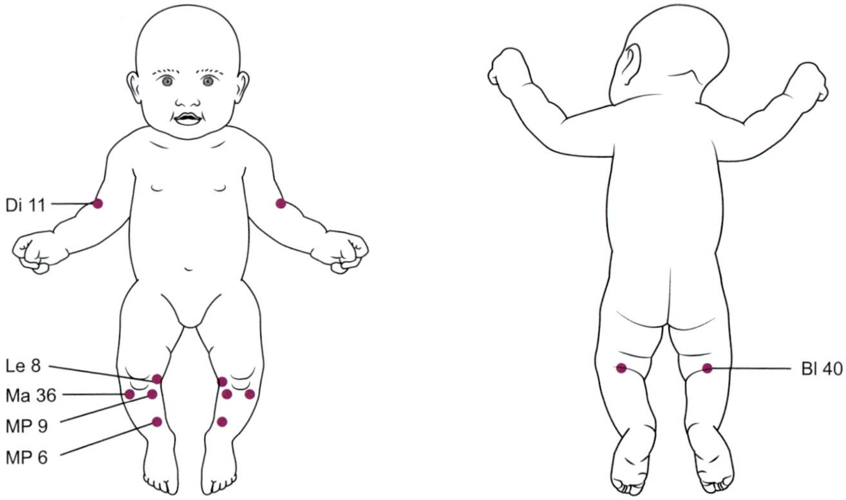

Abb. 5.4 Akupunkturpunkte: Windeldermatitis [L138, L143, M1561]

Arzneitherapie

Bei Windeldermatitis müssen sowohl Hitze-Toxine als auch Feuchtigkeit aus dem Unteren Erwärmer geklärt werden. Je nach Präsentation fokussiert die Mischung stärker auf das eine oder andere. Da es sich jeweils um sehr kleine Kinder mit unreifer Mitte handelt, muss darauf geachtet werden, dass die Mischung für die Mitte nicht zu kalt ist und die Verdauung unterstützt. Als Basismischung kann eine **Modifikation von Si Miao San** verwendet werden.

Si Miao San-Modifikation

- Cang zhu (Atractylodis Rh) 6–9 g
- Fu ling (Poria) 9–12 g
- Yi yi ren (Coicis Sm) 15 g
- Huang qin (Scutellariae Rx) 9–12 g
- Huang bai (Phellodendri Cx) 3–6 g
- Lian qiao (Forsythiae Fr) 9 g
- Shen qu (Massa medicata fermentata) 9 g
- Shan zha (Crataegi Fr) 9 g
- Lai fu zi (Raphanie Sm) 9 g
- Zhi gan cao (Glycyrrhizae Rx prep) 3 g

Bei **ausgeprägter Feuchtigkeit** mit nässenden Läsionen folgende Mittel beifügen:

- Bai bian dou (Lablab Sm album) 15 g
- Bi xie (Dioscoreae hypoglauca Rh) 9–12 g

Bei **ausgeprägten Hitzezeichen** mit starker Rötung und stark stinkenden Stühlen folgende Mittel beifügen:

- Zhi zi (Gardeniae Fr) 6–9 g
- Yin chen hao (Artemesiae scopariae Hb) 9 g

Bei **deutlicher toxischer Hitze** mit rissiger Haut, Eiterbildung und sehr aktivem und ausgeprägtem Krankheitsverlauf folgende Mittel beifügen:

- Jin yin hua (Lonicerae Fl) 6–9 g
- Da qing ye (Isatidis Fo) 6–9 g

Grundsätzlich sind die die Nahrungsstagnation umwandelnden sowie die Feuchtigkeit ausleitenden Mittel ausreichend, um die Milz zu unterstützen. Auf warme Qi-tonisierende Mittel kann in den meisten Fällen verzichtet werden. Soll die Milz trotzdem tonisiert werden, können folgende Mittel beigefügt werden:

- Bai zhu (Atractylodis macrocephalae Rh) 6–9 g
- Tai zi shen (Pseudostellariae Rx) 6–12 g
- Dang shen (Codonopsis Rx) 9 g
- Fu ling (Poria) 12 g

Unterstützende Behandlungstechniken

Lokale Laserung

Die entzündeten Hautareale sollten lokal gelasert werden. Ein Blaulicht-Laser ist rotem Laserlicht vorzuziehen. Blaulicht-Laser haben eine geringere Wellenlänge und eignen sich besonders gut zur lokalen Bestrahlung akuter Entzündungen.

Ernährungsempfehlungen

Wird der Säugling noch gestillt, sollten der stillenden Mutter Ratschläge zur Ernährung erteilt werden. Scharfe, zu heiß zubereitete Speisen sollten ebenso gemieden werden wie zu viel Rohkost und Fast Food. Ist die Verdauung der Mutter belastet, überträgt sich das meist auch auf den Säugling. Das trifft auch auf sehr heiße Nahrungsmittel zu: Die Hitze wird an das Baby weitergegeben und kann die Rötung im Windelbereich noch verstärken.

TIPP FÜR DIE ELTERN

Zinksalbe lindert – dünn aufgetragen – nässende und gerötete Ekzeme.

5

5.3 Neurodermitis

Simon Becker

Westliche Betrachtungsweise

Neurodermitis, auch bekannt als atopische Dermatitis, ist eine häufige chronische Hauterkrankung, die oft schon im Kleinkindalter auftritt. Sie ist durch trockene, juckende und entzündete Hautstellen gekennzeichnet und kann das Leben der betroffenen Kinder und ihrer Familien qualitativ beeinträchtigen (➤ Abb. 5.5).

Weltweit sind schätzungsweise bis zu 20 % aller Kinder von Neurodermitis betroffen. Die Krankheit kann in jedem Alter auftreten, entsteht aber häufig bereits in den ersten Lebensmonaten. Bei vielen Kindern bessert sich der Zustand mit zunehmendem Alter, jedoch kann die Krankheit bei einigen in das Erwachsenenalter hinein fortbestehen.

Die genaue Ursache der Neurodermitis ist noch nicht vollständig geklärt. Man vermutet jedoch, dass eine Kombination aus genetischen, umweltbedingten und immunologischen Faktoren zur Entwicklung der Krankheit beiträgt. Menschen mit Neurodermitis haben eine gestörte Hautbarriere, was dazu führt, dass die Haut Feuchtigkeit verliert und anfälliger für Allergene und bakterielle Infektionen wird.

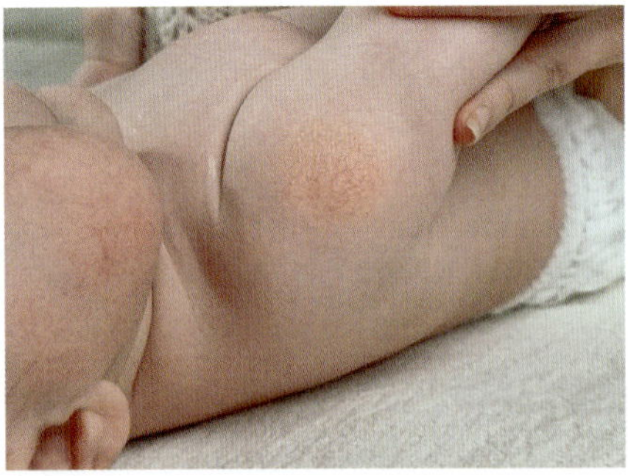

Abb. 5.5 Neurodermitis im Säuglingsalter [J787–241]

Die typischen Symptome der Neurodermitis sind Hautrötungen, starker Juckreiz und trockene Haut. Diese können sich durch Kratzen weiter verschlimmern, was zu einer sogenannten Juck-Kratz-Spirale führt. Dadurch wird die Haut immer stärker geschädigt, was wiederum zu noch mehr Juckreiz und Entzündungen führt.

Die Behandlung der Neurodermitis zielt darauf ab, die Symptome zu lindern, den Juckreiz zu reduzieren und die Hautfeuchtigkeit zu erhöhen. Dies geschieht in der Regel durch eine Kombination aus topischen Medikamenten, sanften Hautpflegeprodukten und -routinen sowie gegebenenfalls einer veränderten Lebensweise.

Die Prognose für Neurodermitis im Kleinkindalter ist generell positiv, obwohl die Krankheit oft einen chronischen Verlauf nimmt. Bei vielen Kindern verbessern sich die Symptome mit der Zeit deutlich und können sogar vollständig verschwinden. Studien zeigen, dass bei etwa der Hälfte der Kinder, die vor dem fünften Lebensjahr an Neurodermitis erkranken, die Symptome bis zum zehnten Lebensjahr abklingen. Es ist jedoch auch möglich, dass die Erkrankung in das Erwachsenenalter andauert oder die Symptome phasenweise auftreten, insbesondere in Zeiten von Stress oder Kontakt mit spezifischen Auslösern.

Östliche Betrachtungsweise und Muster

In der chinesischen Medizin zeigen sich bei einer Neurodermitis bei Kindern folgende pathogene Faktoren: Feuchtigkeit, Hitze, Toxine und Wind. Die Hitze dringt ins Blut ein, Blut-Hitze wiederum verursacht Wind; Feuchtigkeit transformiert zu feuchter Hitze und entwickelt Toxine.

Die Ursachen können unterschiedlichster Natur sein. Die Feuchtigkeit entwickelt sich aufgrund einer unreifen Milz, die die Nahrung ungenügend umwandeln kann und Feuchtigkeit ansammelt. Kommt diese Feuchtigkeit mit Hitze in Kontakt, dann transformiert sich rasch feuchte Hitze. Hitze kann zahlreiche Ursachen haben. Bei kleinen Kindern kann es sich um fötale Hitze-Toxine handeln oder auch um eine Nahrungsstagnation, die Hitze transformiert. Im Rahmen von Wachstumsschüben oder während des Zahnens ist es Entwicklungshitze – ein Schub von Yang, um das Wachstum zu aktivieren –, welche einen Hitzeschub im Körper auslösen kann. Auch äußere Hitze kann eindringen und sich festsetzen.

Hitze und Blut-Hitze zeigen sich als Trockenheit und Rötung der Haut, die Feuchtigkeit wiederum als aufgeschwollene und nässende Läsionen. Bei vorhandener Feuchtigkeit sind die Läsionen grundsätzlich leicht erhaben und klar abgegrenzt. Im Gegensatz dazu zeigen sich Blut-Hitze-Läsionen als diffuse, nicht klar abgegrenzte Läsionen. Je aktiver und intensiver der Krankheitsverlauf, desto stärker sind die Toxine.

Obwohl eine Neurodermitis ohne klar abgegrenzte Läsionen und ohne Nässen auf Blut-Hitze hinweist, sind Feuchtigkeit und feuchte Hitze sehr oft Teil des Musters bei pädiatrischer Neurodermitis. Je kleiner das Kind, desto wahrscheinlicher ist es, dass Feuchtigkeit und feuchte Hitze vorhanden sind und geklärt werden müssen.

Akupunktur

➤ Abb. 5.6 , ➤ Abb. 5.7

In der Behandlung der Neurodermitis bei Kindern stellt die chinesische Arzneitherapie die Hauptmethode dar. Akupunktur wird unterstützend eingesetzt. Dabei liegt der Fokus auf dem Klären von Hitze, Ausleiten von Feuchtigkeit, Unterstützen der Mitte und Stoppen von Wind.

Basisprogramm

- **Di 11 mit Ma 36:** regulieren Hitze und Schleim im Yangming und sind ein besonders gutes Punkte-Paar bei Allergien und Neurodermitis.
- **Lu 9 mit Mi 3:** regulieren die Lunge und damit die Haut
- **Gb 31:** stoppt Wind und reduziert den Juckreiz
- **Bl 40:** kühlt Blut, stoppt Juckreiz

Bei starkem Juckreiz kann es sinnvoll sein, den Geist durch Behandlung folgender Punkte zu beruhigen:

- **He 7 und Du 20:** den Geist generell beruhigende Punkte
- **Bl 15:** bei Hitze kann über Bl 15 auch Gua Sha angewendet werden
- **He 3:** klärt Herz-Hitze, wenn die Kinder sehr unruhig sind

Individuelle Punktkombinationen

Blut-Hitze

- Mi 10: klärt Hitze aus dem Blut
- Bl 17: reguliert das Blut und klärt Hitze aus dem Blut

Feuchtigkeit

- Mi 9: leitet Feuchtigkeit aus
- Lu 5: reguliert zusammen mit Mi 9 die Verteilung von Flüssigkeiten

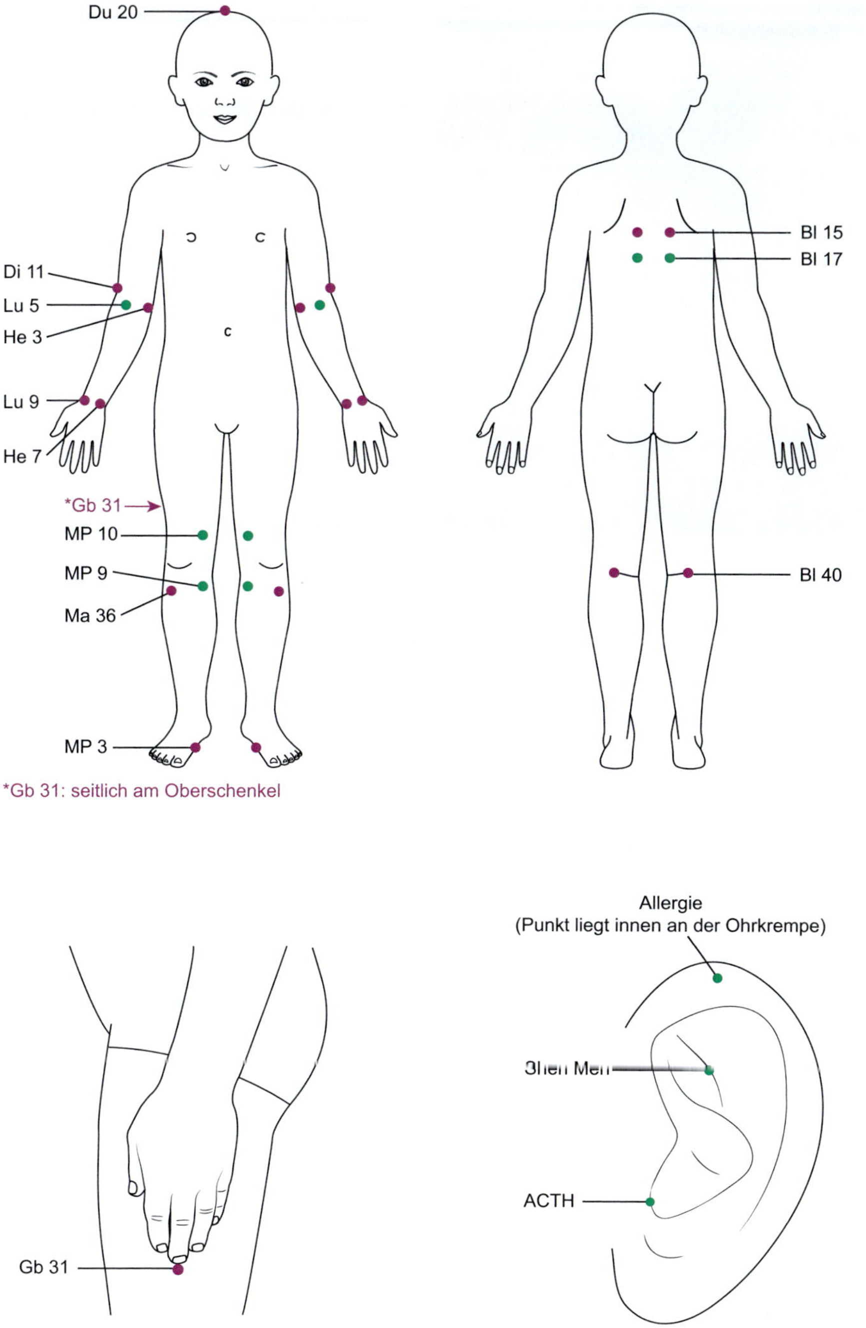

Abb. 5.6 Akupunkturpunkte: Neurodermitis [L143, L138, M1561]

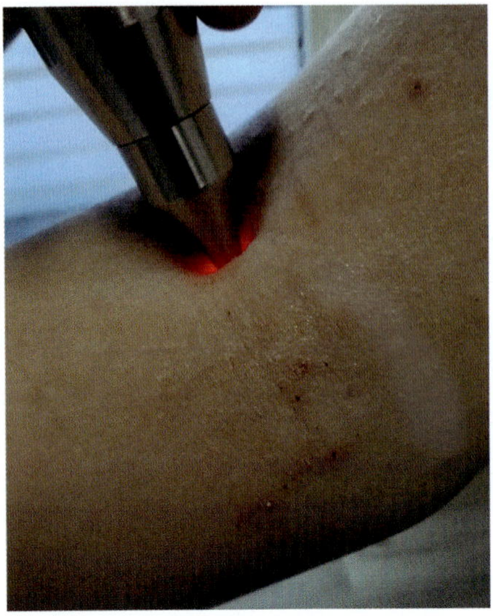

Abb. 5.7 Neurodermitisläsion in Abheilung. Laserung von Lu 5 [M1561]

Arzneitherapie

Eine Therapie mit chinesischen Arzneien ist bei Neurodermitis oft sehr sinnvoll. Diese kann auch sehr gut mit einer topischen Kortisontherapie kombiniert werden. Dabei leiten die chinesischen Arzneien die Hitze, Feuchtigkeit und Toxine aus dem Körper, während die topische Therapie die Haut wieder beruhigt. Beim späteren Absetzen der topischen Therapie bleibt die Situation oft stabil, weil von Innen nicht mehr ein so starker Krankheitsdruck besteht.

Eine sinnvolle Startrezeptur zur Behandlung von Neurodermitis ist **Xiao feng san.** Diese Mischung kann sehr vielfältig modifiziert werden, um für alle Präsentationen die passende Mischung verschreiben zu können.

Xiao feng san-Variation

- Sheng di (Rehmanniae Rx), 15–20 g (es ist wichtig, Sheng di hoch zu dosieren)
- Chi shao (Paeoniae Rx rubra) 9 g
- Huang qin (Scutellariae Rx) 9–12 g
- Lian qiao (Forsythiae Fr) 6–9 g
- Chan tui (Cicadae Periostracum) 6–9 g
- Fang feng (Saposhnikoviae Rx) 9–12 g
- Cang zhu (Atractylodis Rh) 6 g
- Fu ling (Poria) 9–12 g
- Gan cao (Glycyrrhizae Rx) 3 g

Bei mehr **Blut-Hitze** Mu dan pi (Moutan Cx) 9 g beifügen.

Bei mehr **allgemeiner Hitze** mit großflächiger Rötung, Unruhe und Durst folgende Mittel beifügen:

- Shi gao (Gypsum) 6–9 g
- Zhi mu (Anemarrhenae Rh) 9 g

Bei ausgeprägten **Toxinen** (hartnäckiger Verlauf, aktiver Krankheitsverlauf, etc.) folgende Mittel beifügen:

- Jin yin hua (Lonicerae Fl) 9 g
- Da qing ye (Isatidis Fo) 9 g
- Bai xian pi (Dictamni Cx) 6–9 g (Vorsicht bei vorbestehender Leberaffektion. Auf Symptome einer Lebertoxizität sollte geachtet werden)

Bei starker **feuchter Hitze** folgende Mittel beifügen:

- Huang bai (Phellodendri Cx) 3–6 g
- Zhi zi (Gardeniae Fr) 6–9 g
- Ku shen (Sophorae flavescentis Rx) 3–6 g bei Beschwerden im Unteren Erwärmer (erst ab 2 Jahren und nur für kurze Zeit anwenden)

Bei ausgeprägter **Feuchtigkeit** zwei der folgenden drei Mittel beifügen:

- Yi yi ren (Coicis Sm) 12–15 g
- Bei xie (Dioscoreae hypoglauca Rh) 9–12 g

Bei ausgeprägtem **Juckreiz** einige der folgenden Mittel beifügen:

- Ci ji li (Tribuli Fr) 6–9 g
- Jing jie (Schizonepetae Hb) 9–12 g
- Bai xian pi (Dictamni Cx) 6–9 g (Vorsicht bei vorbestehender Leberaffektion. Auf Symptome einer Lebertoxizität sollte geachtet werden)

Bei kleinen Kindern mit deutlichen Zeichen von **Nahrungsstagnation** folgende Mittel beifügen:

- Shen qu (Massa medicatae fermentata) 6–9 g
- Shan zha (Crataegi Fr) 6–9 g
- Mai ya (Hordei Fr germinatus) 6–9 g

Unterstützende Behandlung

Ohr-Akupunktur
Am Ohr können folgende drei Punkte stimuliert werden.: **Shenmen, ACTH, Allergie** (Apex). Das hat eine stark antiallergische Wirkung. Die Punkte können auch mittels Kryotherapie mit Kryospray behandelt werden. Allerdings sei erwähnt, dass das Geräusch und die leicht unangenehme Sensation es nicht bei allen Kindern möglich macht, diese Therapiemethode anzuwenden.

Ernährung
Die Ernährung ist bei Kindern mit Neurodermitis oft ein sehr wichtiger Aspekt, selbst dann, wenn Nahrungsmittel keinen direkten Einfluss auf die Haut nehmen. Indirekt ist die Ernährung jedoch ein wichtiger Faktor in der Kontrolle von Feuchtigkeit und Hitze. Nahrungsmittel, die Feuchtigkeit erzeugen, sind insbesondere alle Milchprodukte, Weizenprodukte (Pasta und Brot) und Zucker in jeglicher Form (Süßgetränke, Joghurt, Süßigkeiten, Kuchen, Schokolade). Zucker stimuliert auch Hitze im Körper. Hitze wird zudem gefördert durch frittierte Speisen sowie durch zu viel rotes Fleisch und zu wenig Gemüse.

Topische Behandlung
Es ist wichtig, die Haut gut befeuchtet zu halten. Deshalb sind topische Cremes zur Rehydrierung wichtig. Hier eigenen sich konventionelle Produkte wie Dexeryl Creme, Excipial oder Antidry Mandelöl Lotion. Wichtig ist, dass man beim Start mit den chinesischen Arzneien nicht auch die topische Behandlung anpasst, weil man sonst bei einer Verschlechterung nicht weiß, ob es an den eingenommenen chinesischen Arzneimitteln oder am topischen Produkt liegt. In der Regel ist es sinnvoll, bei einem topischen Produkt zu bleiben, wenn dieses gut vertragen wird.

5.4 Warzen

Simon Becker

Westliche Betrachtungsweise

Warzen sind eine verbreitete Hauterkrankung, die durch Viren verursacht wird. Warzen treten häufig bei Kindern und Jugendlichen auf, wobei Schätzungen zufolge etwa 10–20 % dieser Altersgruppe betroffen sind. Es gibt zahlreiche Arten von Warzen. Die häufigsten Warzenarten bei Kindern sind:

- vulgäre Warzen (Verrucae vulgares): Diese Warzenart kommt am häufigsten vor und befällt meist die Hände oder Füße. Vulgäre Warzen haben eine höckerige und oft zerklüftete, mosaikartige Oberfläche.
- Dellwarzen (Mollusca contagiosa): Die gutartigen Knötchen können an fast allen Körperstellen auftauchen. Sie sind hellrot, stecknadelkopfgroß und haben in der Mitte eine Delle.

Verrucae vulgares

Verruca vulgaris, im Volksmund auch als gewöhnliche oder vulgäre Warze bekannt, ist eine der am häufigsten vorkommenden Warzenarten (➤ Abb. 5.8). Sie wird durch das Humane Papillomavirus (HPV) verursacht und betrifft meist Kinder und Jugendliche, kann aber in jedem Alter auftreten.

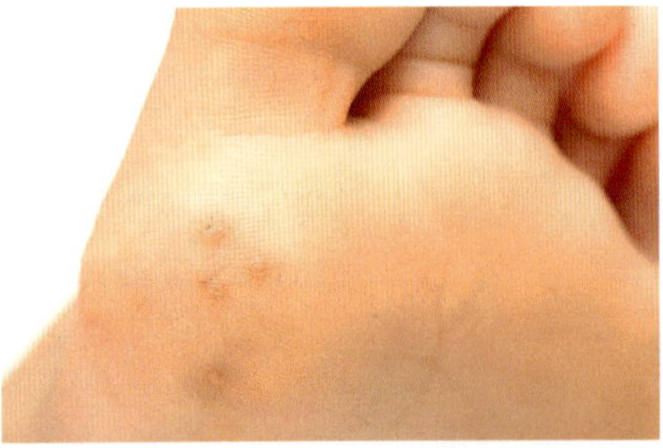

Abb. 5.8 Verruca vulgaris [J787–242]

Gewöhnliche Warzen finden sich üblicherweise an Händen und Fingern, können aber auch an anderen Körperstellen vorkommen. Sie sind in der Regel hautfarben und haben eine raue, körnige Oberfläche. Diese Warzenart kann als einzelne Warze oder in Gruppen auftreten und variiert hinsichtlich ihrer Größe (in der Regel einige Millimeter im Durchmesser).

Die Warzen selbst sind meist harmlos und normalerweise schmerzlos, können aber bei einigen Menschen zu Unbehagen oder kosmetischen Bedenken führen. In der Regel verursachen sie keine ernsthaften gesundheitlichen Probleme. Sie können sich von Person zu Person oder von einer Körperstelle zur anderen ausbreiten, insbesondere wenn die Haut verletzt ist oder der Kontakt in feuchtem Milieu (z. B. im Schwimmbad) stattfindet.

Gewöhnliche Warzen verschwinden oft von selbst, dies kann jedoch Monate oder sogar Jahre dauern. In manchen Fällen kann eine Behandlung wünschenswert sein, um eine weitere Ausbreitung zu verhindern oder Beschwerden zu lindern. Auch kosmetische Gründe können ausschlaggebend sein.

Mollusca contagiosa

„Flugwarzen" ist ein umgangssprachlicher Begriff für Mollusken oder Mollusca contagiosa, eine Hauterkrankung, die hauptsächlich Kinder betrifft. Diese Warzenart wird durch ein Poxvirus ausgelöst und zeichnet sich durch das Auftreten von kleinen, hautfarbenen oder rosafarbenen, erhabenen Läsionen auf der Haut aus.

Mollusken sind in der Regel schmerzfrei und verursachen wenige oder keine Symptome. Sie sind jedoch ansteckend und können sich durch direkten Hautkontakt oder durch den Kontakt mit kontaminierten Oberflächen verbreiten. Zudem können sie sich durch Kratzen oder Reiben auf andere Hautbereiche des eigenen Körpers übertragen.

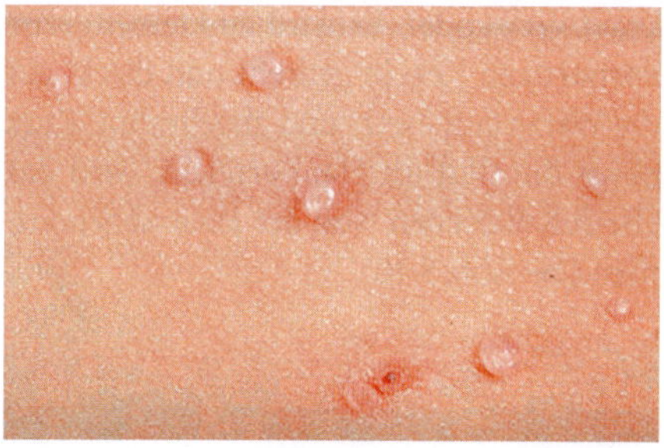

Abb. 5.9 Dellwarzen [M123]

Die Läsionen sind in der Regel 1 bis 6 Millimeter groß und haben eine perlenartige, glatte Oberfläche mit einer kleinen Einbuchtung oder einem „Nabel" in der Mitte. Sie treten typischerweise in Gruppen auf und sind häufig im Gesicht, an den Armen, den Beinen oder am Rumpf zu finden (➤ Abb. 5.9).

Obwohl Mollusken oft als „Flugwarzen" bezeichnet werden, sind sie nicht gleichzusetzen mit den häufiger auftretenden Hautwarzen, die durch das Humane Papillomvirus verursacht werden. Mollusken sind in der Regel harmlos und können ohne Behandlung innerhalb von Monaten bis Jahren von selbst verschwinden. In einigen Fällen kann jedoch eine Behandlung erforderlich sein, insbesondere wenn die Läsionen zahlreich sind, sich ausbreiten oder kosmetisch stören.

Östliche Betrachtungsweise und Muster

Aus Sicht der chinesischen Medizin entstehen **Warzen** aufgrund von äußerer Wind-Hitze oder durch Wind-Hitze-Toxine. Wind-Hitze oder Wind-Hitze-Toxine blockieren in den oberflächlichen Körperschichten den Fluss von Qi und Blut und führen zur Entstehung der Warzen. Manche Experten sind der Meinung, dass bei Warzen immer Toxine involviert sind.

Heilen die Warzen nicht ab oder sind Kinder schnell und häufig davon betroffen, so kann ein Mangel von Blut und Qi ursächlich sein. Blut und Qi sind in diesem Fall zu schwach und können dem Eindringen von Wind-Hitze-Toxinen nicht widerstehen oder die Qi- und Blut-Stagnationen auflösen.

Behandlungsziele sind die Auflösung der lokalen Ansammlung, die Regulation von Qi und Blut sowie die Ausleitung von Toxinen.

Bei **Mollusken** handelt es sich um Wind-Hitze-Toxine, welche sich aufgrund einer vorbestehenden Blut-Hitze auf der Haut ausbreiten können. Durch die Blut-Hitze werden die Flüssigkeiten geschädigt und die Haut ungenügend befeuchtet. Dadurch können Wind-Hitze-Toxine eindringen, Qi und Blut blockieren und zu Mollusken führen.

Feuchte Hitze, die die Zirkulation von Qi, Blut und Flüssigkeiten in der Haut blockiert, kann die Entwicklung und die Verbreitung von Mollusken ebenfalls begünstigen. Damit es dazu kommen kann, muss jedoch eine Blut-Hitze als Pathologie zugrunde liegen.

Die Behandlung von Warzen und Mollusken ist schwierig und spricht weniger gut an als die Behandlung anderer, in vorliegendem Buch behandelter Krankheiten. Aufgrund fehlender Optionen betrachten wir einen Therapieversuch mit Akupunktur und chinesischer Medizin bei hartnäckigen Warzen jedoch als angebracht. Nach unseren Erfahrungen reagieren Mollusken besser auf die Therapie als Verrucae vulgares.

Akupunktur

Bei Warzen werden keine Akupunkturpunkte stimuliert. Vielmehr wird mit chinesischen Kräutern gearbeitet und die Warzen selbst werden lokal behandelt.

Bei Verrucae vulgares kann indirektes Zigarrenmoxa oder direktes Reiskornmoxa direkt über oder auf der Warze angewendet werden. Es ist sinnvoll, Moxa möglichst täglich anzuwenden. Hinsichtlich der Anwendung von indirektem Zigarrenmoxa können die Eltern geschult werden. Reiskornmoxa wird dann in der Praxis angewandt.

Zigarrenmoxa: täglich für 10–15 Minuten direkt über der/den Warzen

Reiskornmoxa: ein- bis zweimal wöchentlich 1–3 Reiskörner pro Warze. Auch beim Reiskornmoxa wird Beifußkraut verwendet. Es wird zu kleinen, reiskornartigen Kegeln gedreht und direkt auf die Warze aufgesetzt und abgebrannt. Kurz bevor die Glut die Haut erreicht, wird das „Beifuß-Reiskorn" von der Haut abgenommen (➤ Abb. 5.10).

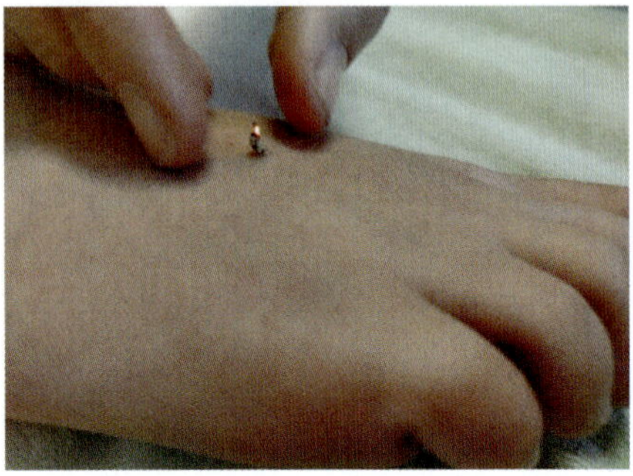

Abb. 5.10 Reiskornmoxa [M1561]

5

Arzneitherapie

Verruca vulgaris

Bei diesen Warzen kann eine topische Behandlung in Betracht gezogen werden. Geeignet ist ein Öl von Ya Dan Zi (Brucea Fr) zur topischen Anwendung. Allerdings ist dieses Öl reizend für die umliegende Haut und deshalb zur Anwendung bei kleinen Kindern nicht geeignet.

Die nachstehende Mischung **Wei ren xiao you fang** kann ebenfalls topisch angewendet werden, und zwar als Bad oder als Pulver. Erfolgt die Anwendung als Pulver, dann sollte dieses über Nacht mit einem Pflaster appliziert werden.

Bei hartnäckigen Warzen kann eine Mischung innerlich verabreicht werden, um das Blut zu stärken, Qi und Blut zu regulieren und Warzen-Toxine auszuleiten. Als Basismischung eignet sich die unten aufgeführte **Warzen-Mischung zur inneren Anwendung.**

Topische Mischung: Wei ren xiao you fang

- Wei ling xian (Clematidis Rx) 12 g
- Yi yi ren (Coicis Sm) 6 g
- Dan shen (Salviae miltiorrhizae Rx) 6 g
- Huang qi (Astragali Rx) 6 g
- Bai zhu (Atractylodis macrocephalae Rh) 6 g
- Bai hua she she cao (Hedyotis diffusae Hb) 6 g
- Ma chi xian (Portulacae Hb) 4 g
- E zhu (Curcumae Rh) 6 g

Warzen-Mischung zur inneren Anwendung

- Chai hu (Bupleuri Rx) 9 g
- Chuan Xiong (Chuanxiong Rh) 6–9 g
- Zhi ke (Aurantii Fr) 9 g
- Sheng di (Rehmanniae Rx) 9–12 g
- Shan zhu yu (Corni Fr) 6–9 g
- Bai shao (Paoeniae Rx alba) 6 g
- Dang gui (Angelicae sinensis Rx) 6–9 g
- Ban lan gen (Isatidis Rx) 9 g
- Ban zhi lian (Scutellariae barbatae Hb) 9 g
- Shi jue ming (Haliotidis Concha) 6–9 g[1]
- Yi yi ren (Coicis Sm) 12–15 g

Mollusken

Ziel bei der Behandlung von Mollusken ist das Klären von Blut-Hitze und das Ausleiten von Toxinen. Zusätzlich wird die Mollusken-Mischung an das konstitutionelle Muster des Kindes angepasst.

Mollusken-Grundmischung

- Sheng di (Rehmanniae Rx) 20 g
- Mu dan pi (Moutan Cx) 9 g
- Chi shao (Paeoniae Rx rubra) 9 g
- Huang qin (Scutellariae Rx) 9 g
- Zhi zi (Gardeniae Fr) 6–9 g
- Bai xian pi (Dictamni Cx) 6–9 g (Vorsicht bei vorbestehender Leberaffektion. Auf Symptome einer Lebertoxizität sollte geachtet werden)
- Da qing ye (Isatidis Fo) 9 g
- Cang zhu (Atractylodis Rh) 6–9 g
- Yi yi ren (Coicis Sm) 15 g

Topisch wird eine konventionelle rehydrierende Creme eingesetzt. Alternativ kann eine auf chinesischen Arzneien basierende rehydrierende Creme verwendet werden, z. B. die Kamedis Creme *Calm Intense Moisture Cream.*

---

1 Diese Dosierung entspricht der Granulatform. Bei einem Rohdrogendekokt liegt die Dosierung bei 15–25 g; bei einem Sirup bei 12–15 g; falls dem Sirup ein Pulver oder Granulat beigefügt wird, kann obige Dosierung eingesetzt werden

5

Weitere Behandlungsmethoden

Lasertherapie
Zusätzlich zum Moxen können sowohl Verrucae als auch Mollusken mit dem Laserpen bestrahlt werden. Die Behandlung sollte mehrmals pro Woche erfolgen. Nach unserer Erfahrung verschwinden die Warzen bei circa 50 % der Kinder unter der Laserbehandlung rasch. Bei den übrigen 50 % zeigt diese Therapiemethode keinen Erfolg.

5.5 Urtikaria

Simon Becker

Westliche Betrachtungsweise

Urtikaria, auch bekannt als Nesselsucht, ist eine häufige Hauterkrankung, die etwa 20 % aller Kinder irgendwann betrifft. Sie zeichnet sich durch das plötzliche Auftreten von juckenden, erhöhten, blassen oder geröteten Quaddeln auf der Haut aus. Diese Quaddeln können von wenigen Millimetern bis zu mehreren Zentimetern Durchmesser variieren und einzeln auftreten oder zu größeren Flächen konfluieren (➤ Abb. 5.11).

Die Symptome von Urtikaria sind meist sehr variabel und können von mildem Juckreiz bis zu starkem Brennen und Quaddelbildung reichen. Das markanteste Merkmal von Urtikaria ist das ständige Kommen und Gehen der Quaddeln. Eine einzelne Quaddel hält selten länger als 24 Stunden an, neue können jedoch an anderen Stellen auftreten.

Urtikaria kann durch eine Vielzahl von Auslösern hervorgerufen werden, darunter bestimmte Lebensmittel, Medikamente, Insektenstiche, Infektionen, oder sogar physikalische Reize wie Druck, Kälte oder Hitze. In vielen Fällen bleibt die genaue Ursache jedoch unklar. Eine allergische Reaktion ist nur bei einer Minderheit der Fälle die Ursache.

Bei den meisten Kindern ist Urtikaria eine akute und selbstlimitierende Erkrankung, die innerhalb von wenigen Tagen bis Wochen wieder verschwindet. In einigen Fällen kann Urtikaria jedoch chronisch werden und mehrere Monate oder sogar Jahre andauern. Trotz ihrer Häufigkeit hat Urtikaria normalerweise keine ernsthaften langfristigen Auswirkungen auf die Gesundheit des Kindes.

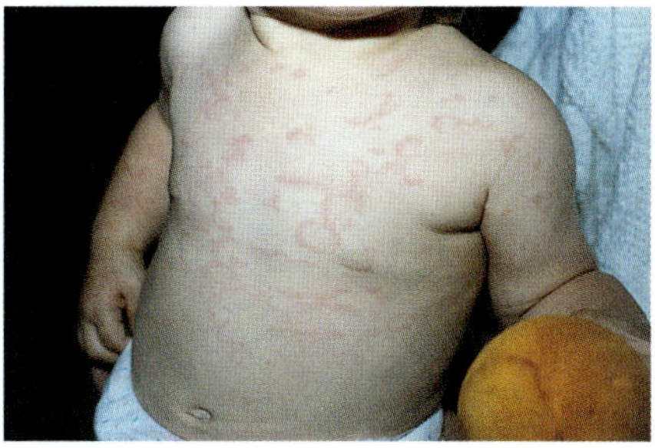

Abb. 5.11 Urtikaria [R232]

Östliche Betrachtungsweise und Muster

In der chinesischen Medizin zählt Urtikaria zu den Wind-Krankheiten. Wind kann sich mit anderen pathogenen Faktoren verbinden und dann die so rasch entstehenden und sich ausbreitenden, stark juckenden Läsionen verursachen. Bei Urtikaria bei Kindern verbindet sich der Wind meistens mit Hitze und es zeigt sich eine **Wind-Hitze**-Präsentation: rote, juckende, rasch erscheinende und sich ausbreitende Läsionen. Sind diese roten Nesseln, wie sie auch genannt werden, stark angeschwollen, so ist das ein Zeichen von Feuchtigkeit. Zusammen mit dem Wind spricht man dann von **Wind-Feuchtigkeit.**

Häufig zeigen sich Urtikaria-Episoden bei Kindern mit einer atopischen Tendenz. Hitze im Blut sowie Feuchtigkeit oder feuchte Hitze bestehen bereits und werden dann durch den eindringenden Wind aktiviert. Hitze kann aber auch als pathogener Faktor von außen eingedrungen sein (z. B. Urtikaria-Episoden bei akutem Infekt), oder die Hitze kann sich aufgrund einer Nahrungsstagnation oder aufgrund einer Qi-Stagnation transformieren.

Eine Behandlung ist bei wiederkehrenden Episoden sinnvoll. In diesem Fall steht im Vordergrund, die „inneren" Bedingungen zu klären, sodass eine Wind-Aktivierung nicht mehr möglich ist. Das bedeutet, dass Hitze, Blut-Hitze und Feuchtigkeit geklärt werden, die Oberfläche stabilisiert und Wind ausgeleitet wird.

Akupunktur

➤ Abb. 5.12

Basisprogramm

- **Di 11 mit Ma 36:** regulieren Hitze und Schleim im Yangming und sind ein besonders gutes Punkte-Paar bei Allergien und Neurodermitis
- **Lu 9 mit Mi 3:** regulieren die Lunge und damit die Haut
- **Gb 31:** stoppt Wind und reduziert den Juckreiz
- **Bl 40:** stoppt Juckreiz, indem es Blut kühlt
- **MP 9:** leitet Feuchtigkeit aus

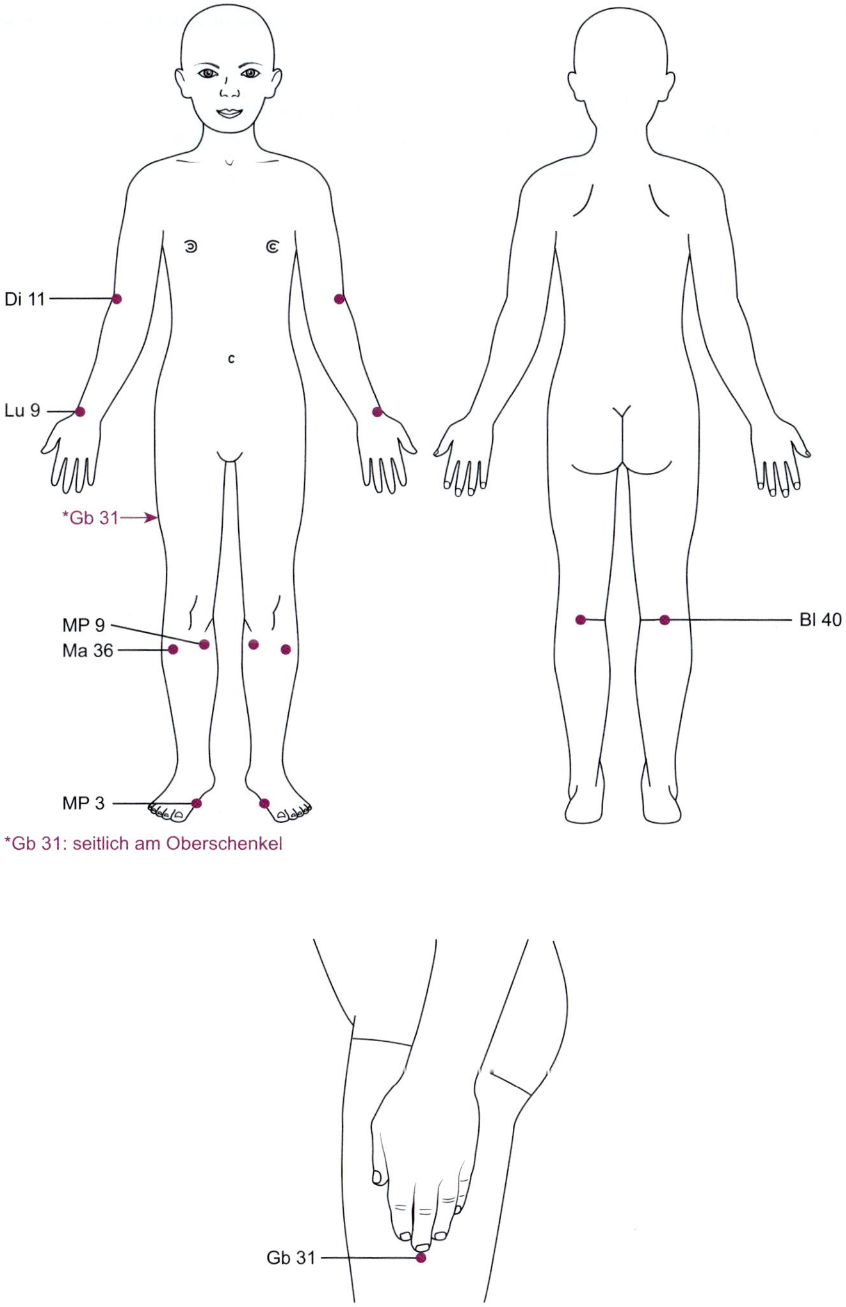

Abb. 5.12 Akupunkturpunkte: Urtikaria [L143, L138, M1561]

Arzneitherapie

Bei der Behandlung einer wiederkehrenden Urtikaria bei Kindern müssen Wind ausgeleitetet und die inneren pathogenen Faktoren Hitze und Feuchtigkeit eliminiert werden. Als Basisrezeptur kann Xiao feng san einsetzt werden. Die Behandlung orientiert sich an der in ➤ Kap. 5.3 (Neurodermitis) beschrieben Strategie. Als alternative Rezeptur kann eine **Variation von Xiao chai hu tang** angewendet werden.

Bei einer langjährigen Urtikaria liegt der Fokus stärker auf dem Tonisieren. In diesem Fall kann eine **Variation von Yu ping feng san** eingesetzt werden. Dieses Muster ist aber eher selten bei Kindern.

Xiao chai hu tang-Variation für Urtikaria

- Chai hu (Bupleuri Rx) 9 g
- Huang qin (Scutellariae Rx) 12 g
- Ban xia (Pinelliae Rh) 9 g
- Fu ling (Poria) 9 g
- Bei xie (Dioscoreae hypoglaucae Rh) 9 g
- Fu ping (Spirodelae Hb) 9 g
- Niu bang zi (Arctii Fr) 6 g
- Fang feng (Saposhnikoviae Rx) 9 g
- Jing jie (Schizonepetae Hb) 9 g
- Chan tui (Periostracum Cicadae) 6 g

Bei mehr **Feuchtigkeit** folgende Mittel beifügen:

- Yi yi ren (Coicis Sm) 12 g
- Cang zhu (Atractylodis Rh) 9 g

Bei **deutlicheren Hitzezeichen** oder sehr aktivem Krankheitsverlauf folgende Mittel beifügen:

- Bai xian pi (Dictamni Cx) 6–9 g (Vorsicht bei vorbestehender Leberaffektion. Auf Symptome einer Lebertoxizität sollte geachtet werden)
- Da qing ye (Isatidis Fo) 6–9 g

Bei großem **Durst,** starkem **Schwitzen** und **großflächiger Rötung** der Haut folgende Mittel beifügen:

- Shi gao (Gypsum) 6–12 g
- Zhi mu (Anemarrhenae Rh) 9 g

Wird die Urtikaria **durch Druck ausgelöst** (enge Kleidung, festes Halten etc.), so können zwei bis drei der folgenden Mittel beigefügt werden:

- Chi shao (Paeoniae Rx rubra) 6–9 g
- Hong hua (Carthami Fl) 9 g
- Tao ren (Persicae Sm) 6–9 g
- Di long (Pheretima) 9 g

Yu ping feng san-Variation

- Huang qi (Astragali Rx) 9 g
- Fu ping (Spirodelae Hb) 9 g
- Fang feng (Saposhnikoviae Rx) 9 g
- Jing jie (Schizonepetae Hb) 9 g
- Ci ji li (Tribulis Fr) 9 g
- Bai zhu (Atractylodis macrocephalae Rh) 6–9 g
- Fu ling (Poria) 9 g
- Bai shao (Paeoniae Rx rubra) 6–9 g
- Dang gui (Angelicae sinensis Rx) 6–9 g
- Wu wei zi (Schisandrae Fr) 6 g

Diese Variation von Yu ping feng san eignet sich bei Kindern mit **anhaltender Urtikaria und deutlichen Zeichen von Milz-Qi-Mangel.** Die Urtikaria zeigt wenig Hitzezeichen.

Bei **Appetitlosigkeit** Sha ren (Amomi Fr) 6 g beifügen.

Bei **ausgeprägten Qi-Mangel**-Zeichen Tai zi shen 6–12 g beifügen und Jing jie und Ci ji li streichen.

Unterstützende Behandlungstechniken

Ohr-Akupunktur

Am Ohr können folgende drei Punkte stimuliert werden: **Shen Men, ACTH, Allergie** (Apex). Das hat eine stark antiallergische Wirkung.

Zudem werden Punkte stimuliert, die das vorherrschende Muster des Kindes ganz allgemein regulieren und ausgleichen.

Topische Creme

Bei stark juckenden Läsionen kann topisch zusätzlich Fenistil- oder Kamedis Creme *Instant Gel Relief* angewendet werden.

KAPITEL

6 Nervensystem und Psyche

6.1 Kopfschmerz

Eva Fischer-Schönhart

Westliche Betrachtungsweise

Kopfschmerzen treten auch im Kindesalter häufig auf. 10 % aller Kinder leiden bereits vor der Einschulung an einer Kopfschmerzepisode, über 80 % in den ersten vier Schuljahren.

Dabei wird schulmedizinisch zwischen primären und sekundären Kopfschmerzen unterschieden. Bei primären Kopfschmerzen ist die Ursache für die Kopfschmerzen nicht durch andere Faktoren bedingt. Bei sekundären Kopfschmerzen können sie beispielsweise aufgrund einer Fehlsichtigkeit oder im Rahmen eines Infektes auftreten und nach Behebung der Ursache wieder verschwinden.

Im Kindesalter kommt es hauptsächlich zum Auftreten von zwei Kopfschmerzformen:

- Spannungskopfschmerz
- Migräne

Der **Spannungskopfschmerz** hat meist einen drückenden bis spannenden Charakter und betrifft die Stirn oder beide Seiten des Kopfes. Eine Aura oder Übelkeit treten dabei nicht auf. Körperliche Bewegung bessert diese Form von Kopfschmerz in den meisten Fällen.

Eine **Migräneattacke** kann sich auch bei Kindern bereits durch eine Aura ankündigen. Der Kopfschmerz ist typischerweise pulsierend und kann mit Übelkeit oder Erbrechen einhergehen. Bei Kindern ist die Migräne nicht streng auf eine Seite beschränkt, sondern kann wandern oder auch beidseitig auftreten.

Östliche Betrachtungsweise und Muster

Bei Kindern unterscheidet man am einfachsten zwischen **Mangel- und Fülle-Kopfschmerzen**. Typischerweise sind die Fülle-Kopfschmerzen durch heftige Symptome gekennzeichnet, wohingegen die Mangel-Kopfschmerzen eher mild verlaufen. Bei Fülle-Kopfschmerzen ist vorranging der Leber-Funktionskreis beteiligt. Beim Mangel-Kopfschmerz können mehrere Funktionskreise involviert sein: Milz, Lunge, Leber und Herz.

Fülle-Muster

Leber-Qi-Stagnation

Die Leber-Qi-Stagnation zeichnet sich durch drückende Kopfschmerzen aus, welche sich auf den Schläfen oder den Stirnbereich projizieren. Sie entsprechen in erster Linie dem schulmedizinischen Spannungskopfschmerz. Dazu passt, dass sich die Kopfschmerzen bei Stress verschlimmern und bei Bewegung bessern.

Aufsteigendes Leber-Yang und Leber-Feuer

Kopfschmerzen, die durch ein Leber-Feuer bedingt sind, sind sehr heftig. Die Schmerzen sind pulsierend bis pochend. Die Kinder können geruchs- und geräuschempfindlich sein. Als Zeichen der Hitze haben sie oft einen roten Kopf oder auch gerötete Augen. Sie sind gereizt und unruhig. Attackiert die Leber zusätzlich die Mitte, kommen Symptome wie Übelkeit und Erbrechen dazu. Dieses Muster entspricht einer klassischen **Migräne.**

Die Ursache für aufloderndes Leber-Feuer kann eine Nierenschwäche sein, die das Yang nicht gut verwurzelt. Eine andere Ursache wäre ein Überschuss an Yang-Energie während der Entwicklung bzw. in der Pubertät, die die Leber zu stark erhitzt.

Schleim blockiert den Kopf

Klagen Kinder über dumpfe Kopfschmerzen und geben an, sich wie benebelt zu fühlen, spricht man in der chinesischen Medizin von „Schleim im Kopf".

Bei Schleim unterscheidet man zwischen sichtbarem und unsichtbarem Schleim: Sichtbarer Schleim wäre zum Beispiel produktiver Husten oder eine Sinusitis. Unsichtbarer Schleim zeigt sich mit Symptomen wie einem Gefühl des Benebeltseins und einem schweren Kopf, ohne dass Schleim zu sehen ist. Dieser „zeigt" sich mit den Kopfschmerz-Symptomen sowie einem verdickten Zungenbelag und einem schlüpfrigen Puls.

Eine ausreichende Zirkulation des klaren Qi ist aufgrund des Schleims nicht möglich, weshalb die betroffenen Kinder oft nicht nur Kopfschmerzen haben, sondern auch über Konzentrationsprobleme klagen.

Mangel-Muster

Qi-Mangel

Qi-Mangel-Kopfschmerzen zeichnen sich durch die Milde der Symptomatik aus. Die Kopfschmerzen sind eher ein unangenehmer Druck. Er kann den ganzen Kopf betreffen oder sich auf den Stirnbereich projizieren. Sind die Kinder müde, nimmt der Kopfschmerz typischerweise zu. Oft tritt der Qi-Mangel-Kopfschmerz nach Erkrankungen auf oder auch wenn die Kinder sehr stark gefordert sind. Ursächlich für die Kopfschmerzen ist die Tatsache, dass nicht genug Qi vorhanden ist, um als klares Qi in den Kopf aufzusteigen.

Je nachdem, welcher Funktionskreis mit betroffen ist, können zusätzliche Symptome auftreten: Bei einem Lungen-Qi-Mangel kommt es neben den Kopfschmerzen zu einer Infektanfälligkeit. Liegt ein Milz-Qi-Mangel vor, können zusätzlich zu den Kopfschmerzen Appetitmangel, Müdigkeit und Blässe auftreten.

Blut-Mangel

Blut-Mangel-Kopfschmerzen äußern sich bei Kindern als milde Kopfschmerzen, die vor allem am Scheitel lokalisiert sind. Dort endet ein innerer Ast des Lebermeridians, wodurch sich ein Zusammenhang mit diesem Funktionskreis herstellen lässt (Leber-Blut-Mangel).

Bei jungen Mädchen tritt diese Kopfschmerzform besonders häufig postmenstruell auf, da sich der möglicherweise schon vorher bestehende Blut-Mangel noch stärker manifestiert.

Blut-Mangel-Kopfschmerzen verstärken sich üblicherweise im Tagesverlauf. Das sogenannte „Leberrasten", bei dem man sich tagsüber für eine halbe Stunde hinlegt, kann die Beschwerden sehr gut lindern.

Haben betroffene Kinder zudem Einschlafprobleme und leiden unter Ängstlichkeit, muss zusätzlich zur Stärkung des Leber-Blutes auch eine Stärkung des Herz-Blutes erfolgen.

Je nach Muster ist eine unterschiedliche therapeutische Vorgehensweise erforderlich.

Akupunktur

➢ Abb. 6.1, ➢ Abb. 6.2

Basisprogramm

- **Di 4:** Hauptschmerzpunkt, Kommandopunkt für das Gesicht (➢ Abb. 6.3)
- **Du 20:** je nach Indikation hebend oder senkend stechen; kann klares Qi nach oben bringen oder eine Fülle absenken und den Kopf klären
- **Ma 8:** klärt den Kopf
- **Ce San Li 77.22** und **Ce Xia San Li 77.23** (Master Tung Akupunktur): sehr wirksame Punktekombination für alle Arten von Kopfschmerzen

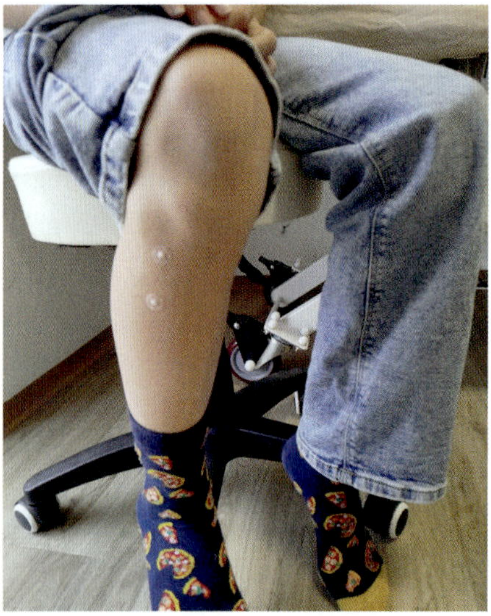

Abb. 6.2 Ce San Li 77.22 und Ce Xia San Li 77.23 [M1561]

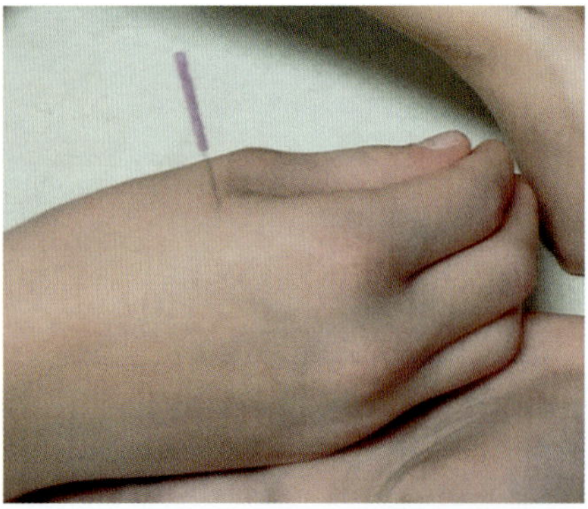

Abb. 6.3 Hauptschmerzpunkt Di 4 [M1561]

Individuelle Punktkombinationen

Leber-Qi-Stagnation

- Le 3: bewegt das Leber-Qi
- Gb 34: zerstreut und bewegt das Leber-Qi
- Gb 20: klärt den Kopf

Aufsteigendes Leber-Yang und Leber-Feuer

- Le 2: senkt aufsteigendes Leber-Feuer ab
- Le 8: kühlt und nährt das Leber-Blut
- Gb 38: befriedigt die Leber
- Gb 41 oder 42, je nach Druckdolenz: senken aufsteigendes Yang und Qi ab
- Ni 3: tonisiert die Niere

Qi-Mangel

- Du 20: bringt klares Qi in den Kopf
- Du 16: als Achse gemeinsam mit Du Mai 20 zur Querdurchflutung des Kopfes
- Ma 36: tonisiert das Qi
- Lu 1 und Bl 13: Alarmpunkt und Zustimmungspunkt der Lunge stärken das Abwehrsystem
- MP 3 und Bl 20: Alarmpunkt und Zustimmungspunkt der Milz unterstützen bei ursächlicher bzw. zusätzlicher Mitteproblematik

Blut Mangel

- Ma 36: tonisiert Qi und Blut
- Le 3: nährt Leber-Blut
- Le 8: nährt Leber-Blut
- He 7: nährt Herz-Blut
- Bl 17: Zustimmungspunkt des Zwerchfells; belebt das Blut
- MP 6: tonisiert Qi und Blut

Schleim blockiert den Kopf

- Du 20: bringt klares Qi in den Kopf
- Ma 40: wandelt Schleim und Feuchtigkeit um

6

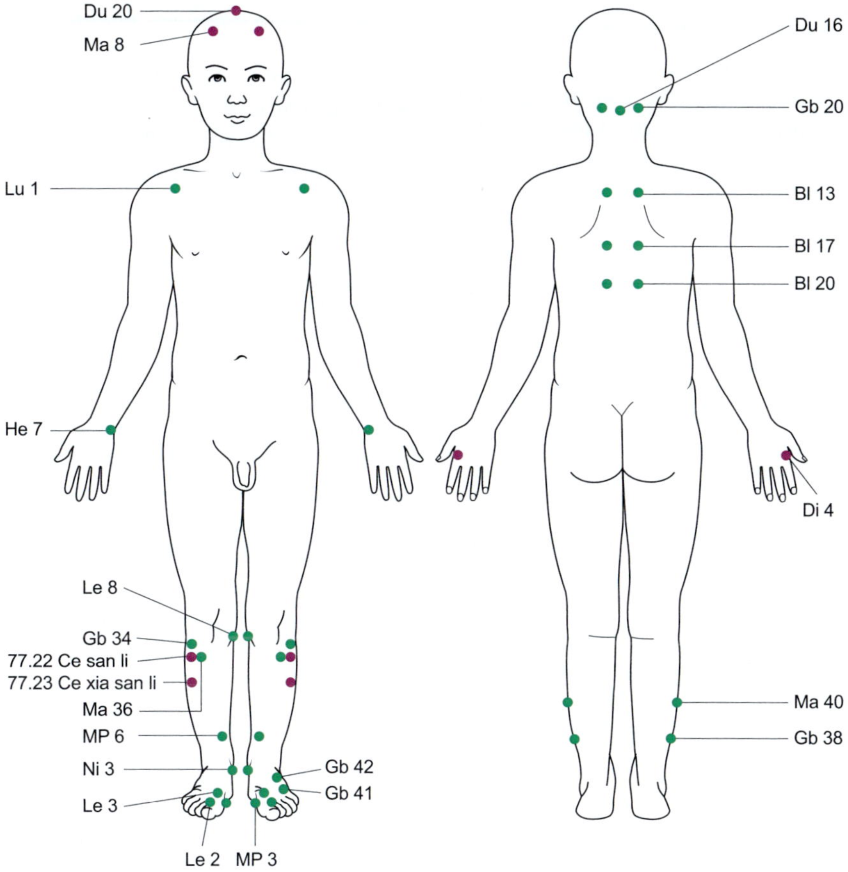

Abb. 6.1 Akupunkturpunkte: Kopfschmerzen [L143, M1561]

Arzneitherapie

Bei durch aufsteigendes Yang bedingten Kopfschmerzen kann **Tian ma gou teng yin** eingesetzt werden. Diese Mischung kann für die Behandlung von durch Leber-Qi-Stagnation oder Leber-Feuer-bedingten Kopfschmerzen auch modifiziert werden.

Bei ausgeprägten Leber-Feuer-Zeichen kann auch **Long dan xie gan tang** eingesetzt werden. Diese Mischung ist für Kinder aber oft ungeeignet, da zu heftig. Das heißt, es muss eine sehr ausgeprägte Leber-Feuer-Symptomatik vorliegen – mit roten, entzündeten Augen, gerötetem Kopf, Wutausbrüchen, vollem, saitenförmigem Puls und roter Zunge.

Wenn Schleim den Kopf blockiert, wird eine Variation von **Ban xia bai zhu tian ma tang** eingesetzt.

Bei Mangelkopfschmerzen werden tonisierende Mischungen mit Mitteln kombiniert, die Qi und Blut zum Kopf bringen, den Kopf befreien und Schmerzen stillen. Bei Qi-Mangel eignet sich eine Variation von **Bu zhong yi qi tang.**

Bei Blut-Mangel eignet sich eine Variation von **Si wu tang.**

Je nachdem, in welchem Bereich des Kopfes die Schmerzen auftreten, können zu diesen Mischungen noch folgende Mittel beigefügt werden:

- **Yangming:** Bai zhi (Angelicae dahuricae Rx) 6–9 g
- **Shaoyang:** Chai hu (Beupleuri Rx) 9 g, Chuan Xiong (Chuanxiong Rh) 9–12 g
- **Taiyang:** Qiang huo (Notopterygii Rh seu Rx) 6–9 g, Gao ben (Ligustici Rh) 9 g
- **Scheitel:** Wu zhu yu (Evodiae Fr) 3 g (nur für kurze Zeit anwenden)

Tian ma gou teng yin-Variation

- Tian ma (Gastrodiae Rh) 12 g
- Gou teng (Uncariae Rm cum Uncis) 9 g
- Ci ji li (Tribuli terrestris Fr) 9 g
- Huang qin (Scutellariae Rx) 6–9 g
- Chuan Xiong (Chuanxiong Rh) 9 g
- Chuan niu xi (Cyathulae Rx) 6 g
- Bai shao (Paeoniae Rx) 6 g
- Chen pi (Citri reticulatae Pc) 6 g
- Fu ling (Poria) 9 g
- Gan cao (Glycyrrhizae Rx) 3 g

Bei **Lichtempfindlichkeit** Shi jue ming (Haliotidis Conchae) 6 g beifügen.

Bei **anhaltenden Kopfschmerzen** Man jing zi (Viticis Fr) 9 g beifügen.

Bei **sehr intensiven Schmerzen** bei älteren Kindern (ab 12 Jahren) eines der folgenden Mittel beifügen:

- Quan xie (Scorpio) 0,5 g als Pulver
- Wu gong (Scolopendra) 0,5 g als Pulver

Bei Übelkeit und Erbrechen zwei der folgenden Mittel beifügen:

- Ban xia (Pinelliae Rh) 9 g
- Xuan fu hua (Inulae Fl) 9 g
- Sha ren (Amomi Fr) 6 g
- Wu zhu yu (Evodiae Fr) 3 g, falls es sich um Scheitel-Kopfschmerzen handelt (nur für kurze Zeit anwenden)

Bei Zeichen von **Leber-Hitze oder Leber-Feuer** folgende Mittel beifügen:

- Zhi zi (Gardeniae Rx) 6 g
- Mu dan pi (Moutan Cx) 9 g
- Long dan cao (Gentianae Rx) 9 g, nur bei deutlichem Leber-Feuer einsetzen (erst ab 2 Jahren und nur für kurze Zeit anwenden)

Bei **Kopfschmerzen aufgrund einer Leber-Qi-Stagnation** Gou teng und Niu xi entfernen und folgende Mittel beifügen:

- Bo he (Menthae Hb) 6 g
- Chai hu (Bupleuri Rx) 9 g

Ban xia bai zhu tian ma tang

- Ban xia (Pinelliae Rh) 9 g
- Tian ma (Gastrodiae Rh) 12 g
- Chuan xiong (Chuanxiong Rh) 12 g
- Man jing zi (Viticis Fr) 9 g
- Bai zhu (Atractylodis macrocephalae Rh) 6–9 g
- Chen pi (Citri reticulatae Pc) 9 g
- Fu ling (Poria) 12 g
- Gan cao (Glycyrrhizae Rx) 3 g

Bu zhong yi qi tang-Variation
- Huang qi (Astragali Rx) 9 g
- Ren shen (Ginseng Rx) 6 g
- Bai zhu (Atractylodis macrocephalae Rh) 6–9 g
- Chuan Xiong (Chuanxiong Rh) 9 g
- Bai zhi (Angelicae dahuricae Rx) 6 g
- Chai hu (Bupleuri Rx) 3 g
- Sheng ma (Cimicifugae Rh) 3 g
- Dang gui (Angelicae sinensis Rx) 6 g
- Chen pi (Citri reticulatae Pc) 6 g
- Zhi gan cao (Glycyrrhizae Rx prep) 3 g

Si wu tang-Variation
- Dang gui (Angelicae sinensis Rx) 9 g
- Bai shao (Paeoniae Rx alba) 9 g
- Shu di (Rehmanniae Rx prep) 4 g
- Gou qi zi (Lycii Fr) 9 g
- Chuan xiong (Chuanxiong Rh) 9 g
- Huang qi (Astragali Rx) 6 g
- Sha ren (Amomi Fr) 3 g
- Zhi gan cao (Glycyrrhizae Rx prep) 3 g
- Da zao (Jujubae Fr) 6 g

Unterstützende Behandlungstechniken

TENS-Gerät

Bei der transkutanen Elektro-Nerven-Stimulation werden bei Spannungskopfschmerzen Klebelektroden auf den Bereich um den Akupunkturpunkt Gallenblase 21 und auf einen weiteren Punkt entlang der Halswirbelsäule (abhängig von der Haaransatzgrenze, aber möglichst weit oben Richtung Gallenblase 20) aufgebracht. *Wichtig:* Achten Sie darauf, dass die beiden Elektroden, zwischen denen ein Spannungsfeld entsteht, den Strom nicht über die Wirbelsäule und somit über das Myelon leiten.

Die Elektroden können ebenso auf die Hand, auf den Punkt Dickdarm 4 und gegenüberliegend auf den Punkt Dünndarm 3 aufgeklebt werden, um die schmerzstillende Komponente durch Stimulation des Hauptschmerzpunktes noch zu verstärken.

Beim Einschalten des Gerätes wird durch sanften Strom das Areal zwischen den Elektroden stimuliert und die Muskulatur gelockert. Schmerzen werden nachweislich reduziert. Die gängigsten TENS-Geräte kennzeichnen sich durch eine einfache Regulierungsmöglichkeit der Intensität, sodass diese sogar von den Kindern selbst gesteuert werden kann.

TIPP FÜR DIE ELTERN

Pfefferminzöl

Pfefferminzöl 10 % in ethanolischer Lösung ist für Kinder ab dem 6. Lebensjahr zugelassen. Die Wirksamkeit ist vergleichbar mit der von Acetylsalicylsäure oder Paracetamol. Es ist in Leitlinien von Fachgesellschaften aufgenommen und wird als ein Standardmedikament zur Akuttherapie bei Kopfschmerzen vom Spannungstyp angesehen[6].

- Bei lokaler Anwendung im Bereich von Gallenblase 20 und/oder des Taiyang ist Pfefferminzöl Paracetamol und Acetylsalicylsäure hinsichtlich Wirksamkeit, Schnelligkeit des Wirkeintritts und Reduktion der Schmerzintensität ebenbürtig.
- Es wird am besten verdünnt mit einem neutralen Trägeröl aufgebracht. in Apotheken sind Roll Ons in entsprechender Verdünnung erhältlich.
- Die Verträglichkeit ist sehr gut. Bei der Anwendung muss man jedoch gerade bei Kindern aufpassen, dass das Öl nicht in Augennähe gelangt, da Pfefferminzöl stark reizend wirken kann.
- Beim Kauf des Öls sollte darauf geachtet werden, dass es sich um 100 % naturreines ätherisches Öl handelt.

6 Quelle: https://schmerzklinik.de/wp-content/uploads/2016/04/oleum-menthae-piperitae-pfefferminzoel-in-der-akuttherapie-des-kopfschmerzes-vom-spannungstyp.pdf

6.2 ADS und ADHS

Simon Becker

Westliche Betrachtungsweise

Die Abkürzung „ADS" steht für **Aufmerksamkeitsdefizitsyndrom,** die Abkürzung „ADHS" wiederum bedeutet **Aufmerksamkeitsdefizit-Hyperaktivitätssyndrom.**

Beide Krankheitsbilder werden schulmedizinisch zusammengefasst und je nach vorrangigen Symptomen – Aufmerksamkeitsdefizit oder Hyperaktivität – als ADS oder ADHS bezeichnet.

Die Erkrankung tritt in den Industrieländern relativ häufig auf. Im Verhältnis erkranken Mädchen häufiger an ADS, Jungen häufiger an ADHS.

Die Erkrankung ist stigmatisierend. Betroffene Kinder, vor allem jene mit Hyperaktivitätssymptomen, werden oft als störend und „anstrengend" empfunden. Nicht selten fallen sie als Klassenclowns auf, die nicht ruhig sitzen können.

Leider geht die Erkrankung tatsächlich auch häufig mit Verhaltensauffälligkeiten (erhöhte Gewaltbereitschaft, mangelnde Anpassungsfähigkeit), gesteigertem Suchtpotenzial sowie einer erhöhten Kriminalitätsrate einher.

Ebenso tritt die Erkrankung oft in Kombination mit anderen psychischen Erkrankungen wie Depressionen oder Ängsten auf.

Kinder mit ADS fallen eher als verträumte Kinder auf, die sich schlecht fokussieren können.

Leider bleibt die Erkrankung bei 2,5–5 % (je nach vorliegender Studie) bis ins Erwachsenenalter unbehandelt bestehen.

Schulmedizinich kommen neben verhaltenstherapeutischen Maßnahmen Medikamente zum Einsatz, die die Wiederaufnahme von Dopamin und Noradrenalin hemmen und so die Hyperaktivität mindern und das Konzentrationsvermögen steigern sollen.

Die Medikamente sind zwar meist sehr effektiv, haben jedoch auch einige gravierende Nebenwirkungen. Am schwerwiegendsten sind sicherlich die Wachstumsverlangsamung sowie die Exazerbation von psychischen Erkrankungen.

Östliche Betrachtungsweise

Je nach Vorliegen eines ADS bzw. ADHS liegen aus Sicht der chinesischen Medizin unterschiedliche Muster zugrunde. Aufgrund ihrer unterschiedlichen Dynamik präsentieren sich auch die Symptome der Kinder auf unterschiedliche Weise.

Die Muster können zudem in Kombination auftreten und ihre Ausprägung kann in unterschiedlichen Entwicklungsphasen variieren.

In jedem Fall kommt es zu einer Beeinträchtigung des Shen.

Bei der Musterdifferenzierung ist es sinnvoll, vorwiegend hyperaktive Kinder und vorwiegend konzentrationslose Kinder getrennt voneinander zu betrachten. Die Hyperaktivität deutet auf vorliegende Hitze hin. Bei Konzentrationsstörungen handelt es sich um Leere-Muster oder um Blockaden durch Schleim-Feuchtigkeit. Bei kombinierten Mustern zeigen sich Fülle-Leere Muster wie Hitze aufgrund einer Yin-Leere oder Qi Stagnation mit gelegentlich transformierender Hitze mit gleichzeitigem Mangel.

Hyperaktivität

➤ Abb. 6.4

Hitze

Kinder mit einer Hitzeproblematik leiden vor allem an **Hyperaktivität,** ergo ADHS. Die Hitze stört den Shen und macht die Kinder unruhig und quirlig. Je stärker die Hitze ausgeprägt ist, umso rastloser sind die Kinder. Zudem erschwert die Hitze

6

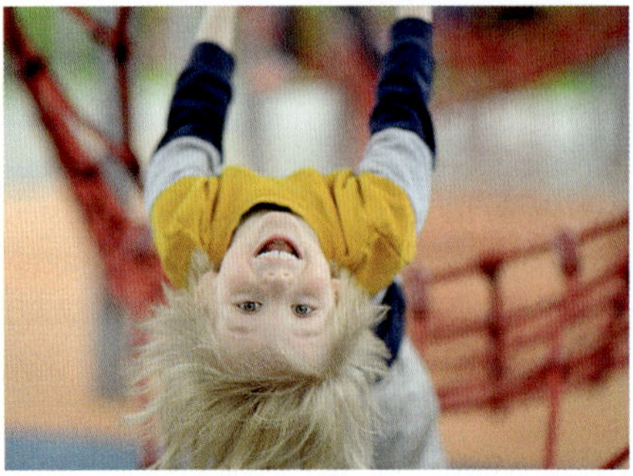

Abb. 6.4 Hyperaktivität [J787–243]

auch die Fokussierung und Konzentration. Außerdem sind diese Kinder eher leicht reizbar und ungeduldig.

Die Ursache für die Hitze kann sowohl in der Leber als auch im Herzen liegen.

Zusätzliche Hitzezeichen können ein roter Kopf oder schnelles Schwitzen sein, ebenso trockene Stühle und Durst.

Auch der Schlaf, für den wir ja einen gut verankerten Shen benötigen, ist unruhig. Auch hier lässt die Hitze den Shen nicht zur Ruhe kommen.

Betroffen sind statistisch gesehen überwiegend Jungen, da diese von Natur aus mehr Yang-Anteil haben als Mädchen. Die Hitze als Yang-Pathogen verstärkt die Yang-typischen Verhaltensmuster wie Aktivität, Dynamik und Aggressivität bis ins Pathologische und führt zu den oben genannten Verhaltensauffälligkeiten.

Sind die Kinder bereits größer, spielen vor allem auch angestaute Emotionen und ein zu hektischer Alltag sowie eine falsche Ernährung eine Rolle.

Hitze-Schleim

Treten bei Kindern abwechselnd **Schleim und Hitzesymptome** in unterschiedlicher Ausprägung auf, so liegen beide Pathologien kombiniert vor. Nimmt das Schleim-Muster überhand, sind die Kinder ruhig, aber unfokussiert. Bei vermehrter Hitze im Körper überwiegt die Hyperaktivität.

Wichtig ist hier vor allem, bei der Therapie Hitze zu klären und gleichzeitig Schleim auszuleiten. Würde man nur Schleim ausleiten, würde das behandelte Kind plötzlich sehr hyperaktiv wirken, da die Hitze nun stark in den Vordergrund tritt. Für die Compliance von Eltern und Kind wäre dies nicht sehr förderlich. Für die Kinder selbst ist es wesentlich unangenehmer, so rastlos zu sein. Vor allem dann, wenn diese Rastlosigkeit bis dahin durch die Schleimkomponente etwas abgepuffert wurde.

Aufmerksamkeitsstörung

➢ Abb. 6.5

Herz-Blut-Mangel

Da das Herz-Blut nötig ist, um den Shen gut zu nähren, sind vor allem **längere Konzentrationsphasen** für diese Kinder **schwierig.** Im Gegensatz zu Kindern, bei denen der Schleim die Sinne verlegt, sind betroffene Kinder sehr aufgeweckt, aber nicht hyperaktiv.

Häufig rutschen junge Mädchen mit Eintritt in die Pubertät und damit die Menarche in dieses Muster. Auf dem Boden eines vorbestehenden Milz-Qi-Mangels kann sich durch den monatlichen Blutver-

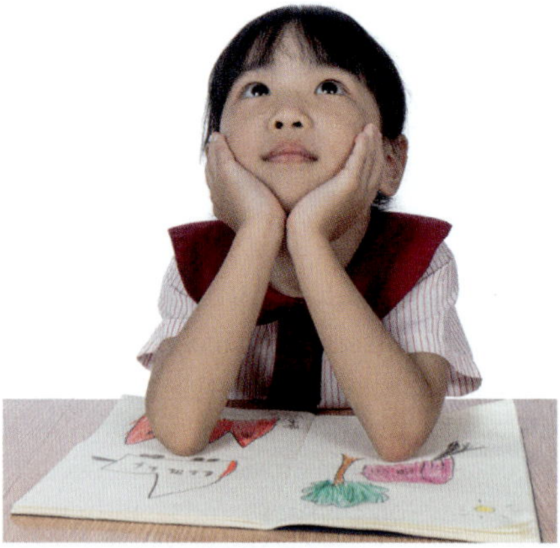

Abb. 6.5 Aufmerksamkeitsstörung [J787–244]

lust bei der Regelblutung ein solcher Herz-Blut-Mangel entwickeln.

Schleim

Ein vorherrschender Milz-Qi-Mangel führt zur Bildung von Schleim, welcher die Sinnesöffnungen und somit auch den Shen benebelt und blockiert. Das führt zu einer verminderten Versorgung des Shen. Betroffene Kinder können sich **nicht gut konzentrieren** und verlieren sich leicht in **Tagträumen.** Sie wirken insgesamt eher verlangsamt als hyperaktiv. Sie weisen also eher die Symptome eines ADS-Kindes auf.

Schlechte Ernährung, zu viele Sorgen oder auch eine ererbte Schwäche des Erd-Elements können ursächlich für dieses Muster sein.

Mischformen: Hyperaktivität und Aufmerksamkeitsstörung

Nieren-Yin-Mangel

Werden Kinder vor allem **abends** oder bei Müdigkeit **hyperaktiv,** kann von einem Nieren-Yin-Mangel ausgegangen werden. Da das Yin der Niere wesentlich an der Kühlung des Herz-Feuers beteiligt ist, kann eine Hyperaktivität bei Kindern mit Nieren-Yin-Mangel leicht nachvollzogen werden.

Kinder mit einem Nieren-Yin-Mangel sind oft sensible und leiden häufig unter Ängsten. Sie brauchen besonders dringend Regenerationsphasen, in denen sie das Nieren-Yin wieder auffüllen können.

Leber-Milz-Disharmonie mit transformierender Hitze

Eine gestaute Leber kann auf die Milz übergreifen und diese schwächen. Gleichzeitig kann der Qi-Stau in der Leber zur Transformation von Hitze führen. Die Milz-Leere wiederum wirkt sich auf die Produktion des Blutes aus und führt rasch zu einem Blut-Mangel im Herzen. Es zeigen sich somit Mangel- und Fülle-Zeichen. Der Milz-Herz-Mangel führt zu Zerstreutheit und Vergesslichkeit, die Leber-Qi-Stagnation zu innerer Anspannung und Ungeduld. Transformiert sich Hitze, flammt diese in Form eines Wutausbruchs auf.

Je nach Muster ist therapeutisch eine unterschiedliche Vorgehensweise erforderlich.

Akupunktur

➢ Abb. 6.6

Basisprogramm

- **He 7:** bei allen Arten von Shen-Störungen
- **Pe 6:** einer der Hauptpunkte zur Regulierung des Shen
- **Ex HN 3 Yintang:** besänftigt den Shen
- **Du 20:** nährt das Mark und beruhigt den Shen
- **Ex HN 1:** beruhigt den Geist; wird gemeinsam mit Du Mai 20 behandelt
- **Du 24:** unterstützt das Gehirn und beruhigt den Shen
- **Du 18:** beruhigt den Shen

Individuelle Punktkombinationen

Hitze

- He 8: klärt Hitze aus dem Herzen, beruhigt den Shen
- Du 12: klärt Hitze aus dem Herzen, beruhigt den Shen
- Le 2: klärt Leber-Hitze
- Di 11: klärt Hitze; lindert Unruhe und Gedächtnisschwäche
- Ma 45: kühlt Hitze und beruhigt den Geist vor allem in akuten Situationen

Schleim

- Ma 40: transformiert Schleim
- Pe 5: wandelt Schleim im Oberen San Jiao um, vor allem im Herzen
- Gb 13: eliminiert Schleim aus dem Kopf, reguliert den Shen

Herz-Blut-Mangel

- He 7: nährt das Herz-Blut
- Bl 15: stärkt als Zustimmungspunkt das Herz
- Ma 36: stärkt Qi und Blut, klärt Hitze und beruhigt den Shen
- MP 6: tonisiert Blut und beruhigt den Shen

Nieren-Yin-Mangel

- Ni 6: tonisiert das Nieren Yin, klärt Mangel-Hitze, beruhigt den Shen
- Ni 3: stärkt das Yin der Niere, kühlt aufsteigende Mangel-Hitze
- Bl 23: Zustimmungspunkt der Niere
- Bl 43: stärkt das Nieren-Yin, kühlt Hitze, befriedet den Shen
- Lu 7 mit Ni 6: aktiviert das Renmai-Gefäß und harmonisiert damit Niere und Herz, Wasser und Feuer. Bringt Yin aus den Nieren nach oben ins Herz und ermöglicht der Hitze, im Herz abzusteigen.

Leber-Milz-Disharmonie

- Herz 7: nährt das Herz-Blut
- Bl 15: stärkt als Zustimmungspunkt das Herz
- Bl 20: stärkt als Zustimmungspunkt die Milz
- Ma 36: stärkt Qi und Blut, klärt Hitze und beruhigt den Shen
- MP 6: tonisiert Blut und beruhigt den Shen
- Le 3 mit Di 4: löst Leber-Qi-Stagnation und entspannt
- Gb 41: senkt Leber-Qi ab, beruhigt und entspannt und befreit das gestaute Leber-Qi
- Le 2: klärt Hitze und senkt Leber-Yang ab

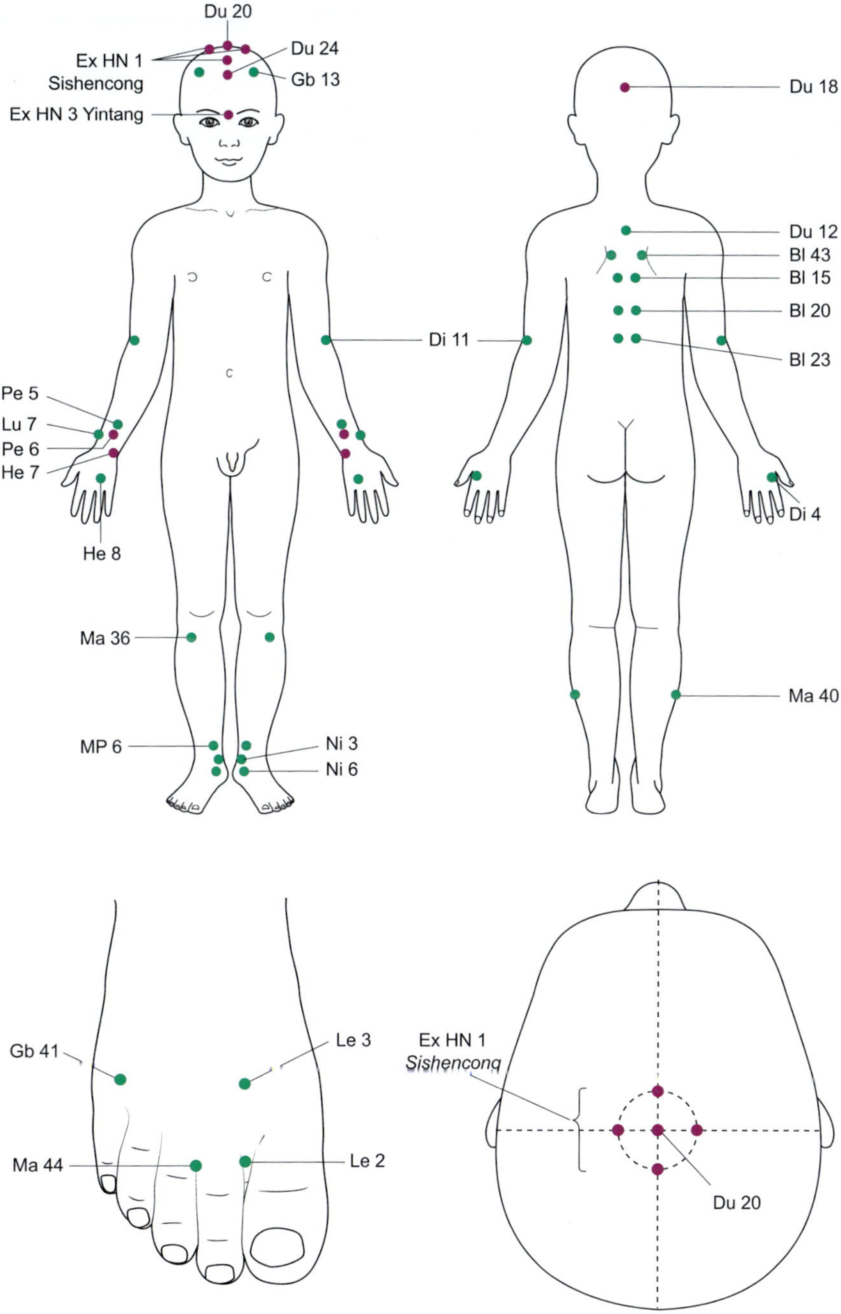

Abb. 6.6 Akupunkturpunkte: ADS/ADHS [L143, L138, M1561]

Arzneitherapie

Bei Hyperaktivität aufgrund von aufsteigender Hitze – meistens Leber-Hitze, die ins Herz aufsteigt – eignet sich eine Variation von **Chai hu jia long gu mu li tang** als passende Grundrezeptur. Stört Schleim-Hitze oder gar Schleim-Feuer das Herz, wird eine Variation von **Huang lian wen dan tang** eingesetzt.

Steht das Aufmerksamkeitsdefizit im Vordergrund, wird Milz-Qi und Herz-Blut mit einer **Gui pi tang**-Modifikation genährt. Bei Schleim im Herzen kann eine **Wen dan tang**-Variation eingesetzt werden.

Bei gemischten Mustern mit Hyperaktivität aus Erschöpfung, typischerweise ein Yin-Mangel mit leerer Hitze, kann eine Variation von **Zhi bai di huang wan** eingesetzt werden.

Bei einem Milz-Mangel mit Müdigkeit, aber gleichzeitiger Leber-Qi-Stagnation mit unregulierten Emotionen, kann eine Modifikation von **Xiao yao san** eingesetzt werden.

6

Chai hu jia long gu mu li tang-Variation

- Chai hu (Bupleuri Rx) 9 g
- Huang qin (Scutellariae Rx) 9 g
- Ban xia (Pinelliae Rh) 6 g
- Fu ling (Poria) 6 g
- Fu shen (Poria Sclerotium pararadicis) 12 g
- Bai shao (Paeoniae Rx alba) 6 g
- Long gu (Fossilia Ossis Mastodi) 4 g
- Mu li (Ostreae Concha) 4 g
- Gou teng (Uncariae Rm cum Uncis) 12 g
- Ci ji li (Tribuli Fr) 9 g
- Yuan zhi (Polygalae Rx) 9–12 g
- He huan pi (Albiziae Cx) 9–12 g

Bei **trockenem und obstipiertem Stuhl** für maximal zwei Wochen Da huang 3–6 g beifügen.

Bei **deutlichen Hitzezeichen** mit Wutausbrüchen, einem roten Kopf oder geröteten Augen und Durst folgende Mittel beifügen:

- Zhi zi (Gardeniae Fr) 6 g
- Mu dan pi (Moutan Cx) 6 g

Huang lian wen dan tang-Variation

- Huang lian (Coptidis Rh) 3–6 g (darf erst ab 12 Jahren eingesetzt werden; bei kleineren Kindern ersetzen durch Huang qin (Scutellariae Rx) 9 g)
- Zhu ru (Bambusae Cl in taeniam) 12 g
- Zhi shi (Aurnatii Fr immaturus) 12 g
- Ban xia (Pinelliae Rh) 12 g
- Chen pi (Citri reticulatae Pc) 9 g
- Fu ling (Poria) 9 g
- Ci ji li (Tirbuli Fr) 9 g
- Yuan zhi (Polygalae Rx) 12 g
- Hu po (Succinum) 3 g

Bei **deutlichen Zeichen von Schleim-Hitze** Dan nan xing (Arisaema cum Bile) 6–9 g beifügen.

Bei **ausgeprägten Schlafstörungen** folgende Mittel beifügen:

- Zhen zhu mu (Margaritiferae Concha) 6 g
- He huan pi (Albiziae Cx) 9–12 g

Gui pi tang-Variation

- Ren shen (Ginseng Rx) 3–6 g
- Huang qi (Astragali Rx) 9 g
- Bai zhu (Atractylodis macrocephalae Rh) 9 g
- Fu shen (Poria Sclerotium pararadicis) 12 g
- Suan zao ren (Ziziphi spinosae Sm) 9 g
- Long yan rou (Longan Arillus) 12 g
- Yuan zhi (Polygalae Rx) 9 g
- Sha ren (Amomi Fr) 6 g
- Chen pi (Citri reticulatae Pc) 6 g
- Yi zhi ren (Alpiniae oxyphyllae Fr) 9 g
- Dang gui (Angelicae sinensis Rx) 6 g

Bei **weichem oder losem Stuhlgang** folgende Mittel beifügen:
- Shan yao (Dioscoreae Rh) 9 g
- Yi yi ren (Coicis Sm) 12 g

Bei **trockenem Stuhlgang** folgende Mittel beifügen:
- Bai zi ren (Platycladi Sm) 9–12 g
- Gua lou ren (Trichosanthis Sm) 6–9 g

Wen Dan Tang-Variation
- Zhu ru (Bambusae Cl in taeniam)
- Zhi shi (Aurantii Fr immaturus)
- Tian nan xing (Arisaematis Rh)
- Ban xia (Pinelliae Rh)
- Chen pi (Citri reticulatae Pc)
- Fu ling (Poria)
- Yuan zhi (Polygalae Rx)
- Bai zhi (Angelicae dahuricae Rx)

Bei deutlichen Zeichen von **Feuchtigkeit** Cang zhu (Atractylodis Rh) 6 g beifügen.

Bei Zeichen von **Milz-Mangel** mit Müdigkeit und Appetitmangel Zhi shi ersetzen durch Zhi ke (Aurantii Fr) und folgende Mittel beifügen:
- Bai zhu (Atractylodis macrocephalae Rh) 6 g
- Sha ren (Amomi Fr) 6 g

Zhi bai di huang wan-Variation
- Zhi mu (Anemarrhenae Rh) 9 g
- Huang bai (Phellodendri Cx) 3–6 g
- Sheng di (Rehmanniae Rx) 9 g
- Wu wei zi (Schisandrae Fr) 9 g
- Shan yao (Dioscoreae Rh) 9 g
- Ze xie (Alismatis Rh) 6 g
- Fu ling (Poria) 6 g
- Mu dan pi (Moutan Cx) 9 g
- Fu shen (Poria Sclerotium pararadicis) 12 g
- Yuan zhi (Polygalae Rh) 12 g
- Nu zhen zi (Ligustri lucidi Fr) 12 g
- Gou qi zi (Lycii Fr) 9 g

Bei **starker innerer Unruhe und Schlafproblemen** aufgrund von emporsteigender leerer Hitze eine Auswahl folgender Mittel beifügen:
- Long gu (Fossilia Ossis Mastodi) 4 g
- Mu li (Ostrea Concha) 4 g
- Zhen zhu mu (Margaritiferae Concha) 4 g

Xiao yao san-Variation
- Zhi zi (Gardeniae Fr) 6 g
- Mu dan pi (Moutan Cx) 9 g
- Chai hu (Bupleuri Rx) 9 g
- Bai shao (Paeoniae Rx alba) 9 g
- Bai zhu (Atractylodis macrocephalae Rh) 9 g
- Mai ya (Hordei Fr germinatus) 9 g
- Fo shou (Citri sarcodatylids Fr) 9 g
- Fu ling (Poria) 6 g
- Fu shen (Poria Sclerotium pararadicis) 15 g
- Yuan zhi (Polygalae Rh) 12 g

Bei **fehlenden Hitzezeichen** Zhi zi und Mu dan pi entfernen.

Bei **deutlicher Hyperaktivität** aufgrund von aufsteigendem Yang folgende Mittel beifügen:
- Gou teng (Uncariae Rm cum Uncis) 12 g
- Ci ji li (Tribuli Fr) 9 g

Bei deutlichem Qi-Mangel mit Müdigkeit Ren shen (Ginseng Rx) 6–9 g beifügen.

Unterstützende Behandlungstechniken

Australische Buschblüten

Australische Buschblüten können unterstützend eingesetzt werden. Sie helfen bei Tagträumen, Lernblockaden, Konzentrationsschwäche und innerem Aufruhr. Dabei sollen sie Klarheit und Konzentration fördern.

Folgende Blüten erweisen sich als sinnvoll:
- Jacaranda: hilft dem Kind, wenn es leicht abzulenken ist
- Bush Fuchsia: wirkt auf die linke und rechte Gehirnhälfte
- Paw Paw: hilft, den Lernstoff aufzunehmen

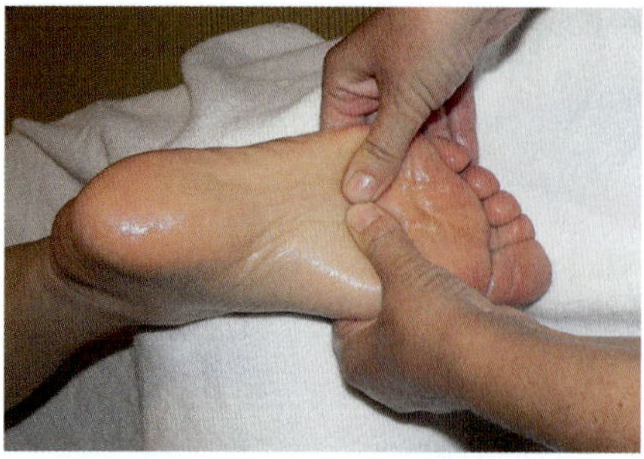

Abb. 6.7 Massage Niere 1 [M1561]

- Sundew: stärkt die Aufmerksamkeit fürs Detail
- Isopogon: unterstützt das Gedächtnis

Die Blütenessenzen werden in der Apotheke in einer nicht-alkoholischen Lösung gemischt und können täglich bzw. auch bei Bedarf eingenommen werden:

- Bis zum 4. Lj: 2x tgl. 3 Tropfen s. l.
- 4.–9. Lj: 2x tgl. 5 Tropfen s. l.
- Ab dem 10. Lj: 2x tgl. 7 Tropfen s. l.

TIPP FÜR DIE ELTERN

Akupressur für zu Hause: Generell profitieren Kinder, die unter ADS/ADHS leiden, sehr von einer guten Erdung. Dafür eignet sich hervorragend die Akupressur des Akupunkturpunktes *Niere 1.* Das Auffinden dieses Punktes können die Eltern leicht erlernen.
Wenn das betroffene Kind sehr aufgedreht ist, kann man diesen Punkt massieren (➤ Abb. 6.7) und so dem Kind dabei helfen, sich zu sammeln und bei sich selbst anzukommen.

6.3 Schlafstörungen

Eva Fischer-Schönhart

Westliche Betrachtungsweise

Spricht man von Schlafstörungen, so muss man wissen, welches Schlafpensum Kinder in welchem Alter tatsächlich benötigen. Schlafen Neugeborene noch bis zu 18 Stunden täglich, so benötigen einjährige Kinder nur mehr rund 14 und Dreijährige rund 12 Stunden Schlaf pro 24 Stunden. Diese Angaben können jedoch erheblich schwanken.

Eine Aufklärung der Eltern über den tatsächlichen Schlafbedarf kann bereits sehr zielführend sein. Erwartungshaltung und Ist-Zustand differieren hier nicht selten.

Schlafen Kinder über einen längeren Zeitraum hindurch sehr schlecht oder kaum, so ist das nicht nur für die Kindern belastend, sondern bringt oft auch die Eltern an ihre Grenzen.

Man unterscheidet zwischen körperlichen und psychischen Ursachen. Auch Kinder leiden mitunter unter seelischen Belastungen, die sich in einem gestörten Schlafverhalten äußern können. Körperliche Ursachen können hingegen vergrößerte Tonsillen oder Adenoide sein, die die Atemwege blockieren und eine ruhige Atmung und damit einen erholsamen Schlaf verhindern. Auch Allergien können bei starker Ausprägung den Schlaf beeinträchtigen – sei es durch starken Juckreiz oder eine behinderte Nasenatmung.

In jedem Fall ist eine gute Schlafhygiene wichtig und sollte mit den Eltern besprochen werden. Die Kinder sollten nicht zu übermüdet zu Bett gebracht werden, die Abendroutine sollte möglichst eintönig sein und keinerlei Aufregung beinhalten. Manche Kinder sind bereits durch die abendliche Kinderserie im TV vor dem Schlafengehen zu stark erregt.

Hier muss sehr individuell auf das Kind eingegangen werden (➢ Abb. 6.8).

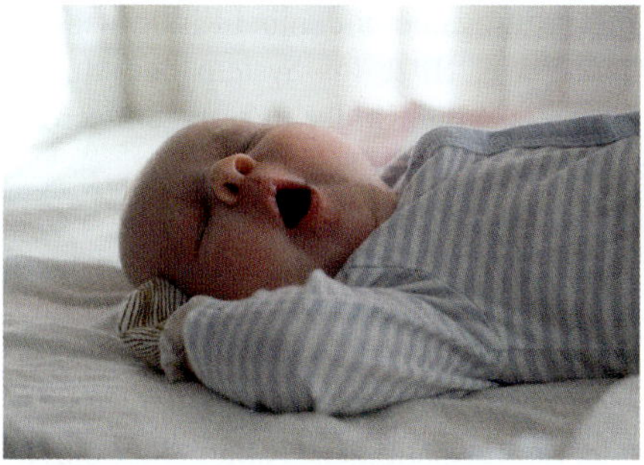

Abb. 6.8 Schlafendes Kind [J787–246]

Östliche Betrachtungsweise und Muster

Um Schlafstörungen gut behandeln zu können, ist es besonders wichtig, die Wurzel Ben (also die Ursache) der Schlafstörungen zu kennen. Zumeist wird primär an die Befriedung des Shen gedacht, was bei den meisten Mustern auch sinnvoll ist. Das ist aber nur ein Puzzleteil einer erfolgreichen Behandlung.

Schlafstörungen liegen unterschiedliche Muster zugrunde, die nachfolgend vorgestellt werden:

Hitze beunruhigt den Shen

Bei vorliegender Hitze-Pathologie fällt es den Kindern besonders schwer, zur Ruhe zu kommen. Sie **brauchen lange zum Einschlafen** und der **Schlaf** selbst ist sehr **oberflächlich und unruhig,** häufig auch traumgestört. Typischerweise berichten Eltern davon, dass bereits das kleinste Geräusch die Kinder wieder aus dem Schlaf reißt.

Wachen betroffene Kinder **nachts** auf, sind sie meist sehr munter und **gut gelaunt.** Außerdem brauchen sie lange, um wieder in den Schlaf zu zurückfinden.

Betroffene Kinder mögen es nicht, wenn es im Raum zu dunkel ist, da sie sich dann fürchten. Ein Nachtlicht kann hier Abhilfe schaffen.

Fötale Toxine, die den Shen beunruhigen, sollten als Ursache in Betracht gezogen werden. Ebenso bringen moderne

Behandlungsmethoden bei Kinderwunsch häufig viel Hitze ins System der Mutter, welche auf die Kinder übertragen werden kann.

Der Konsum zu vieler thermisch heißer Nahrungsmittel durch die Mutter kann ebenfalls eine Rolle spielen. Weitere mögliche Ursachen sind eine Nahrungsmittelstagnation, die sich in Hitze umwandelt, oder der restpathogene Faktor einer durchgemachten Hitzeerkrankung.

All diese Pathogene erzeugen Hitze, die den Shen in Aufruhr versetzt und die Kinder dadurch nicht schlafen lässt.

Kälte-Blockade im Mittleren Jiao

Kinder, die **nachts schreiend aufwachen** und sich vor Schmerzen krümmen oder die Beinchen anziehen, leiden meist unter einer Kälteproblematik im Verdauungssystem. Ihre Milz ist allgemein zu kalt und die Nahrung stagniert und blockiert. Dies kann auch zu einer Ansammlung von Schleim und Feuchtigkeit führen. Diese Blockade in der Mitte stört nachts die Ruhe des Shen. Auch tagsüber funktioniert die Verdauung dieser Kinder nicht problemlos. Sie können an Blähungen, Bauchschmerzen und Stuhlunregelmäßigkeiten leiden.

In der Nacht ist das Yang naturgemäß am schwächsten ausgeprägt und so kommt es dazu, dass die Verdauung der Kinder genau dann stagniert, was zu starken Schmerzen durch **Bauchkrämpfe** führen kann.

Betroffene Kinder schlafen gerne auf dem Bauch, da es ihnen dabei hilft, ihre Mitte zu wärmen. Sie genießen es, wenn man eine Wärmequelle wie z. B. ein Kirschkernkissen auf den Bauch legt, da dadurch das Verdauungsfeuer gewärmt wird. Das Einschlafen stellt bei diesem Muster kein Problem dar.

Als Ursache findet man in der Anamnese häufig Anästhetikagaben während der Geburt, oder die Aufnahme von zu vielen kalten Nahrungsmitteln. Das können etwa Bananen, Joghurt und zu viel kühlende Rohkost sein. Bei gestillten Kindern spielt auch die Ernährung der Mutter eine wichtige Rolle.

Blut- und Qi-Mangel

Ist nicht genügend Qi vorhanden, um das Herz-Blut und den Shen zu nähren, **wachen** Kinder **mehrmals pro Nacht auf.** Meist **wollen** sie einen Schluck **trinken,** oft genügt auch der kurze Körperkontakt der Mutter und sie schlafen wieder weiter. Ziel ist es, dadurch den Qi-Fluss aufrecht zu erhalten um den Shen gut versorgen zu können. Dafür ziehen sie Qi aus der Nahrungsaufnahme oder auch von der Mutter. Entsprechend sind die Eltern, die mit ihren Kindern in die Praxis kommen, meist sehr erschöpft und ausgelaugt. Denn nicht selten wachen betroffene Kinder 8–15 x nachts auf.

Besonders häufig findet man dieses Muster bei Säuglingen, die gerade einen Wachstumsschub durchmachen, oder bei denen die Muttermilch nicht mehr den Bedarf deckt, die Kinder aber noch nicht ausreichend feste Nahrung zu sich nehmen.

Aber auch eine schwache ererbte Konstitution oder eine längere durchgemachte Erkrankung können diesem Muster zugrunde liegen.

Nieren-Herz-Dysbalance

Kinder ängstigen sich schnell. Grund dafür ist der leicht in Aufruhr zu bringende Shen und eine noch nicht gefestigte Nierenenergie. Dadurch kommt es schnell zu einer Entwurzelung des Shen des Herzens.

Ängste, die zu Schlafstörungen führen, können der kindlichen Phantasie oder tatsächlich einem traumatischen Erlebnis entspringen, welches die Kinder erlebt haben.

Ein erlebter Brand oder ein durchgemachter Verkehrsunfall können Kinder genauso ängstigen wie das imaginäre Monster unter dem Bett.

Typisch bei diesem Muster ist, dass sich betroffene Kinder **vor dem Schlafengehen fürchten** und nachts oft wegen verstörender **Albträume** aufwachen.

Trost und Zuwendung der Eltern geben diesen Kindern meist die Sicherheit, die sie brauchen, um wieder einschlafen zu können.

Betroffene Kinder neigen dazu, **abends nervös und hibbelig** zu werden.

Leber-Qi-Stagnation

Stagniertes Leber-Qi kann emporsteigen, den Shen im Herzen stören und dadurch den Schlaf beeinträchtigen. Zudem können die körperlichen Prozesse, inklusive Schlaf, nur dann funktionieren, wenn das Leber-Qi frei fließt und so für störungsfreie Abläufe sorgt.

Bereits in der Trotzphase können Kinder aufgrund einer Leber-Qi-Stagnation zu Schlafstörungen neigen. Als zweite Hochphase wäre sicherlich die Pubertät zu nennen. Doch auch zwischen diesen Phasen können Kinder immer wieder Situationen durchleben, die zu einer Stagnation im Funktionskreis der Leber führen. Sind diese Kinder tagsüber oft launisch oder gereizt, zeigt sich die Pathologie nachts durch **Aufwachen,** vor allem zur Leberzeit **zwischen 1.00 und 3.00 Uhr früh.**

Sind die betroffenen Kinder tagsüber körperlich sehr aktiv – was den Leber-Qi-Fluss anregt –, verbessert sich auch der Schlaf.

Je nach Muster ist therapeutisch eine unterschiedliche Vorgehensweise erforderlich.

Akupunktur

➢ Abb. 6.9

Basisprogramm

- **He 7:** Sedierungspunkt des Herzens, nährt und beruhigt den Shen
- **Ex HN 3 Yintang:** besänftigt den Shen
- **Bl 62:** zusammen mit **Niere 6** einer der Hauptpunkte für Schlaflosigkeit; Kardinalpunkt des Yangqiaomai
- **Ni 6:** zusammen mit **Blase 62** einer der Hauptpunkte für Schlaflosigkeit; Kardinalpunkt des Yinqiaomai
- **Anmian:** beruhigt den Shen und vertieft den Schlaf

Individuelle Punktkombinationen

Hitze beunruhigt den Shen

- He 8: beruhigt den Shen und klärt Hitze aus dem Herzen
- Pe 7: Sedierungspunkt des Perikard-Meridians; kühlt Hitze und beruhigt den Shen
- Le 2: Sedierungspunkt des Lebermeridians; klärt Hitzezustände
- Ma 44: klärt Hitze und beruhigt den Geist

Kälte-Blockade im Mittleren Jiao

- *Moxibustion:* bei Kälte ist Moxa eine besonders wichtige Behandlungsmethode; Cave: Bei Blockaden steht aber eine Öffnung der Blockade im Vordergrund, da Blockaden auch rasch in Hitze transformieren können. Hier muss Moxibustion dann zurückhaltend eingesetzt werden.
- Ma 36: stärkt Milz und Magen; Moxen
- Ren 12: Alarmpunkt des Magens; Moxen
- MP 3: tonisiert die Milz und reguliert das Qi
- Bl 20: Zustimmungspunkt der Milz; Moxen
- Bl 23: Zustimmungspunkt der Niere, wärmt das Nierenfeuer und somit auch das Verdauungsfeuer; Moxen
- Ex UE 10 Sifeng: bei stark ausgeprägter Stagnation durch Kälte; Anwendung: Säuglingskoliken (➢ Kap. 3.2)

Blut- und Qi-Mangel

- Ma 36: stärkt die Milz und fördert so die Blutbildung
- Ren 6: Meer des Qi; fördert die Qi-Bildung; Moxen
- MP 6: tonisiert das Blut und beruhigt den Shen
- Bl 20: Zustimmungspunkt der Milz; Moxen
- He 7: nährt das Herz-Blut und beruhigt den Shen

Nieren-Herz-Dysbalance

- Ni 1: erdet und verwurzelt den Shen; Behandlung mittels Laser
- Ni 6: beruhigt den Shen
- He 7: tonisiert das Herz und beruhigt den Shen
- Bl 15 mit Bl 23: reguliert Herz und Nieren
- Lu 7 mit Ni 6: Aktivierungspunkte von Renmai, um das Aufsteigen von Yin-Wasser und das Absenken von Herz-Feuer zu ermöglichen
- Ni 10 mit He 3: nährt Yin-Wasser und klärt Herz-Feuer

Leber-Qi-Stagnation

- Le 3: verteilt das Leber-Qi und nährt das Leber-Blut
- Di 4: reguliert zusammen mit Leber 3 sehr gut das Qi im Körper
- Gb 34: entspannt und verteilt das Leber-Qi
- Le 14: Alarmpunkt der Leber; verteilt das Leber-Qi
- Bl 18: Zustimmungspunkt der Leber; löst Leberblockaden und befreit das Qi

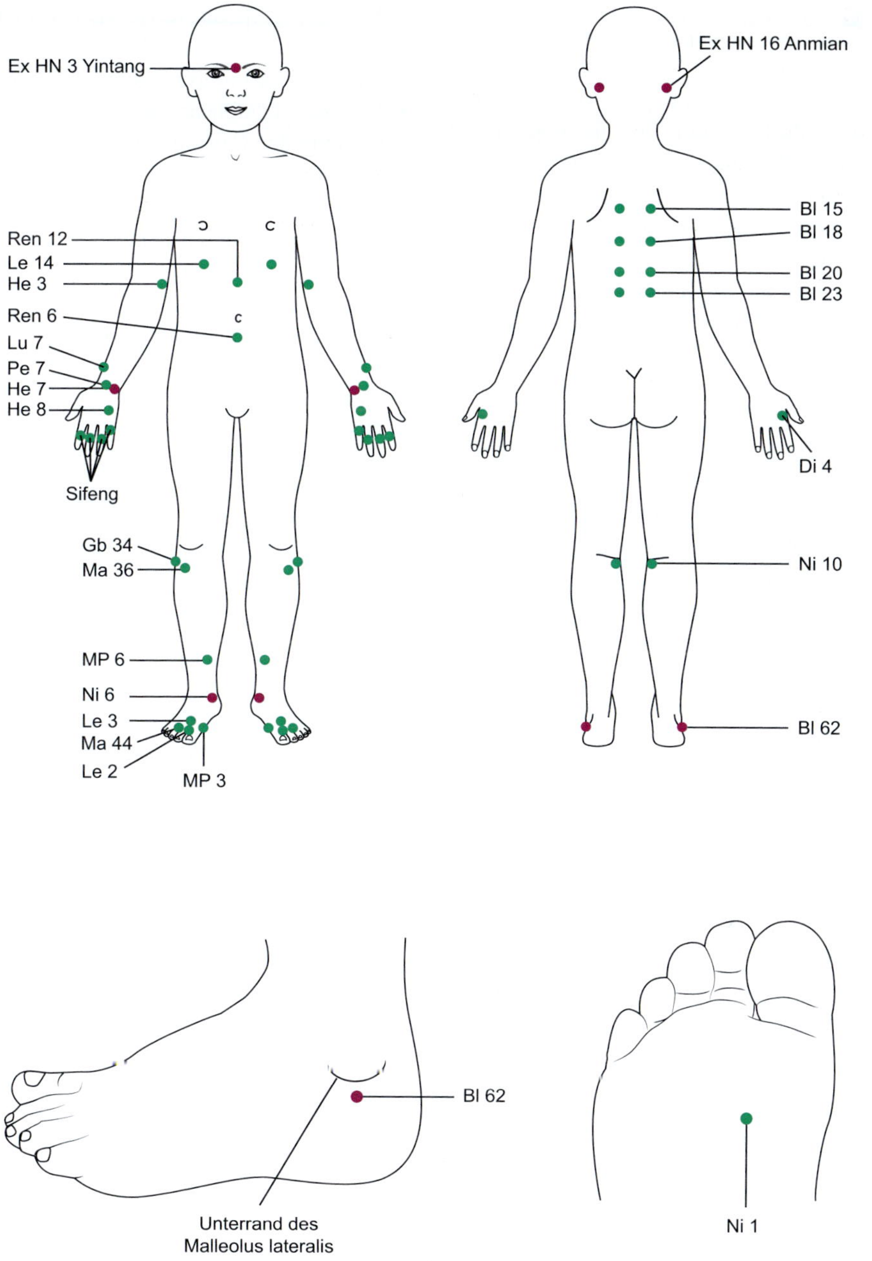

Abb. 6.9 Akupunkturpunkte: Schlafstörungen [L143, L138, M1561]

Arzneitherapie

Wie bereits dargelegt, basiert die Behandlung auf zwei Strategien: dem Ausgleich des Musters und der Beruhigung des Shen. Bezüglich der Musterbehandlung können folgende Rezepturen in Betracht gezogen werden. Wenn stagniertes Leber-Qi emporsteigt und den Shen stört, kann **Chai hu jia long gu mu li tang** eingesetzt werden. Wenn Schleim die Mitte blockiert, können bei **Bao he wan** (bei Nahrungsstagnation), **Er chen tang** (bei Schleim) oder **Xiang sha liu jun zi tang** (bei Schleim mit mehr Kälte und Mangel) eingesetzt werden. Bei Schleim-Hitze wird **Wen Dan Tang** oder eine Variation davon gewählt. Bei Milz-Qi- und Herz-Blut-Mangel wird **Gui Pi Tang** eingesetzt. Und bei einer Nieren-Herz-Dysbalance passt eine Variation von **Ding zhi wan.**

Kombinationen zur Beruhigung des Geistes

Folgende Arzneien eigenen sich besonders gut, um den Geist zu beruhigen. Sie können den unten aufgeführten Rezepturen beigefügt werden, um den Schlaf zu fördern.

- Suan zao ren (Ziziphi spinosae Sm) 9–12 g
- Zhen zhu mu (Margaritiferae Concha usta) 6–9 g[7]
- Ye jiao teng (Polygoni multiflora Cl) 9–12 g

Diese drei Mittel sind eine besonders wirksame Kombination zur Beruhigung des Geistes. Sie nähren Blut und Yin und bringen den Geist mit Schwere zurück ins Yin und Blut.

- Fu shen (Poria Sclerotium pararadicis) 9–15 g: stützt die Mitte und beruhigt sanft den Geist
- Yuan zhi (Polygalae Rx) 6–9 g: beruhigt den Geist, löst Schleim, befreit Einengung und harmonisiert Niere und Herz
- He huan pi (Albiziae Cx) 6–9 g: beruhigt den Geist und löst Leber-Qi-Stagnation
- Bai zi ren (Platycladi Sm) 6–9 g: beruhigt den Geist und nährt das Herz-Blut; befeuchtet den Darm

Chai hu jia long gu mu li tang

- Chai hu (Bupleuri Rx) 9 g
- Huang qin (Scutellariae Rx) 9 g
- Ban xia (Pinelliae Rh) 6 g
- Fu ling (Poria) 6 g
- Fu shen (Poria Sclerotium pararadicis) 12 g
- Bai shao (Paeoniae Rx alba) 6 g
- Long gu (Fossilia Ossis Mastodi) 4 g
- Mu li (Ostreae Concha) 4 g
- Ci ji li (Tribuli Fr) 9 g
- Yuan zhi (Polygalae Rx) 9–12 g
- He huan pi (Albiziae Cx) 9–12 g

Bei **Obstipation mit trockenem Stuhl** für maximal zwei Wochen Da huang 3–6 g beifügen.

Bei **deutlichen Hitzezeichen** mit Wutausbrüchen, einem roten Kopf oder geröteten Augen und Durst folgende Mittel beifügen:

- Zhi zi (Gardeniae Fr) 6 g
- Mu dan pi (Moutan Cx) 6 g

Er chen tang

- Ban xia (Pinelliae Rh) 12 g
- Chen pi (Citri reticulatae Pc) 9 g
- Fu ling (Poria) 9 g
- Gan cao (Radix glycyrrhizae) 3 g

Bei **Nahrungsstagnation** können folgenden Mittel beigefügt werden. Diese Kombination entspricht der Mischung **Bao he wan:**

- Shen qu (Massa medicata fermentata) 9 g
- Shan zha (Crataegi Fr) 9 g
- Lai fu zi (Raphani Sm) 9 g
- Lian qiao (Forsythiae Fr) 6 g

---

7 Diese Dosierung entspricht der Granulatform. Bei einem Rohdrogendekokt liegt die Dosierung bei 15–25 g; bei einem Sirup bei 12–15 g; falls dem Sirup ein Pulver oder Granulat beigefügt wird, liegt die entsprechende Dosierung bei 6–9 g

Bei **Milz-Mangel mit Nässe und Schleim** in der Mitte können folgende Mittel beigefügt werden:

- Bai zhu (Atractylodis macrocephalae Rh) 6 g
- Ren shen (Ginseng Rx) 3 g
- Sha ren (Amomi Fr) 3 g
- Mu xiang (Aucklandiae Rx) 3 g

Diese Kombination entspricht der Mischung **Xiang sha liu jun zi tang.**

Bei **Schleim im Herzen** mit Unsicherheit, Zaghaftigkeit und Ängsten können folgende Mittel beigefügt werden:

- Zhu ru (Bambusae Cl in taeniam) 9 g
- Zhi shi (Aurantii Fr immaturus) 6 g

Diese Kombination entspricht der Mischung **Wen dan tang.**

Gui pi tang-Variation

- Ren shen (Ginseng Rx) 3–6 g
- Bai zhu (Atractylodis macrocephalae Rh) 9 g
- Fu shen (Poria Sclerotium pararadicis) 12 g
- Suan zao ren (Ziziphi spinosae Sm) 9 g
- Long yan rou (Longan Arillus) 12 g
- Yuan zhi (Polygalae Rx) 9 g
- Sha ren (Amomi Fr) 6 g
- Chen pi (Citri reticulatae Pc) 6 g
- Dang gui (Angelicae sinensis Rx) 6 g

Bei **weichem oder losem Stuhlgang** folgende Mittel beifügen:

- Shan yao (Dioscoreae Rh) 9 g
- Yi yi ren (Coicis Sm) 12 g

Bei **trockenem Stuhlgang** folgende Mittel beifügen:

- Bai zi ren (Platycladi Sm) 9–12 g
- Gua lou ren (Trichosanthis Sm) 6–9 g

Ding zhi wan-Variation

- Ren shen (Ginseng Rx) 3–6 g
- Fu shen (Poria Sclerotium pararadicis) 12–15 g
- Yuan zhi (Polygalae Rh) 9 g
- Suan zao ren (Ziziphi spinosae Rx) 12 g
- Zhen zhu mu (Margaritiferae Concha usta) 6 g

Unterstützende Behandlungstechniken

Tuina

Kangong: Der Behandler legt beide Hände so auf den Kopf des Kindes, dass die Daumenspitzen sich beim Punkt Yin Tang treffen und die Daumen selbst oberhalb der Augenbrauen liegen. Dann wird mit beiden Daumen gleichzeitig 20–30-mal von medial nach lateral bis zum Ende der Augenbrauen gestrichen. Diese Technik beruhigt den Shen.

Liegt eine Hitze-Pathologie vor, kann der Tuina-Griff **Xinjing** angewandt werden. Dabei wird mit dem Zeigefinger des Therapeuten oder des Elternteils der Mittelfinger des Kindes palmarseitig circa 50-mal in Folge sehr rasch nach distal hin ausgestrichen.

Farbtherapie

Der Punkt **Ex HN 3 Yintang** kann mittels Lichttherapie bestrahlt werden. Dazu wird **blaues oder violettes Licht** verwendet (➤ Abb. 6.10). Blaues Licht hat eine allgemein beruhigende Wirkung. Violettes Licht kann die Herzfrequenz verlangsamen und den Stresslevel reduzieren. Beide Farben fördern somit Ruhe und Ausgeglichenheit.

Für die Farbtherapie gibt es spezielle Farbpunkturlampen, bei denen die Aufsätze mit unterschiedlichen Farben ausgetauscht werden können. Die Dauer der

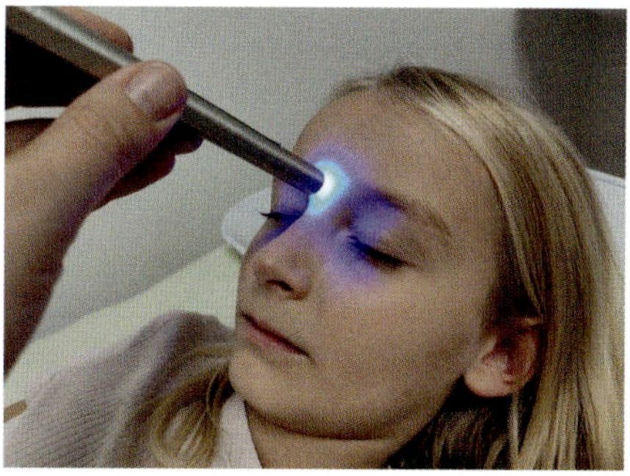

Abb. 6.10 Farbtherapie am Yin Tang – blaues Licht [M1561]

Bestrahlung sollte zwischen 30 und 60 Sekunden liegen. Die Behandlung kann im Rahmen jedes Patientenkontaktes wiederholt werden.

TIPP FÜR DIE ELTERN

Die Schlafsituation sollte im Rahmen der Behandlung mit den Eltern erörtert werden:

- Neben den oben genannten Mustern kommt es sehr oft vor, dass sich unbewusst ungünstige Schlafgewohnheiten manifestieren: Vor allem bei Säuglingen mit Co-Sleeping zeigt sich in der Praxis nicht selten, dass sich Mutter und Kind gegenseitig wachhalten: Die sich sorgende Mutter wacht bei jeder kindlichen Regung auf. Auch sie hat durch Geburt einen Qi- und Blut-Mangel und daher einen sehr oberflächlichen Schlaf. In ihrer Sorge tastet sie nach dem Kind, welches dadurch ebenfalls in seinem Schlaf gestört wird. Manchmal wiederum wacht das Kind auf, weil es trinken möchte, die Mutter jedoch schläft. So entsteht oft ein unerwünschter Kreislauf aus Insomnie, der Mutter und Kind betrifft. In diesen Fällen ist es sinnvoll, wenn Mutter und Kind nachts nicht in einem Bett schlafen.
- Abendroutine: Sie sollte möglichst eintönig ablaufen und die Eltern sollten bereits mit der Abendroutine beginnen, bevor das Kind zu müde ist.
- Fürchtet sich das Kind im Dunkeln und kann deshalb nicht schlafen? Hier kann ein Nachtlicht Abhilfe schaffen.
- Zu üppige Mahlzeiten am Abend können die kindliche Verdauung belasten und den Schlaf stören.

6.4 Ängste

Simon Becker

Westliche Betrachtungsweise

Angst ist eine natürliche emotionale Reaktion, die in bestimmten Situationen auftritt und die sowohl Erwachsene als auch Kinder erleben. Bei Kindern können Ängste jedoch intensiver sein und sich auf unterschiedliche Art und Weise äußern, was zum Teil daran liegt, dass ihre emotionalen und kognitiven Fähigkeiten sich noch in der Entwicklung befinden.

In der Kindheit auftretende Ängste können vielfältig und manchmal schwer zu verstehen sein. Sie reichen von spezifischen Ängsten, wie der Angst vor Dunkelheit, Tieren oder lauten Geräuschen, bis hin zu komplexeren sozialen Ängsten oder der Angst vor dem Versagen. Es ist wichtig zu wissen, dass Ängste in gewissen Entwicklungsbereichen normal sind. So können zum Beispiel Trennungsängste bei Kleinkindern oder die Angst vor übernatürlichen Phänomenen bei Schulkindern häufig auftreten.

Allerdings können anhaltende und intensive Ängste das Wohlbefinden und die Entwicklung des Kindes beeinträchtigen. Kinder, die unter starken Ängsten leiden, zeigen oft körperliche Symptome wie Kopf- oder Bauchschmerzen, Schlafstörungen oder Konzentrationsprobleme. Zudem sind Schwierigkeiten im schulischen und sozialen Umfeld möglich (➤ Abb. 6.11).

Die genauen Ursachen von Angststörungen bei Kindern sind nicht vollständig geklärt. Oft spielt eine Kombination aus genetischen, biologischen, umweltbedingten und psychosozialen Faktoren eine Rolle. Kinder, die eine Neigung zu Ängstlichkeit und Besorgnis zeigen, haben oft Eltern, die unter ähnlichen Problemen leiden.

Die Behandlung von Ängsten bei Kindern hängt von der Art und Schwere der Angst ab und kann eine Kombination aus kognitiver Verhaltenstherapie, Familientherapie und in einigen Fällen Medikation beinhalten. Eltern spielen eine entscheidende Rolle bei der Unterstützung ihrer Kinder, mit Ängsten umzugehen und Bewältigungsstrategien zu erlernen. Mit der richtigen Hilfe und Unterstützung können die meisten Kinder ihre Ängste erfolgreich bewältigen und ein gesundes, unbeschwertes Leben führen.

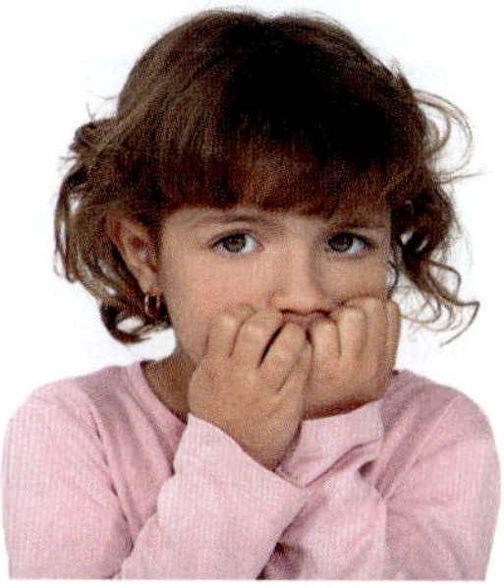

Abb. 6.11 Ängste [J787–197]

Östliche Betrachtungsweise und Muster

Die Angst als eine der sieben Emotionen wird in der chinesischen Medizin den Nieren und dem Wasser zugeordnet. In diesem Kapitel wird Angst aber weiter gefasst und mit nachfolgend genannten Zang-Organen in Verbindung gebracht.

Niere

Dabei handelt es sich um existenzielle Ängste. Kinder haben Verlustängste, Angst vor dem Einschlafen oder vor dem Sterben. In diesem Fall ist das Nieren-Wasser nicht kräftig genug, um dem Kind die notwendige Stabilität zu geben. Die Nieren können konstitutionell geschwächt oder im Verlauf des Wachstums vorübergehend überfordert sein. Die Behandlung konzentriert sich auf die Unterstützung der Nieren und auf die Wiederherstellung der Kommunikation zwischen Nieren und Herz.

Leber

Bei der „Angst" der Leber ist der Nachtschreck (Pavor nocturnus) gemeint. Dabei handelt es sich eigentlich um eine Schlafstörung, die sich durch intensives Schreien, Zittern und Angst während des Schlafs äußert. Hun und Shen sind in diesem Fall in Dysbalance. Leber-Qi steigt auf und stört das Herz. Die Behandlung fokussiert auf einer Beruhigung von Leber-Hun und Herz-Shen.

Herz

Ist das Herz durch Schleim geschwächt oder gestört, dann ist auch der Shen instabil. Das führt zu Ängstlichkeit. Die Kinder sind unsicher, zurückhaltend, ängstlich und weinen schnell. Oft wird dieses Muster auch als Herz-Gallenblasen-Mangel bezeichnet, wobei die mangelnde Gallenblase für den mangelnden Mut steht. Die Behandlung konzentriert sich jedoch vor allem auf das Herz. Allerdings muss bei diesem Muster je nach vorherrschender Pathologie unterschieden werden: Ist es ein Mangel an Herz-Qi, wodurch auch der Shen nicht voll und kräftig ist; oder ist es ein Mangel an Herz-Blut, weshalb dem Shen die Basis und der Halt fehlt; oder ist Schleim involviert, der das Herz und den Geist stört. Diese drei Muster vermischen sich in der Praxis oft. Bei der Behandlung muss jedoch entschieden werden, wo der Fokus liegen soll: Stärken von Herz-Qi, Nähren von Herz-Blut oder Umwandeln von Schleim im Herz.

Prüfungsangst ist eine Unterform dieses Musters. Bei der Prüfungsangst kommt durch die Anspannung während der Prüfungssituation und den Leistungsdruck zum oben ausgeführten Muster noch eine Qi-Stagnation im Jueyin dazu. Bei der Behandlung liegt der Fokus also nicht nur auf dem Herzen, sondern auch auf dem Lösen der Qi-Blockade im Jueyin (Leber und Perikard).

Akupunktur

➢ Abb. 6.12

Basisprogramm
- **He 7:** beruhigt das Herz
- **Bl 15:** beruhigt und reguliert das Herz
- **Du 20:** beruhigt den Geist

Individuelle Punktkombinationen

Niere
- Ni 9: nährt Nieren-Yin und beruhigt den Geist
- Ni 3: stellt in Kombination mit He 7 die Kommunikation zwischen Herz und Niere wieder her
- Bl 23: stellt in Kombination mit Bl 15 die Kommunikation zwischen Herz und Niere wieder her
- Ren 14 mit Ren 4: stellt die Kommunikation zwischen Herz und Niere wieder her

Leber
- Le 3 mit Di 4: regulieren den Fluss von Leber-Qi
- Gb 41: senkt aufsteigendes Leber-Qi ab
- Pe 6: reguliert das Leber-Qi und beruhigt den Geist

Herz
- Mi 6: nährt in Kombination mit He 7 das Herz und beruhigt den Geist
- Ma 36: stärkt das Qi der Mitte und des Herzens
- Mi 3: stärkt die Milz und das Qi

Prüfungsangst
- Le 3 mit Pe 6: befreit Qi-Stagnation in den beiden Jueyin-Organen

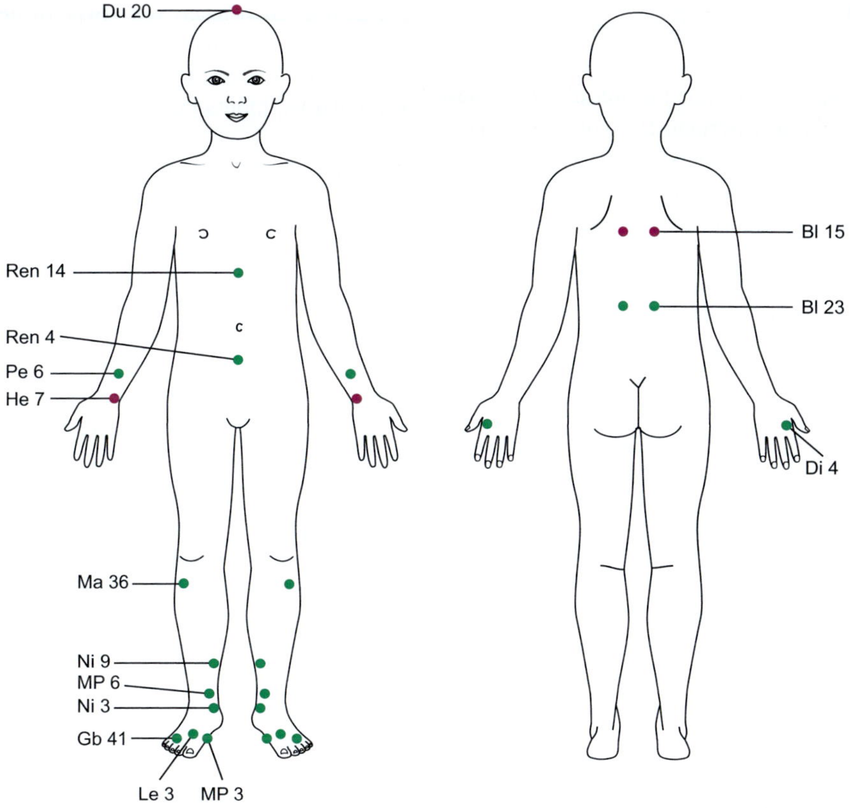

Abb. 6.12 Akupunkturpunkte: Ängste [L143, M1561]

Arzneitherapie

Zur Behandlung einer Nieren-Angst kann **Ding zhi wan** mit **Liu wei di huang wan** kombiniert werden. Der Fokus liegt dann auf der Wiederherstellung der Kommunikation zwischen Niere und Herz und auf der Stärkung von Nieren-Yin und Essenz.

Um die Leber zu beruhigen, kann bei Nachtschreck eine Variation von **Chai hu jia long gu mu li tang** eingesetzt werden.

Bei den unterschiedlichen Herzmustern muss zwischen den vorherrschenden Pathologien unterschieden werden. Als Basismischung kann **Ding zhi wan** eingesetzt und entsprechend modifiziert werden. Bei einem typischen Qi- und Blut-Mangel-Muster kann auch **Gui pi tang** eingesetzt werden. Steht Schleim im Vordergrund und zeigen sich zudem Zeichen einer Mitte-Disharmonie, kann eine Variation von **Wen dan tang** eingesetzt werden.

Ding zhi und Liu wie-Variation

- Shu di (Rehmanniae Rx prep) 9 g
- Shan zhu yu (Corni Fr) 6 g
- Wu wei zi (Schisandrae Fr) 9 g
- Shan yao (Dioscoreae Rh) 9 g
- Fu shen (Poria Sclerotium pararadicis) 12 g
- Yuan zhi (Polygalae Rh) 12 g
- Ren shen (Ginseng Rx) 3 g

Chai hu jia long gu mu li tang-Variation

- Chai hu (Bupleuri Rx) 9 g
- Huang qin (Scutellariae Rx) 6–9 g
- Ban xia (Pinelliae Rh) 4–6 g
- Long gu (Fossilia Ossis Mastodi) 6 g
- Zhen zhu mu (Margaritiferae Concha usta) 6 g
- Fu shen (Sclerotium Poria pararadicis) 12 g
- Yuan zhi (Polygalae Rx) 9 g
- Ci ji li (Terrestri Fr) 9 g
- Gou teng (Uncariae Rm cum Uncis) 9 g

Bei deutlichen Zeichen von **Hitze in der Leber** folgende Mittel beifügen:

- Zhi zi (Gardeniae Fr) 6–9 g
- Mu dan pi (Moutan Cx) 6–9 g

Ding zhi wan-Variation

- Ren shen (Ginseng Rx) 3–6 g
- Fu shen (Poria Sclerotium pararadicis) 12–15 g
- Yuan zhi (Polygalae Rh) 9 g

Bei deutlichem **Qi-Mangel** folgende Mittel beifügen:

- Huang Qi (Astragli Rx) 6–9 g
- Bai zhu (Atractylodis macrocephalae Rh) 9 g

Bei deutlichem **Blut-Mangel** folgende Mittel beifügen:

- Long yan rou (Longan Arillus) 9 g
- Dang gui (Angelicae sinensis Rx) 6 g
- Bai zi ren (Platycladi Sm) 6 g

Bei deutlichem **Schleim** folgende Mittel beifügen:

- Zhu ru (Bambusae Cl in taeniam) 12 g
- Zhi shi (Aurantii Fr immaturus) 6 g
- Ban xia (Pinelliae Rh) 9 g
- Hou po (Magnoliae Cx) 6 g

Bei **Prüfungsangst** mit gleichzeitiger Qi-Stagnation folgende Mittel beifügen:

- Chai hu (Bupleuri Rx) 9 g
- Bai shao (Paeoniae Rx alba) 9 g
- Zhi ke (Aurantii Fr) 9 g
- Ci ji li (Tribuli Fr) 9 g
- He huan pi (Albiziae Cx) 9 g

Gui pi tang-Variation

- Ren shen (Ginseng Rx) 3–6 g
- Bai zhu (Atractylodis macrocephalae Rh) 9 g
- Fu shen (Poria Sclerotium pararadicis) 12 g
- Bai zi ren (Platycladi Sm) 6 g
- Long yan rou (Longan Arillus) 12 g
- Yuan zhi (Polygalae Rx) 9 g
- Sha ren (Amomi Fr) 6 g
- Chen pi (Citri reticulatae Pc) 6 g
- Dang gui (Angelicae sinensis Rx) 6 g

Bei **weichem oder losem Stuhlgang** folgende Mittel beifügen:
- Shan yao (Dioscoreae Rh) 9 g
- Yi yi ren (Coicis Sm) 12 g

Wen Dan Tang-Variation
- Zhu ru (Bambusae Cl in taeniam) 12 g
- Zhi shi (Aurantii Fr immaturus) 6 g
- Ban xia (Pinelliae Rh) 9 g
- Hou po (Magnoliae Cx) 6 g
- Chen pi (Citri reticulatae Pc) 6 g
- Fu shen (Poria Sclerotium pararadicis) 12 g
- Yuan zhi (Polygalae Rx) 9 g

Unterstützende Behandlungstechniken

Farbtherapie

Man sagt der Farbe Gelb eine gute anxiolytische Wirkung und Steigerung des Wohlbefindens nach. So setzt man in der Chromotherapie (Farbtherapie) die Farbe Gelb ein, um Ängsten entgegenzuwirken. Diese positive Wirkung kann durch Akupunktur mit gelbem Licht verstärkt werden. Mit Hilfe eines Farbpunktur-Stiftes werden die Akupunkturpunkte zusätzlich mit gelbem Licht behandelt, um die anxiolytische Wirkung zu fördern.

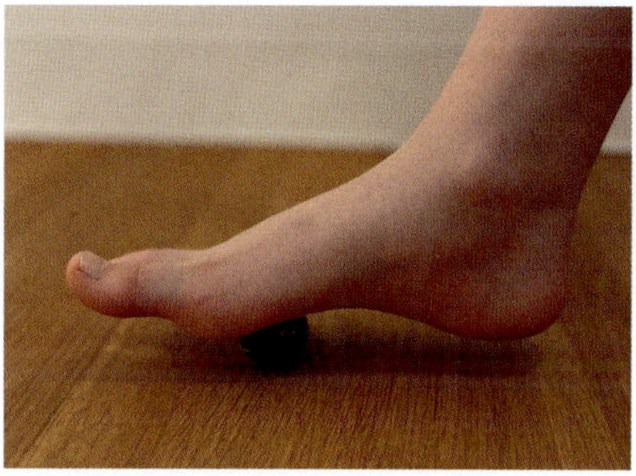

Abb. 6.13 Murmelrollen: Ni 1 [M1561]

TIPP FÜR DIE ELTERN

Murmelrollen-Akupressur von Ni 1: Kinder können ihren Fuß auf eine herkömmliche Murmel setzen und die Fußsohle mit dem Bereich hinter dem Großzehenballen darauf kreisen lassen. Dadurch wird der Akupunkturpunkt Niere 1 stimuliert. Niere 1 ist der Punkt, der uns am besten erdet. Somit ist er gut zur begleitenden Anwendung bei Angstzuständen geeignet. Man kann den Punkt prophylaktisch täglich 1–2 x einige Minuten lang mit der Murmel massieren (➤ Abb. 6.13).

KAPITEL

7 Weitere Behandlungsfelder

Eva Fischer-Schönhart

7.1 Impfungen

Westliche Betrachtungsweise

Impfungen sind eine wichtige Maßnahme zur Prävention von Infektionskrankheiten (➤ Abb. 7.1). Ziel ist es, das Immunsystem zur Bildung von Abwehrstoffen gegen Krankheitserreger anzuregen.

Impfkommissionen entwickeln je nach vorhandenem Risiko Impfempfehlungen für jedes Land. Dabei werden Infektionsrisiken, Alter sowie Vorerkrankungen in die Empfehlungen einbezogen. Die Impfstoffe werden dabei umfassend geprüft.

Impfungen dienen dem Schutz des einzelnen Individuums, aber auch der gesamten Gesellschaft. Durch eine hohe Durchimpfungsrate werden nicht nur Geimpfte geschützt, vielmehr entsteht eine sogenannte Herdenimmunität.

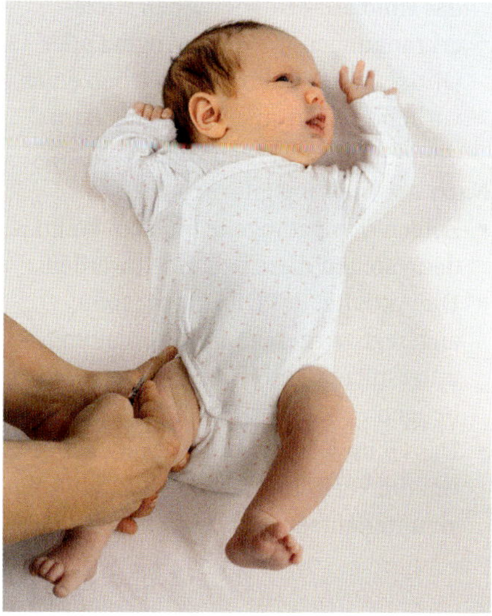

Abb. 7.1 Impfung [J787–245]

Man unterscheidet unterschiedliche Arten von Impfstoffen. Dazu zählen Lebendimpfstoffe, Totimpfstoffe und genbasierte Impfstoffe.

- **Lebendimpfstoffe** enthalten winzige Mengen von vermehrungsfähigen Erregern. Diese werden so modifiziert, dass sie die Erkrankung selbst nicht auslösen können, den Körper jedoch dazu anregen, Antikörper zu bilden. Man nennt diese Impfform „*aktive Immunisierung*". Zu den Lebendimpfstoffen gehören beispielsweise Impfstoffe gegen Masern, Mumps, Röteln und Windpocken. Gelegentlich können diese Impfungen zu einer leichten „Impferkrankung" führen. Diese ist jedoch nicht infektiös und deutlich abgeschwächter als die regelrechte Infektion mit dem Erreger selbst.
- **Totimpfstoffe** enthalten nur abgetötete Erregerpartikel, die nicht vermehrungsfähig sind. Die Erregerpartikel werden als körperfremd erkannt und regen somit ebenfalls die Bildung von Antikörpern an. Totimpfstoffe zählen zur „*passiven Immunisierung*". Impferkrankungen treten bei Totimpfstoffen nicht auf. Beispiele für Totimpfstoffe sind Diphtherie, Tetanus und Pertussis.
- **Genbasierte Impfstoffe:** Zu ihnen zählen mRNA-Impfstoffe und vektorbasierte Impfstoffe. Sie sorgen dafür, dass der Körper selbst winzige Partikel des Erregers herstellt und regen so zu einer Immunantwort an. Bekannte Vertreter sind die Covid-Impfstoffe.

Östliche Betrachtungsweise und Muster

Impfungen können als äußere pathogene Faktoren betrachtet werden. Allerdings dringen diese nicht durch Oberfläche oder Mund und Nase ein, sondern werden direkt in die Muskelschicht injiziert. Dort aktivieren sie dann aber auch das Abwehr-Qi des Körpers und verursachen eine Krankheitsreaktion wie Fieber, Gliederschmerzen, Müdigkeit oder Schnupfen. Dringt der pathogene Faktor tiefer ein, können auch stärkere Symptome auftreten.

Durch begleitend eingesetzte chinesische Medizin unterstützt man den Körper, den injizierten pathogenen Faktor aus der Muskelschicht zu klären und stellt sicher, dass er nicht „hängen" bleibt oder tiefer eindringt. Einerseits kann vor der Impfung das System „optimiert" werden, sodass der Körper möglichst effizient funktioniert und kein Schleim, Hitze etc. vorhanden sind. Andererseits kann man nach einer Impfung verbliebene pathogene Faktoren ausleiten. Auf die Impfbegleitung mit TCM soll nachfolgend näher eingegangen werden.

Ziel einer Impfbegleitung mittels TCM ist es, den Körper zu unterstützen. Die Impfung soll möglichst gut vertragen und die Bildung von Antikörpern unterstützt werden. Gleichzeitig sollen unerwünschte Impfreaktionen möglichst minimiert und die fötalen Toxine ausgeschieden werden.

Impfbegleitung

Um Impfungen möglichst verträglich zu machen, kann der Organismus des Kindes durch Akupunktur unterstützt und begleitet werden. Voraussetzung für die Verabreichung einer Impfung sollte immer ein gesundes Kind sein, da es nur dann optimal mit dem verabreichten Impfstoff umgehen kann. Einerseits soll die Bildung von Antikörpern möglichst stark ausfallen, andererseits sollen unerwünschte Wirkungen nach Möglichkeit vermieden werden. Viele Kinder kommen scheinbar gesund zur Impfung in die Praxis, jedoch finden sich dann vor Ort häufig Muster, die aus chinesischer Sicht behandlungswürdig sind.

Folgende Punkt sollten **vor** der Verabreichung einer Impfung abgeklärt werden:

- **Verdauung:** Hat das Kind regelmäßigen Stuhlgang, leidet es unter Blähungen und Bauchschmerzen? Ist der Stuhl geformt? Eine regelrechte Verdauung ist wichtig, damit der Körper unerwünschte Pathogene ausscheiden kann.
- **Schleim:** Liegt eine Schleimpathologie vor? Chronisch laufende Nase, Auswurf etc. Schleim ist ein Hinweis auf eine Mitteschwäche, die vor Verabreichung einer Impfung behandelt werden sollte.
- **Hitze:** Sind die Kinder zu hitzig? Leiden sie unter Schlafstörungen oder sind sie hyperaktiv? Impfungen bringen per se noch mehr Hitze in den Körper, weshalb diese Hitze vorab geklärt werden sollte.
- **Restpathogene Faktoren:** Leidet das Kind an rezidivierenden Hitzeerkrankungen wie einer Angina oder Otitis? Diese sind häufig Zeichen eines vorhandenen restpathogenen Faktors, der eliminiert werden sollte.

Nach der Impfung gilt:

- Zeigen sich pathogene Muster? Wenn ja, dann sollten diese behandelt werden.
- Die Aktivität des Dickdarms sollte angeregt werden, um die Verdauung zu unterstützen und Hitzebildung vorzubeugen.
- Das Qi im Körper sollte bewegt werden, um die Verstoffwechslung der Impfung zu unterstützen.

Akupunktur

➤ Abb. 7.2

Vor der Impfung

Liegt ein behandlungswürdiges Muster vor, dann sollte dieses vor der Impfung entsprechend behandelt werden. An dieser Stelle sei auf die jeweiligen Kapitel verwiesen.

Am Impftag

- **Ren 17:** stärkt das Zheng Qi
- **Ren 12:** stärkt die Mitte
- **Lu 1-Bl 13:** regt als Shu-Mo-Therapie der Lunge das Immunsystem an
- **Ma 44:** klärt vorhandene Hitze und beugt weiterer Hitzebildung vor

Nach der Impfung

Bei Fieber:

- Le 3 und Di 4: beidseitig als Four Gates
- Du 14: klärt Hitze
- Di 11: beseitigt Hitze und kühlt das Blut

Unruhe mit Hitze:

- He 7: beruhigt den Shen, kühlt das Herz-Blut
- Ex HN 3 Yintang: beruhigt den Shen
- Pe 7: klärt Herz-Hitze; beruhigt den Shen

Schwellung:

- lokale Laserung

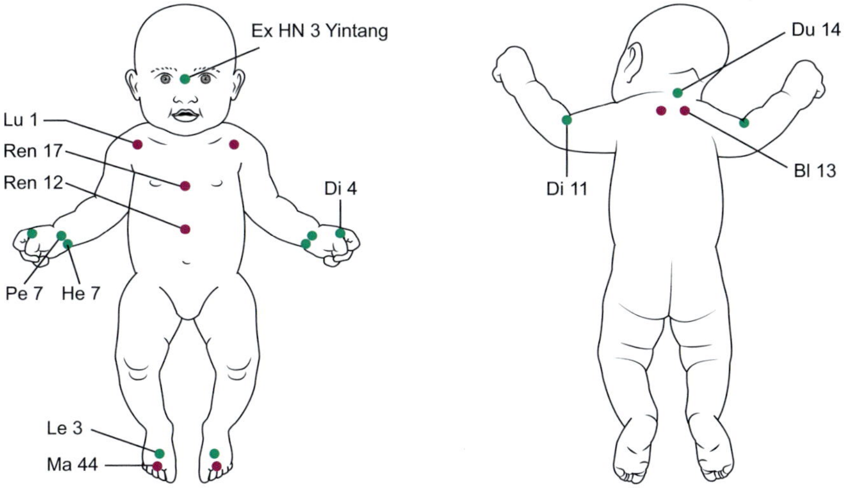

Abb. 7.2 Akupunkturpunkte: Impfbegleitung [L138, L143, M1561]

Arzneitherapie

Wie oben beschrieben, werden vor der Impfung vorliegende Pathologien behandelt. Schleim wird mit **Er chen tang** oder einer entsprechenden Modifikation ausgeleitet. Nahrungsstagnation wird mit **Bao he wan** aufgelöst. Rezidivierende Infekte werden analog ➤ Kap. 2.2 (Angina tonsillaris) und ➤ Kap. 2.3 (Otitis media) behandelt.

Nach einer Impfung wird nur dann behandelt, wenn sich auch Symptome zeigen. Diese deuten darauf hin, dass das Wei Qi mit dem durch die Impfung in die Muskelschicht verabreichten pathogenen Faktor interagiert Die Arzneitherapie konzentriert sich deshalb auf die Elimination des pathogenen Faktors und die Stärkung des körpereigenen Wei Qi, genau wie auch beim Eindringen anderer äußerer pathogener Faktoren in die Muskelschicht. Eine passende Basismischung ist eine **Variation von Xiao chai hu tang.** Diese wird je nach vorliegenden Symptomen modifiziert.

Xiao chai hu tang-Variation

- Chai hu (Bupleuri Rx) 9 g
- Huang qin (Scutellariae Rx) 6–9 g
- Lian qiao (Forsythiae Fr) 6–9 g
- Ban xia (Pinelliae rh preparate) 6–9 g
- Tai zi shen (Pseudostellariae Rx) 6–9 g
- Chen pi (Citri reticulatae Pc) 6 g
- Fu ling (Poria) 9 g
- Sheng jiang (Zingiberis Rh recens) 3–6 g
- Gan cao (Glycyrrhizae Rx) 3 g

Bei **Fieber** folgende Mittel beifügen:

- Lu gen (Phragmitis Rh) 6–9 g
- Zhi mu (Anemarrhenae Rh) 6–9 g

Bei Zeichen von **Wind in den äußeren Schichten** (z. B. Gliederschmerzen, Fieber und Frösteln) folgende Mittel beifügen:

- Jing jie (Schizonepetae Hb) 9 g
- Fang feng (Saposhnikoviae Rx) 9 g
- Bo he (Menthae haplocalycis Hb) 6–9 g

Bei **geröteten Hautausschlägen** folgende Mittel beifügen:

- Da qing ye (Isatidis Fo) 6 g
- Sheng ma (Cimicifugae Rh) 9 g
- Niu bang zi (Arctii Fr) 9 g

Bei **Kopfschmerzen** folgende Mittel beifügen:

- Man jing zi (Viticis Fr) 9–12 g
- Chuan Xiong (Chuanxiong Rh) 6–9 g
- Bai zhi (Angelicae dahuricae Rx) 9 g bei orbitalen Kopfschmerzen
- Qiang huo (Notopterygii Rh seu Rx) 9 g bei okzipitalen Kopfschmerzen

TIPP FÜR DIE ELTERN

- Kinder sollen am Impftermin gesund sein.
- Nasale Impfungen – sofern existent – sind gegenüber subkutanen/intramuskulären Impfungen zu bevorzugen.

7

7.2 Allergien

Westliche Betrachtungsweise

Allergien werden in der westlichen Medizin als Überempfindlichkeitsreaktionen des Immunsystems auf eigentlich harmlose Substanzen definiert. Sie manifestieren sich durch eine Vielzahl von Symptomen, die von Hautausschlägen und Juckreiz bis hin zu Atemproblemen und anaphylaktischen Reaktionen reichen können. Die auslösenden Substanzen werden als Allergene bezeichnet und können Pollen, Tierhaare, Lebensmittel, Schimmel oder Insektengifte umfassen.

Das Immunsystem reagiert auf diese Allergene, indem es IgE-Antikörper produziert. Diese Antikörper binden sich an Mastzellen und setzen Histamin und andere chemische Substanzen frei, die Entzündungen und die typischen allergischen Symptome hervorrufen. Diese Symptome umfassen:

- Hautreaktionen: Juckreiz, Ekzeme, Nesselsucht
- Atemwegsprobleme: Niesen, Husten, Asthma
- Verdauungsprobleme: Übelkeit, Bauchschmerzen, Durchfall
- Anaphylaxie: eine schwerwiegende, potenziell lebensbedrohliche Reaktion

Die westliche Behandlung von Allergien umfasst Antihistaminika, Kortikosteroide zur Entzündungshemmung, Immunsuppressiva oder Hyposensibilisierungstherapien.

Östliche Betrachtungsweise und Muster

Die TCM sieht Allergien als Ungleichgewicht im Fluss des Qi und als Störung der körpereigenen Abwehrkräfte (Wei Qi), die durch externe Faktoren wie Wind, Kälte, Feuchtigkeit oder innere Disharmonien ausgelöst oder verstärkt werden können. Bei Allergien ist Wind der wichtigste äußere pathogene Faktor. Im Inneren ist aber auch das Vorhandensein von Feuchtigkeit ein zentrales Element bei Allergien. Diese Feuchtigkeit wird durch den äußeren Wind, der durch eine geschwächte Oberfläche (nicht funktionierendes Wei Qi) eindringt, aufgewirbelt, was zu den typischen Allergiezeichen führt (z. B. laufende Nase, angeschwollene Schleimhäute, Schwellungen der Haut sowie Durchfall und Krämpfe). Zusätzlich zeigen sich, je nach eingedrungener Hitze oder Kälte, weitere Symptome.

Bei der Allergie fokussiert die Therapie deshalb auf die Oberfläche (Wei Qi), auf Feuchtigkeit und daraus resultierenden Schleim sowie auf Hitze oder Kälte. Das Wei Qi wird aktiviert, die Feuchtigkeit ausgeleitet und der Schleim umgewandelt. Hitze oder Kälte werden eliminiert.

Bei atopischen Ekzemen mit Hautreaktionen ist Hitze oft ins Blut eingedrungen und es zeigt sich ein Bild mit Blut-Hitze, Feuchtigkeit und Wind. Der Wind wiederum wird verstärkt durch die Hitze im Blut.

Bei Atemwegsreaktionen stehen eher Wind und Schleim-Feuchtigkeit im Vordergrund.

Bei Verdauungsreaktionen steht Feuchtigkeit im Vordergrund. Diese wird durch Wind aktiviert und kann durch eine Blockade auch zu Hitze führen.

Detaillierte Informationen finden sich in ➤ Kapitel 5 (Haut) und ➤ Kapitel 3 (Verdauungstrakt).

Die nachstehend beschriebenen Muster beziehen sich vorrangig auf Allergien der Atemwege.

Ob eine prophylaktische Behandlung, z. B. jedes Jahr vor Beginn der Allergiesaison, durchgeführt oder erst zu Symptombeginn mit der Behandlung begonnen wird, bleibt dem Therapeuten überlassen.

Wind-Hitze

Akute Symptome umfassen Niesen, Rötung und Juckreiz der Augen, laufende Nase und Husten mit gelbem Auswurf. Dieses Muster tritt häufig bei saisonalen Allergien oder allergischem Schnupfen auf.

Wind-Kälte

Die Symptome umfassen Niesen, klare, wässrige Sekretionen, verstopfte Nase oder auch Kälteempfindlichkeit. Sie treten oft in den kälteren Monaten auf und können mit einer Lungen-Qi-Schwäche verbunden sein.

Feuchtigkeit und Schleim

Dieses Muster tritt häufig bei Nahrungsmittelallergien oder chronischen allergischen Erkrankungen, z. B. Asthma oder ekzematischen Reaktionen, auf. Symptome können Husten mit dickem Schleim, Hautausschläge oder Verdauungsprobleme umfassen.

Leber-Qi-Stagnation mit Wind

Dies tritt häufig bei emotionaler Belastung oder Stress auf und kann saisonale Allergien oder allergisches Asthma verschlimmern.

Je nach Muster ist therapeutisch eine unterschiedliche Vorgehensweise erforderlich.

Akupunktur

➢ Abb. 7.3, ➢ Abb. 7.4

Basisprogramm

- **Di 4:** reguliert das Öffnen und Schließen der Poren und somit auch das Wei Qi; vertreibt äußere pathogene Faktoren
- **Lu 7:** stärkt das Lungen-Qi und öffnet die Oberflächenschicht des Körpers, um Wind zu vertreiben; befreit die Atemwege
- **Lu 9:** hilft, das Lungen-Qi zu stärken; Tonisierungspunkt der Lunge
- **B 13:** Zustimmungspunkt der Lunge; hilft, das Lungen-Qi zu regulieren; besonders hilfreich bei saisonalen Allergien und Asthma
- **Bl 40:** Hauptallergiepunkt

Individuelle Punktkombinationen

Wind-Hitze

- Bl 12: leitet Wind aus und aktiviert das Wei Qi, besonders bei Wind-Hitze
- Du 14: aktiviert das Wei Qi und stärkt die Abwehrkräfte des Körpers gegen äußere pathogene Faktoren
- Ma 44: leitet Hitze aus
- Le 2: leitet Hitze aus; besonders bei geröteten Augen

Wind-Kälte

Die Anwendung von *Moxibustion* ist hier eine wichtige Therapiemethode.

- Di 4: reguliert das Öffnen und Schließen der Poren und somit auch das Wei Qi; vertreibt äußere pathogene Faktoren
- Lu 7: tonisiert das Wei Qi
- Ren 17: hilft bei der Öffnung der Brust und der Lungenregion, insbesondere bei durch Kälte verursachter Atemnot und Engegefühl in der Brust
- Bl 13: stärkt die Lunge und hilft bei der Abwehr von Kälte und Wind
- Du 14: leitet Wind aus

Leber-Qi-Stagnation mit Wind

- Le 3: verteilt das Leber-Qi und hilft, emotionale Blockaden zu lösen, die Allergien verschlimmern können
- Gb 34: fördert die Leber-Qi-Bewegung
- Bl 18: Tonisierungspunkt der Leber; stärkt die Leber und hilft, die Leber-Qi-Stagnation zu lösen

Feuchtigkeit und Schleim

- MP 6: stärkt das Milz-Qi und hilft, Feuchtigkeit zu transformieren, die oft bei allergischen Reaktionen im Verdauungstrakt und bei Hautsymptomen eine Rolle spielt
- Ma 40: beseitigt Schleim im Körper, besonders bei chronischen allergischen Erkrankungen wie Asthma oder Hautausschlägen
- Ma 36: stärkt das Milz-Qi und unterstützt die Verdauung, was bei allergischen Reaktionen auf Nahrungsmittel hilfreich ist
- Bl 20: Zustimmungspunkt der Milz; unterstützt die Milz und hilft, Schleim zu transformieren, der oft die Atmung und den Verdauungstrakt beeinträchtigt

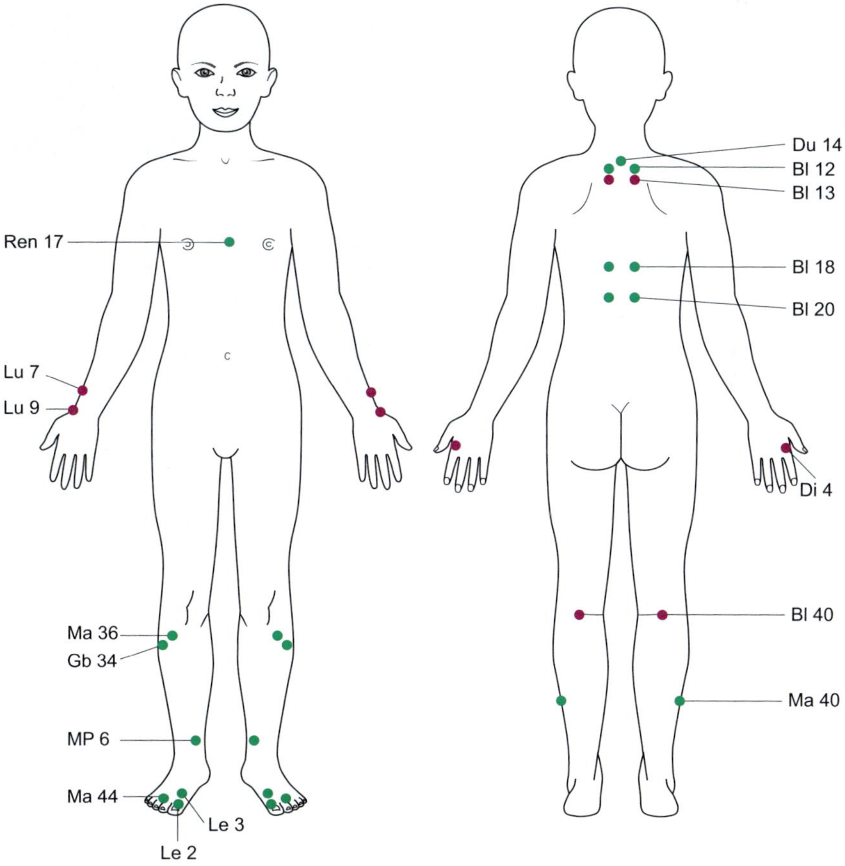

Abb. 7.3 Akupunkturpunkte: Allergien [L143, M1561]

7

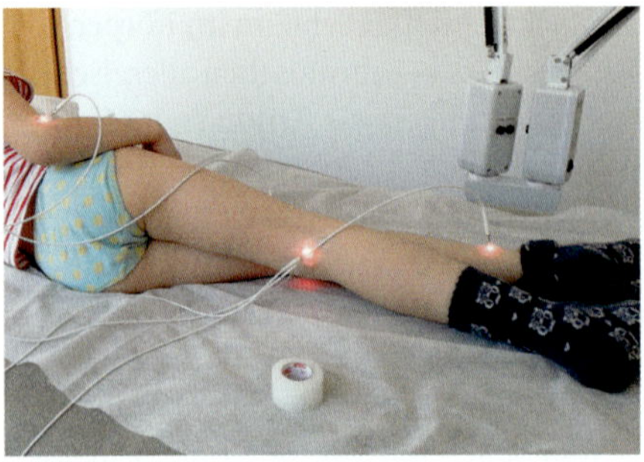

Abb. 7.4 Lasertherapie des wichtigen Allergiepunktes Bl 40 [M1561]

Arzneitherapie

Die jeweiligen Arzneimittelrezepturen können ➤ Kap. 5 (Haut), ➤ Kap. 3 (Verdauungstrakt) und ➤ Kap. 2 (Respirationstrakt) entnommen werden.

Allergien mit Hautreaktionen

Hier sei auf ➤ Kap. 5.3 (Neurodermitis) und ➤ Kap. 5.5 (Urtikaria) verwiesen.

Allergien mit Atemwegsreaktionen

Hier sei auf ➤ Kap. 2.1 (Rhinitis) verwiesen.

Allergien mit Verdauungsreaktionen

Die allergischen Reaktionen im Verdauungssystem deuten auf Feuchtigkeit, Hitze und Wind hin. Die Behandlung von Feuchtigkeit und Hitze wird in ➤ Kap. 3.4 (Diarrhö) beschrieben. Zu den dort aufgeführten Arzneien bei Feuchtigkeit und bei Hitze werden folgende **Wind-Mittel** beigefügt:

- Fang feng (Saposhnikoviae Rx) 5–6 g
- Ci ji li (Tribuli Fr) 6–9 g
- Chan tui (Cicadae Periostracum) 4–6 g

Unterstützende Behandlungstechniken

Ohr-Akupunktur

Am Ohr können folgende drei Punkte stimuliert werden: **Shen Men, ACTH, Allergie** (Apex). Das hat eine stark antiallergische Wirkung. Die Punkte können auch mittels Kryotherapie mit Kryospray behandelt werden (➤ Abb. 7.5, ➤ Abb. 7.6). Allerdings kann diese Therapiemethode nicht bei allen Kindern angewandt werden, da manche Kinder das mit der Kryotherapie verbundene Geräusch und die leicht unangenehme Sensation ablehnen.

TIPP FÜR DIE ELTERN

Qigong und Atemübungen können die Lungenenergie stärken und die Fähigkeit des Körpers zur Abwehr von äußeren Pathogenen verbessern.

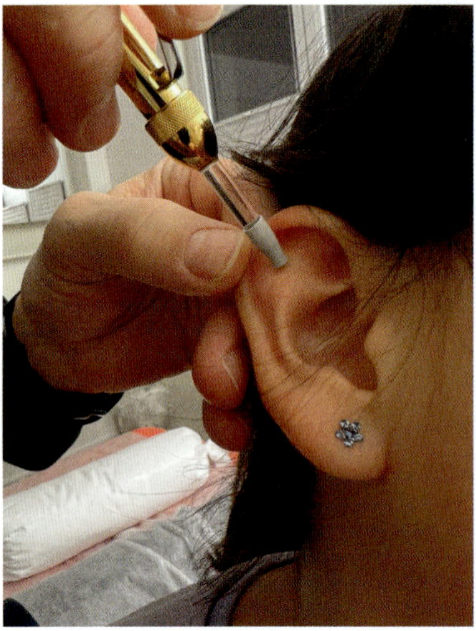

Abb. 7.5 Kryotherapie am Ohr eines Mädchens mit Pollinosis [M1584]

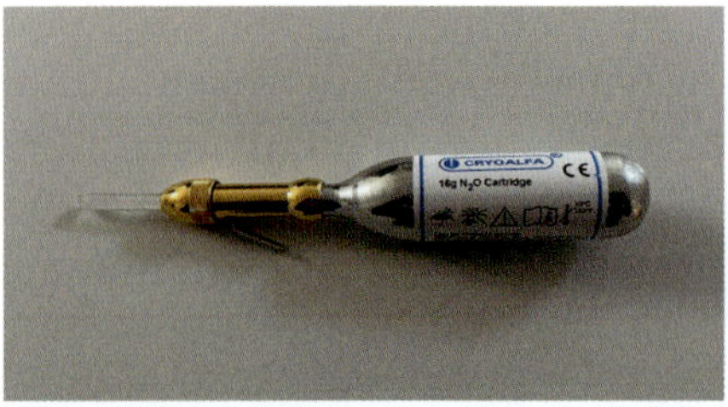

Abb. 7.6 Kryotherapie-Gerät [O1131]

7.3 Trotzphase

Westliche Betrachtungsweise

Etwa ab dem zweiten Lebensjahr beginnen Kinder, sich von den Eltern abzunabeln und sich als eigene Persönlichkeit wahrzunehmen. Das führt dazu, dass sie nun auch selbstständig Dinge erledigen und unabhängig sein möchten. Diese Phase macht es den Kindern daher auch so schwer, ein „Nein" der Eltern zu akzeptieren. Die Kinder möchten gerne alles selbst machen, können aber aufgrund ihres physiologischen Entwicklungsfortschrittes vieles noch nicht. Das frustriert Kinder und sie lassen es an ihrem Umfeld aus. Sie müssen erst lernen, sich selbst zu regulieren und zu reflektieren.

Je nach Ausprägung der Trotzphase kann es in der Familie zu einem Spannungsfeld kommen, das sowohl Kinder als auch Eltern belastet. Nicht immer schaffen es die Eltern, ruhig zu bleiben, auch wenn viele Ratgeber empfehlen, erst einmal tief durchzuatmen, bevor man auf das Kind und seine trotzige Reaktion reagiert.

Gut ist, dass auch diese Phase irgendwann vorüber ist. Ihren Höhepunkt hat sie meist mit dem dritten Lebensjahr überschritten und spätestens bis zur Einschulung sollte dieser Entwicklungsschritt abgeschlossen sein.

Östliche Betrachtungsweise und Muster

Kinder benötigen für ihr Wachstum und ihre Entwicklung Yang. Das Yang dient als Katalysator für alle Entwicklungsvorgänge. Es ist der Motor des Wachstums. Das Wachstum ist ein physiologischer Vorgang, damit Kinder gedeihen und sich entwickeln können. Im Rahmen von Entwicklungsschüben – und nichts anderes ist die Trotzphase – kommt zu dieser physiologischen Hitze nun noch pathologische Hitze hinzu. In der Trotzphase entsteht die Hitze aus einer Leber-Qi-Stagnation.

In dieser Phase der Entwicklung befindet sich das Kind in der Holz-Phase. Das Holz ist bekanntermaßen expansiv und testet in dieser Phase massiv seine Grenzen aus. Dabei ist die Frustrationsschwelle niedrig, wenn Kinder nicht ihren Willen durchsetzen können. Daraus entsteht eine Leber-Qi-Stagnation. Per se kann sich daraus bereits Hitze entwickeln. Weitere Umstände wie fötale Toxine, Nahrungsstagnation oder andere pathogene Faktoren können diese Hitze noch potenzieren.

Aus einer Leber-Qi-Stagnation kann sich also Leber-Hitze entwickeln. Kinder, die darunter leiden, fallen als kleine „Wut-Zwerge" auf, die bei jeder Kleinigkeit aus der Haut fahren. Typisch für diesen Zustand sind Kinder, die sich im Supermarkt schreiend auf den Boden werfen, weil sie die gewünschten Bonbons nicht bekommen (➤ Abb. 7.7).

Oberstes Therapieprinzip ist also, die Leber zu befrieden, das aufsteigende Qi zu senken und einen freien Fluss zu gewährleisten.

Leber-Qi-Stagnation
Kinder mit einer Leber-Qi-Stagnation sind quengelig, launisch und reizbar. Es ist schwierig, es ihnen recht zu machen. Sie weinen schnell, wenn sie sich ärgern.

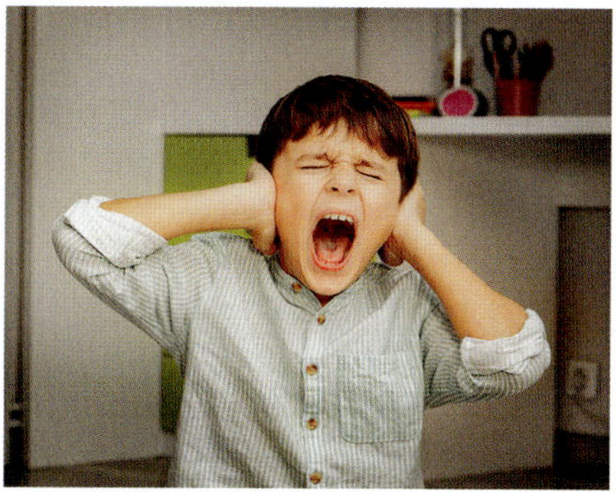

Abb. 7.7 Wutanfall [J787-043]

Leber-Feuer
Leber-Feuer bringt Kinder dazu, wegen Kleinigkeiten zu explodieren. Sie haben keine Toleranz, wenn sie nicht ihren Willen durchsetzen können und sind sehr zornig. Die Hitze zeigt sich spätestens bei Wutausbrüchen durch einen hochroten Kopf.

Akupunktur

➢ Abb. 7.8

Basisprogramm
- **Le 14:** Alarmpunkt der Leber
- **Bl 18:** zustimmungspunkt der Leber
- **Le 8 mit Ni 10:** Tonisierungspaar für die Leber

Leber-Qi-Stagnation
- Le 3: reguliert das Leber-Qi, nährt das Leber-Blut
- Di 4: bewegt stark das Qi
- Le 14: beseitigt Stagnation der Leber
- Gb 34: beseitigt Stagnation und entspannt die Muskeln und Sehnen

Leber-Hitze
Zusätzlich:
- Le 2: kühlt Leber-Hitze
- Le 8: nährt und kühlt das Leber-Blut
- Ma 44: klärt stark Hitze

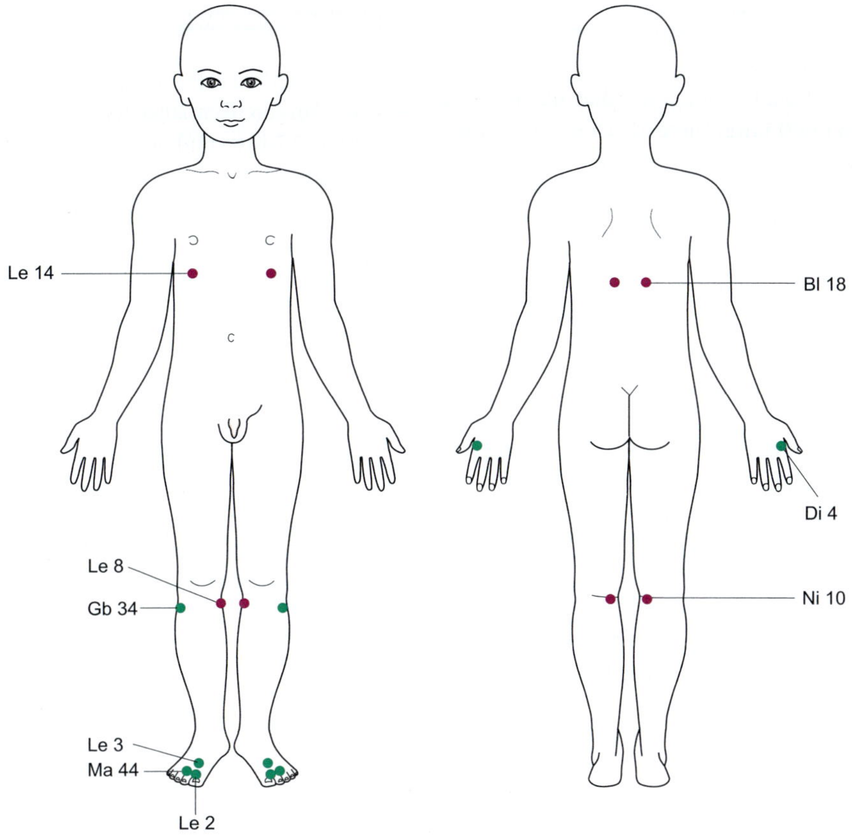

Abb. 7.8 Akupunkturpunkte: Trotzphase [L143, M1561]

Arzneitherapie

Die Basisrezeptur für die Trotzphase ist eine Modifikation von **Chai hu jia Long gu mu li tang.** Diese Mischung senkt Yang und Qi, beruhigt den Geist und befreit und bewegt die Leber. Somit unterstützt sie das Kind in der Regulation der Leber-Energie.

Chai hu jia long gu mu li tang-Modifikation

- Chai hu (Bupleuri Rx) 9 g
- Huang qin (Scutellariae Rx) 6–9 g
- Ban xia (Pinelliae Rh) 4–6 g
- Long gu (Fossilia Ossis Mastodi) 6 g
- Mu li (Ostrea Concha) 6 g
- Fu shen (Sclerotium Poria pararadicis) 12 g
- Ci ji li (Terrestri Fr) 9 g
- Gou teng (Uncariae Rm cum Uncis) 9 g

Bei deutlichen Zeichen von **Hitze in der Leber** folgende Mittel beifügen:

- Zhi zi (Gardeniae Fr) 6–9 g
- Mu dan pi (Moutan Cx) 6–9 g

Bei **Leber-Feuer** mit geröteten, entzündeten Augen:

- Zhi zi (Gardeniae Fr) 6–9 g
- Long dan cao (Gentianae Rx) 4–6 g (erst ab 2 Jahren und nur für kurze Zeit anwenden)

Bei gleichzeitigen **Schlafproblemen** folgende Mittel beifügen:

- He huan pi (Albiziae Cx) 6–9 g
- Yuan zhi (Polygalae Rx) 9 g

Bei **Obstipation** oder trockenen Stühlen eine kleine Dosis Da Huang (Rhei Rx et Rh), 3–5 g, beifügen.

TIPP FÜR DIE ELTERN

- Die einfachste Möglichkeit, die Leber zu entspannen, ist Bewegung. Aus diesem Grund sollten Kinder täglich Gelegenheit haben, ihrem Bewegungsdrang nachzugehen.
- Um die – aus der Leber-Qi-Stagnation oftmals entstehende – angespannte häusliche Situation zu deeskalieren, sollte genau abgewogen werden, wann ein Nein wirklich angebracht ist. Grenzen sollten Kindern dort gesetzt werden, wo sie notwendig sind, um beispielsweise gefährliche Situationen zu vermeiden.

Anhang

Lokalisation der Akupunkturpunkte – Übersicht

Die nachstehenden Akupunkturpunkte sind in alphabetischer Reihenfolge aufgeführt und sollen das Auffinden erleichtern.

Akupunktur-punkt	Lokalisation
77.22 Ce san li	1,5 cun lateral von Magen 36
77.23 Ce xia san li	1,5 cun lateral von Magen 36 und 2 cun distal
Bl 12	1,5 cun lateral der Mittellinie auf Höhe der Dornfortsatzunterkante von BWK 2
Bl 13	1,5 cun lateral der Mittellinie auf Höhe der Dornfortsatzunterkante von BWK 3
Bl 15	1,5 cun lateral der Mittellinie auf Höhe der Dornfortsatzunterkante von BWK 5
Bl 17	1,5 cun lateral der Mittellinie auf Höhe der Dornfortsatzunterkante von BWK 7
Bl 18	1,5 cun lateral der Mittellinie auf Höhe der Dornfortsatzunterkante von BWK 9
Bl 20	1,5 cun lateral der Mittellinie auf Höhe der Dornfortsatzunterkante von BWK 11
Bl 21	1,5 cun lateral der Mittellinie auf Höhe der Dornfortsatzunterkante von BWK 12
Bl 23	1,5 cun lateral der Mittellinie auf Höhe der Dornfortsatzunterkante von LWK 2
Bl 28	1,5 cun lateral der Mittellinie auf Höhe des 1. Sakrallochs
Bl 40	In der Mitte der Kniegelenkbeugefalte
Bl 43	3 cun lateral der Mittellinie auf Höhe der Dornfortsatzunterkante von BWK 4
Bl 57	In der Wadenmitte zwischen den Köpfen des M. gastrocnemius
Bl 58	1 cun distal und 1 cun lateral von Bl 57
Bl 62	In der Vertiefung distal der höchsten Prominenz des Malleolus lateralis
Bl 63	Am lateralen Fußrand proximal der Tuberositas des Os metatarsale V
Di 4	In der Mitte der Länge des Os metacarpale II, radialseitig
Di 11	Am lateralen Ende der Ellbogenfalte in einer Vertiefung zwischen Faltenende und Epicondylus lateralis humeri
Di 20	Nahe der Nasolabialfalte auf Höhe des Mittelpunktes der seitlichen Nasenflügelbegrenzung
Du 4	Unter dem Dornfortsatz des 2. Lendenwirbels
Du 12	In der dorsalen Medianlinie unter dem Dornfortsatz von BWK 3
Du 14	In der dorsalen Medianlinie unter dem Dornfortsatz von HWK 7
Du 16	In der dorsalen Medianlinie direkt unter der Protuberantia occipitalis externa
Du 18	In der dorsalen Medianlinie, 3 cun kaudal von Du 20
Du 20	Im Schnittpunkt der Verbindungslinie zwischen beiden Ohrspitzen mit der Medianlinie
Du 24	In der Medianlinie 0,5 cun über der vorderen Haaransatzlinie

Akupunkturpunkt	Lokalisation
Dü 3	An der ulnaren Handkante in der Vertiefung proximal des Kleinfingergrundgelenks
Dü 17	Dorsal des Unterkieferwinkels und vor dem Vorderrand des M. sternocleidomastoideus
Ex B 1 Dingchuan	0,5 cun lateral der Dornfortsatzunterkante von HWK 7
Ex HN 1 Shishencong	Vier Punkte auf dem Schädeldach um Du 20 gelegen, jeweils 1 cun anterior, posterior und lateral dieses Punktes
Ex HN 3 Yintang	In der ventralen Medianlinie zwischen den Augenbrauen
Ex HN 8 Bitong	Am oberen Ende der Nasolabialfalte am Übergang von der Maxilla zur Nasenhöhle
Ex HN 15 Jingbailao	2 cun kranial von Du 14 und 1 cun lateral der dorsalen Medianlinie
Ex HN 16 Anmian	Hinter dem Ohr, zwischen SJ 17 und Gb 20, hinter dem Processus mastoideus
Ex LE 14 Lineiting	Plantar zwischen dem 2. und 3. Metatarsalknochen gegenüber von Ma 44
Ex UE 10 Sifeng	In der Mitte der proximalen Interdigitalfalten des 2. bis 5. Fingers
Extrapunkt: Hustenpunkt	Tastbarer Knoten 1–2 cun distal von Lu 5, auf der Lungenleitbahn
Gb 13	0,5 cun hinter der vorderen Haaransatzlinie und 3 cun lateral der vorderen Medianlinie
Gb 14	In der Pupillenlinie bei Geradeausblick, ca. 1 cun kranial der Augenbrauenmitte
Gb 20	Unter dem Okziput in der Vertiefung zwischen den Ansätzen von M. sternocleidomastoideus und M. trapezius
Gb 25	Am Unterrand des freien Endes der 12. Rippe
Gb 31	Am lateralen Oberschenkel distal des Trochanter major, ca. 7 cun proximal der Kniegelenkfalte
Gb 34	In der Vertiefung vor und unterhalb des Fibulaköpfchens zw. den Mm. peronaeus longus und extensor digitorum longus
Gb 38	4 cun über der Spitze des Malleolus lateralis, an der Vorderkante der Fibula
Gb 41	In einer Vertiefung am Übergang vom Schaft zur Basis der 4. und 5. Metatarsalknochen lateral der Sehne des M. extensor digiti minimi longus
He 3	Bei gebeugtem Ellbogen am inneren Ende der Ellbogenfalte vor dem Epicondylus medialis des Humerus
He 7	Im palmaren Handgelenksspalt radial des Sehnenansatzes des M. flexor carpi ulnaris
He 8	In der Handinnenfläche zwischen dem Os metacarpale IV und V
Le 2	Zwischen der 1. und 2. Zehe proximal der Interdigitalfalte
Le 3	In der Vertiefung zwischen den Grundgelenken und dem proximalen Winkel von Os metatarsale I und II
Le 8	Bei Knieflexion direkt proximal des medialen Kniefaltenendes in einer Vertiefung vor den Sehnen der Mm. semitendinosus und semimembranosus

Akupunktur-punkt	Lokalisation
Le 11	2 cun distal des Symphysenoberrandes am lateralen Rand des M. adductor longus
Le 13	Am unteren vorderen Rand des freien Endes der 11. Rippe
Le 14	Im 6. ICR in der Mammilarlinie
Lu 1	6 cun lateral der ventralen Medianlinie und ca. 1 cun unter von Lu 2, ca. auf Höhe des 1. ICR
Lu 5	Radial der Bizepssehne in der Ellbeugenfalte
Lu 7	Radialseitig am Unterarm. Direkt über dem Proc. styloideus radii, ca. 1,5 cun proximal des Handgelenksspaltes in einer V-förmigen Rinne
Lu 8	Radial der A. radialis 1 cun proximal vom palmaren Handgelenksspalt
Lu 9	Im palmaren Handgelenksspalt, radial der A. radialis und ulnar der Sehne des M. abductor pollicis longus
Lu 10	Am palmaren Rand des Daumenballens in der Mitte des Os metacarpale I
Lu 11	0,1 cun proximal und lateral des radialen Nagelfalzwinkels des Daumens
Ma 8	4,5 cun lateral der Mittellinie und 0,5 cun hinter dem Haaransatz
Ma 10	Am Vorderrand des M. sternocleidomastoideus auf Höhe des Schildknorpels
Ma 21	4 cun über dem Nabel, 2 cun lateral der Mittellinie. Der Punkt liegt auf gleicher Höhe wie Ren 12
Ma 25	2 cun lateral vom Nabel
Ma 34	2 cun proximal vom lateralen Patellaoberrand auf der Verbindungslinie zur Spina iliaca anterior superior
Ma 36	3 cun distal vom lateralen Knieauge und 1 Fingerbreite lateral der Tibiakante
Ma 40	In der Mitte der Verbindungslinie zwischen Ma 35 und Ma 41 und 2 Fingerbreiten lateral der Tibiavorderkante
Ma 44	Zwischen der 2. und 3. Zehe proximal der Interdigitalfalte
MP 2	Am medialen Großzehenrand am Übergang vom Schaft zur Basis der Grundphalanx, distal des Metatarsophalangealgelenkes
MP 3	Am medialen Fußrand proximal des Köpfchens des Os metatarsale I
MP 4	Distal der Basis des Os metatarsale I
MP 6	3 cun proximal der höchsten Prominenz des Malleolus medialis dorsal der medialen Tibiakante
MP 9	Bei Knieflexion in der Vertiefung distal vom Condylus medialis tibiae
MP 10	Bei gebeugtem Knie 2 cun proximal von der medialen Patellakante
Ni 1	Auf der Fußsohle in einer Vertiefung zwischen dem 2. und 3. Metatarsalknochen am Übergang vom vorderen zum mittleren Drittel der Fußsohle
Ni 3	Zwischen Malleolus medialis und Achillessehne
Ni 6	In der Vertiefung distal des Unterrandes des Malleolus medialis im Bereich des Gelenksspaltes zwischen Talus und Calcaneus
Ni 7	2 cun direkt proximal über Ni 3 am Vorderrand der Achillessehne
Ni 9	5 cun proximal der höchsten Prominenz des Malleolus medialis und 2 cun dorsal des Tibiahinterrandes
Ni 10	In der medialen Kniekehle zwischen den Sehnen der Mm. semimembranosus und semitendinosus auf Höhe des Kniegelenkspaltes
Pe 5	3 cun proximal vom palmaren Handgelenksspalt medial am Unterarm

Akupunktur-punkt	Lokalisation
Pe 6	2 cun proximal vom palmaren Handgelenksspalt medial am Unterarm
Pe 7	In der Mitte des palmaren Handgelenkspaltes
Ren 3	In der ventralen Medianlinie, 4 cun kaudal vom Nabel
Ren 4	In der ventralen Medianlinie,3 cun kaudal vom Nabel
Ren 5	In der ventralen Medianlinie,2 cun kaudal vom Nabel
Ren 6	In der ventralen Medianlinie, 1,5 cun kaudal vom Nabel
Ren 8	Im Zentrum des Bauchnabels
Ren 12	In der ventralen Medianlinie, 4 cun kranial vom Nabel bzw. 4 cun kaudal vom sternokostalen Winkel
Ren 14	In der ventralen Medianlinie, 2 cun kaudal vom sternokostalen Winkel
Ren 17	In der ventralen Medianlinie, auf Höhe des 4. ICR
Ren 22	0,5 cun über dem Sternum in der Mitte der Fossa suprasternalis
SJ 5	2 cun proximal vom dorsalen Handgelenksspalt zwischen Radius und Ulna
SJ 6	3 cun proximal vom dorsalen Handgelenksspaltzwischen Radius und Ulna
SJ 17	Bei geöffnetem Mund in der Vertiefung unter dem Ohrläppchen zwischen dem Processus mastoideus und der Mandibula

Register

A

Acht außerordentliche Gefäße 3
ADHS
- Akupressur 146
- Akupunktur 142
- Arzneitherapie 144
- Medikamente 139
- östliche Betrachtungsweise 139
- unterstützende Behandlungstechniken 145
- westliche Betrachtungsweise 139

ADS
- Akupressur 146
- Akupunktur 142
- Arzneitherapie 144
- Medikamente 139
- östliche Betrachtungsweise 139
- unterstützende Behandlungstechniken 145
- westliche Betrachtungsweise 139

ADS-/ADHS-Mischformen 141
Akupunkturstift 15
Allergene 165
Allergien
- Akupunktur 166
- Allergene 165
- Arzneitherapie 168
- Atemwege 165
- Definition 165
- östliche Betrachtungsweise 165
- östliche Therapie 165
- Qigong und Atemübungen 168
- Reaktionen 165
- Symptome 165
- unterstützende Behandlungstechniken 168
- westliche Betrachtungsweise 165
- westliche Therapie 165

Anamnese 13
Angina tonsillaris
- Akupunktur 28
- Arzneitherapie 30
- östliche Betrachtungsweise 26
- unterstützende Behandlungstechniken 31
- westliche Betrachtungsweise 26

Angst
- Akupunktur 156
- Arzneitherapie 158
- Behandlungsmethoden 155
- Farbe Gelb 159
- Farbtherapie 159
- Murmelrollen-Akupressur 159
- östliche Betrachtungsweise 155
- Pavor nocturnus 156
- Prüfungsangst 156
- unterstützende Behandlungstechniken 159
- westliche Betrachtungsweise 155

Arzneitherapie, chinesische 16
Asthma
- akute Phase 46
- chronische Phase 46
- heißes 46
- kaltes 46

Asthma bronchiale
- Akupunktur 48
- Arzneitherapie 50
- Blitz-Schröpfen 51
- östliche Betrachtungsweise 46
- Symptome 46
- unterstützende Behandlungstechniken 51
- westliche Betrachtungsweise 46

Aufmerksamkeitsdefizit-Hyperaktivitätssyndrom. *siehe* ADHS
Aufmerksamkeitsdefizitsyndrom. *siehe* ADS
Augen 9

B

Behandlungstechniken 14
big belly-Kinder 60
Blähungen
- Akupunktur 80
- Arzneitherapie 82
- Ernährungsberatung 82
- Gewürze mit karminativer Wirkung 83
- östliche Betrachtungsweise 78
- unterstützende Behandlungstechniken 82
- Ursache 78
- westliche Betrachtungsweise 78

Blut-Mangel-Kopfschmerzen 133
Brennen, retrosternales 90
Bronchitis
- Akupunktur 40
- Arzneitherapie 42
- Brustwickel 45
- Gua Sha 44
- Inhalation 45
- östliche Betragungsweise 38
- Schröpfen 44
- unterstützende Behandlungstechniken 44
- westliche Betragungsweise 38

Buschblüten, australische 145

D

Dellwarzen. *siehe* Mollusca contagiosa
Dermatitis. *siehe* Milchschorf

– infantile seborrhoische (*siehe* Neurodermitis)
– atopische 116
Diagnostik 7
Diagnostikmethoden 9
Diarrhö
– Akupunkturpunkte 74
– akute
– – Ursachen 72
– Arzneitherapie 76
– Begleitsymptome 72
– chronische
– – Ursachen 72
– Hahnenschrei-Diarrhö 73
– Heidelbeeren, getrocknete 77
– östliche Betrachtungsweise 72
– westliche Betrachtungsweise 72
Durchfall. *siehe* Diarrhö

E

Engelwurzbalsam 25
Entwicklung, kindliche 1
Entwicklungs-Yang 57
Enuresis nocturna
– Akupunktur 100
– Arzneitherapie 101
– auslösende Faktoren 97
– Miktionstagebuch 98
– monosymptomatische 97
– nicht-monosymptomatische 97
– Öffner, Unterer 98
– östliche Betrachtungsweise 98
– primäre 97
– sekundäre 97
– Therapie 98
– Trinkverhalten 102
– unterstützende Behandlungstechniken 102
– westliche Betrachtungsweise 97
Ersteinschätzung 7

F

flat belly 61
Flatulenzen. *siehe* Blähungen
Fliegergriff 61
Flugwarzen. *siehe* Mollusca contagiosa
Frühgeborene
– Surfactant-Mangel 52
– unreife Lungenfunktion 52
Frühgeburt 52
Fülle-Kopfschmerzen 131

G

Gastritis
– Akupunkturpunkte 92
– Arzneitherapie 94
– Auslöser 90
– östliche Behandlungsweise 90
– Reflux, gastroösophagealer 90
– unterstützende Behandlungstechniken 96
– westliche Behandlungsweise 90
Gesichtsfarbe 9
Gespräch und Anamnese 9
Gittertape 96
Gua Sha 20

H

Hahnenschrei-Diarrhö 73
Handlaser 15
Heidelbeeren
– frische 77
– getrocknete 77
Herdenimmunität 161
Husten
– Akupunktur 40
– Arzneitherapie 42
– Brustwickel 45
– Gua Sha 44
– Inhalation 45
– östliche Betragungsweise 38
– Schröpfen 44
– unterstützende Behandlungstechniken 44
– westliche Betragungsweise 38
Hustentechnik 45
Hyperaktivität. *siehe* ADHS

I

Impfbegleitung 162
Impfstoffe, genbasierte 161
Impfungen
– aktive Immunisierung 161
– Akupunktur 163
– Arzneitherapie 164
– genbasierte Impfstoffe 161
– Impfbegleitung 162
– Lebendimpfstoffe 161
– nasale 164
– östliche Betrachtungsweise 162
– passive Immunisierung 161
– Totimpfstoffe 161
– westliche Betrachtungsweise 161
Inspektion, körperliche, 8
– Augen 9
– Gesichtsfarbe 9
– Gespräch und Anamnese 13
– Körperform 11
– Mund 10
– Nase 10
– Ohren 10
– Palpation und Tasten 12
– Pulsdiagnostik 11
– Zungendiagnose 12

K
Kindertuina 19
Kirschkernkissen 65
Kleinkinddurchfall, chronisch unspezifischer 72
Knoblauchwasser 37
Konzentrate, hydrophile 17
Kopfgneis
– Abgrenzung zu Milchschorf 109
Kopfschmerzen
– Akupunktur 134
– Arzneitherapie 136
– Blut-Mangel 133
– Fülle-Kopfschmerzen 131
– Mangel-Kopfschmerzen 133
– Migräne 131
– östliche Betrachtungsweise 131
– Pfefferminzöl 138
– primäre 131
– Qi-Mangel 133
– Schleim 132
– sekundäre 131
– Spannungskopfschmerz 131
– unterstützende Behandlungstechniken 138
– westliche Betrachtungsweise 131
Körperdauernadeln 16
Körperhaltung 11

L
Laser Needle-Gerät 15
Laserakupunktur 15
Lebendimpfstoffe 161
Lungenfunktion, unreife
– Arzneitherapie 56
– Körperdauernadel 56
– östliche Betrachtungsweise 52
– Tuina 56
– unterstützende Behandlungstechniken 56
– westliche Betrachtungsweise 52
Lungen-Qi 3

M
Mangel-Kopfschmerzen 131
Meteorismus. *siehe* Blähungen
Migräne 131
Milchschorf
– Abgrenzung zum Kopfgneis 109
– Akupunktur 111
– Arzneitherapie 112
– begünstigende Faktoren 109
– mögliche Ursachen 109
– Neurodermitis 109
– Ölhaube 112
– östliche Betrachtungsweise 109
– westliche Betrachtungsweise 109
Milz- und Magen-Qi-Mangel 61
Milz-Qi 3
Modell der fünf Wandlungsphasen
– Erde 5
– Feuer 4
– Holz 4
– Metall 5
– Wasser 6
Mollusca contagiosa
– Poxvirus 122
Mollusken. *siehe* Mollusca contagiosa
Morbus Hirschsprung 66
Moxibustion 18
Mund 10

N
Nadelakupunktur 14
Nahrungsmittelstagnation, 60
– typische Zeichen 67
Nasensekret 10
Nesselsucht. *siehe* Urtikaria
Neurodermitis
– Akupunktur 118
– Arzneitherapie 120
– Ernährung 121
– östliche Betrachtungsweise 116
– Prognose 116
– Symptome 116
– Therapie 116
– topische Cremes 121
– unterstützende Behandlung 121
– Ursachen 116
– westliche Betrachtungsweise 116
normal transit constipation 66

O
Obstipation
– Akupunkturpunkte 68
– Arzneitherapie 70
– östliche Betrachtungsweise 66
– primäre funktionelle 66
– sekundäre 66
– unterstützende Behandlungstechniken 71
– Ursachen 66
– westliche Betrachtungsweise 66
Öffner, Unterer
– Störung 98
Ohr 10
Ohrkugeln, magnetische 16
Otitis media
– Akupunktur 34
– Arzneitherapie 36
– östliche Betrachtungsweise 32
– unterstützende Behandlungstechniken 37
– westliche Betrachtungsweise 32

P
Palpation und Tasten 9, 12
Paukenröhrchen 32
Pharyngitis
– Akupunktur 28
– Arzneitherapie 30
– östliche Betrachtungsweise 26
– Quarkwickel 31
– unterstützende Behandlungstechniken 31
– westliche Betrachtungsweise 26
Pilzinfektion 113
Prüfungsangst 156
Pulsdiagnose 8
Pulsdiagnostik 11

Q
Qigong 19
Qi-Mangel-Kopfschmerzen 133
Quarkwickel 31

R
Reflux, gastroösophagealer
– östliche Betrachtungsweise 90
– westliche Betrachtungsweise 90
Reflux, ösophagealer
– Akupunkturpunkte 92
– Arzneitherapie 94
– unterstützende Behandlungstechniken 96
Reiskornmoxa 124
Reizblase
– Akupunktur 104
– Arzneitherapie 106
– Beschwerden 103
– östliche Betrachtungsweise 103
– unterstützende Behandlungstechniken 106
– westliche Betrachtungsweise 103
Reizhusten
– Trockenheit der Lunge 38
Respirationstrakt
– Pharyngitis und Angina tonsillaris 26
– Rhinitis 21
Rhinitis
– Akupunktur 22
– Arzneitherapie 24
– Funktionskreis Milz 22
– östliche Betrachtungsweise 21
– unterstützende Behandlungstechniken 25
– Ursachen 21
– westliche Betrachtungsweise 21
– Wind-Hitze 21
– Wind-Kälte 21
– Zwiebel 25

S
Säuglingskoliken
– Akupunkturpunkte 62
– Arzneitherapie 64
– Banmen 65
– Fütterberatung 65
– Milz- und Magen-Qi-Mangel 61
– Nahrungsmittelstagnation 60
– östliche Betrachtungsweise 60
– Sifeng 65
– unterstützende Behandlungstechniken 65
– Ursachen 60
– westliche Betrachtungsweise 60
Schlafhygiene 147
Schlafstörungen
– Abendroutine 154
– Akupunktur 150
– Arzneitherapie 152
– Co-Sleeping 154
– Mahlzeiten 154
– mögliche Ursachen 147
– Nachtlicht 154
– östliche Betrachtungsweise 147
– Schlafhygiene 147
– unterstützende Behandlungstechniken 153
– Ursachen 147
– westliche Betrachtungsweise 147
Schröpfen
– blutiges 18
– dynamisches 18
– statisches 18
Schröpfköpfe 18
Shi 7
Shi-Kind 8
Shonishin 17
Shonishin-Instrument 17
slow transit constipation 66
Spannungskopfschmerz 131
Surfactant 52

T
TCM
– Diagnostik 7
– Ersteinschätzung 7
– Gespräch und Anamnese 9
– Palpation und Tasten 9
– Pulsdiagnose 8
– Zungendiagnose 9
Therapieverfahren bei Kindern
– chinesische Arzneitherapie 16
– Gua Sha 20
– Kindertuina 19
– Körperdauernadeln 16
– Laserakupunktur 15
– magnetische Ohrkugeln 16
– Moxibustion 18
– Nadelakupunktur 14
– Quigong 19

- Shonishin 17
- Vaccaria-Samen 16
toddlers diarrhea 72
Toilettenroutine 71
Totimpfstoffe 161
Trotzphase
- Akupunktur 170
- Arzneitherapie 172
- Bewegung 172
- östliche Betrachtungsweise 169
- westliche Betrachtungsweise 169
Tubenkatarrh
- Akupunktur 34
- Arzneitherapie 36
- chronischer 32
- Knoblauchwasser 37
- Ohrkompresse 37
- östliche Betrachtungsweise 32
- unterstützende Behandlungstechniken 37
- westliche Betrachtungsweise 32
Tubenmittelohrkatarrh 32

U
Urtikaria
- Akupunktur 128
- Arzneitherapie 130
- Auslöser 127
- östliche Betrachtungsweise 127
- Symptome 127
- unterstützende Behandlungstechniken 130
- westliche Betrachtungsweise 127

V
Vaccaria-Samen 16
Verruca vulgaris
- HPV 122
Vibrationstechnik, nabelumkreisende 82

W
Warzen
- Akupunktur 124
- Arten 122
- Arzneitherapie 125
- Laserpen 126
- östliche Betrachtungsweise 123
- weitere Behandlungsmethoden 126
- westliche Betrachtungsweise 122
Warzenarten
- Mollusca contagiosa 122
- Verruca vulgaris 122
Windeldermatitis
- Akupunktur 114
- Arzneitherapie 115
- östliche Betrachtungsweise 113
- Pilzinfektion 113
- unterstützende Behandlungstechniken 115
- Ursachen 113
- westliche Betrachtungsweise 113
- Zinksalbe 115
Wurmbefall. *siehe* Würmer
Würmer
- Akupunktur 86
- Arzneitherapie 88
- beschleunigendes Ausscheiden 89
- Hygienemaßnahmen 89
- östliche Betrachtungsweise 84
- unterstützende Behandlungstechniken 89
- westliche Betrachtungsweise 84

X
Xu 7
Xu-Kind 8

Y
Yang-Meridiane 3
Yin Tang-Vene 60

Z
Zahnen
- Akupunktur 58
- Arzneitherapie 59
- Fußreflexzonenmassage 59
- östliche Betrachtungsweise 57
- Symptome 57
- unterstützende Behandlungstechniken 59
- westliche Betrachtungsweise 57
Zigarrenmoxa 124
Zinksalbe 115
Zungendiagnose 9, 12
Zwiebel 25, 37
Zystitis
- Akupunktur 104
- Arzneitherapie 106
- Blasentees 107
- Blasenwickel 107
- östliche Betrachtungsweise 103
- Preiselbeerpräparate 107
- Symptome 103
- unterstützende Behandlungstechniken 106
- Ursache 103
- westliche Betrachtungsweise 103

Mehr zum Thema bei Elsevier

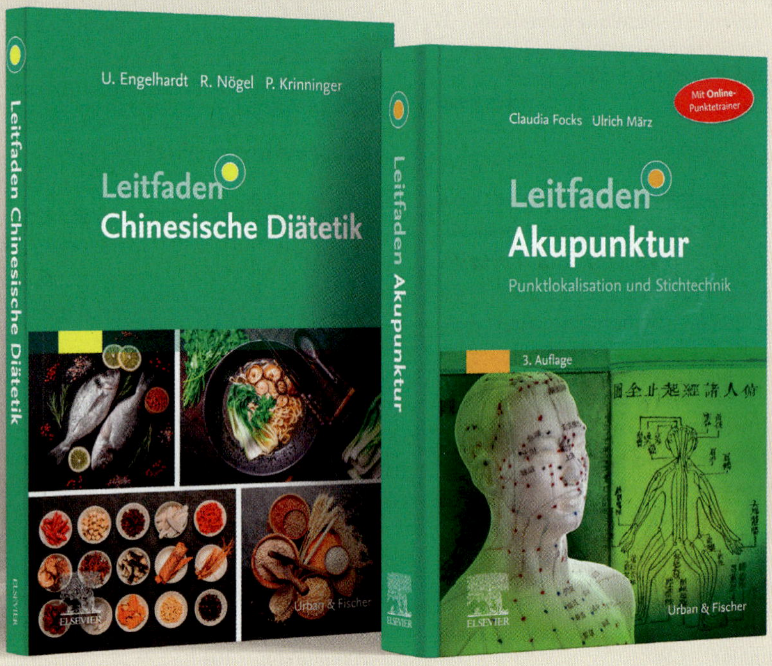

ELSEVIER

Diese und viele weitere Titel sowie die aktuellen Preise finden Sie in Ihrer Buchhandlung vor Ort und unter **shop.elsevier.de**